全身重置：逆齡計畫

7 天 6 祕訣還你健康年輕體態

史蒂芬‧佩林（Stephen Perrine）

海蒂‧斯科爾尼克（Heidi Skolnik）—— 合著

郭珍琪——譯

晨星出版

全身重置計畫由 AARP 開發，由 100 多名 AARP 員
工組成的小組測試，並得到國際醫生、營養師和健身
專家委員會的批准。它的六個簡單祕密和數十種食譜
很容易遵循，專為生活在現實世界中的真人而設計。
餐飲指南甚至展示了如何在從麥當勞到星巴克再到橄
欖園的熱門餐廳遵循該計劃。

最重要的是：它有效！

古有云：「食色性也」，明白地指出了食物在生命中占有的地位，而這個觀念也不僅止於中國，國外也有諺語 people take food as their heaven（民以食爲天），可見食物在生命中的重要性，是國內外一致認同的。

在推薦本書之前，先舉兩個例子與讀者分享，一是本人的例子：最近因牙齒大整修不能咬多纖的食物，因此便祕，需靠服食通便劑及軟性的甜點，也導致小腹些許凸出；另一例則是三歲的孫女兒，每天蹦蹦跳跳，習慣帶著水瓶，適時適量補充水分，媳婦跟我說，從不擔心小傢伙的便便問題。

早期我受的教育偏重五大營養素：蛋白質、脂肪、碳水化合物、維生素、礦物質，後來增加了纖維和好水，才演變成目前的七大營養素。但當我讀到第本書〈改善健康簡單的祕訣 #5〉，易懂的說明及建議的食物，讓我有動力立即起身執行，對於目前迫切需要攝食纖維的我（每餐至少 5 公克）受益良多，可說是一本十分實用的養生寶典。

我今年 81 歲，同齡的北醫同學們常問我，這個年紀該如何享受樂齡生活，我的答案是快樂感食，吃對了食物就有幸福感。「感食」這詞來自於日語，意思是感受食物的好處，本人一直執行感食樂齡，閱讀養生，就像這本書一樣，謝謝出版社的介紹，讓我重新燃起學習動機，引領我全身重置逆齡，我相信照著書做，將能爲我的感食樂齡生活增添新能量。

本書的書名《全身重置逆齡計劃》，顧名思義就是返老還童，六個簡單的祕訣和各式各樣的食譜，簡單易做，絕對能幫你擺脫年齡的牽絆，找回健康自主權。

王康裕

吉胃福適創辦人 / 自然生活派藥師

　　這本書是由 AARP（美國退休人員協會）開發，國際醫生、營養師、健身專家委員會核准，經實驗測試成功的逆齡減重計畫書！

　　不用遵守低碳水化合物，也不需要限制低脂肪；不用計算卡路里，也不需要限制飲食時間，更不必將任何特定食物從你的飲食中刪除……

　　可以說這是一本專為身體逆轉老化、增肌減脂、強健體能、改善健康，所寫的減重計畫書。50 歲以上的我們，都會面臨身體各部位的退化老化，尤其是體態的變化，體脂肪的增加及肌少症、肌弱症等問題。即便如此，年過半百的我們都希望看起來比實際年齡更年輕且有活力，具有「小齡感」的好氣色與健康的身型體態。

　　書中強調的優質蛋白質、足夠的纖維、健康的脂肪、五顏六色的蔬果……都是我們消除小腹、打造健康體態，維持活力、延緩發炎老化的青春減齡關鍵營養素，同時更搭配了多元的食譜內容、實用的攝取計畫，以及紮實的肌肉訓練方針，這些生活化的應用與實際的案例分享，在我們眼前揭示了一段健康快樂且觸手可及的逆齡之旅，幫助我們迎接中年以後的人生，即便素食者，也適用！

雷小玲

吃出小齡感創辦人 / 博士營養師

目錄 ━━━━━
contents

第11章 新陳代謝的迷思

第12章 你的全身健身計劃——無需設備，不講藉口，將你的肌力和耐力提升到一個全新的水平

50 歲以上緊實的小腹

　　誰說體重一定會隨著年齡增長而增加呢？誰說 50 歲就一定會出現鮪魚肚、肌肉鬆弛和身體機能衰退呢？這並非不可避免。事實上，它們甚至還能逆轉。但絕大多數的人都在中年時與體重有所拉扯，主要是我們在三、四十歲有效的標準減肥方式已不再適用。我們可能同樣採用健康的飲食，運動也沒少過，但體重仍然節節攀升，而且似乎比以往任何時候都快。怎麼會這樣？**本書將解開你的疑惑，並且列出一個簡單、經過驗證且有效的計劃，足以逆轉與年齡相關的體重增加和肌肉流失的困擾，讓你擁有平坦小腹，並且降低罹患殘疾、疾病以及身心衰退的風險。**這不是時尚的飲食，也不像你曾經讀過的任何資訊，這是全身的重置計畫。

「我也曾經苗條過……」

　　不管你現在坐在哪裡，來！花一點時間往下看一眼。

　　看得到你的肚子嗎？它比以前更凸了，不是嗎？

　　腹部脂肪讓人百感交集。這種日漸增加的肥胖，「中年發福」

的現象被視為是個人的怠惰，它一直就在我們面前，想甩都甩不掉，而且還越變越大。不管我們怎麼鍛練和節食，吃多少補充品或「超級食物」，腹部脂肪就像個累壞的三歲孩子一樣固執，完全沒有任何邏輯可言，也沒有任何討價還價或妥協的空間。事實上，在二十多歲到六十多歲之間，男性的內臟脂肪平均增加超過 200%，女性則是超過 400%，這些脂肪潛藏在我們的腹部深處，就像瘋狂的搖滾追星族圍繞在我們內臟器官的周圍。

也許，我們會自我解讀水桶腰是我們失敗的象徵。

也或許，自嘲這是上了年紀的徵兆。

如果你曾經有過這種感覺，我完全感同身受，而本書可以協助你。

在我生命大部分的歲月裡，控制體重很容易。其實，減重實際上是我的職業：我研究、撰寫和關注過去幾十年幾乎所有的飲食趨勢，我和網球冠軍諾瓦克‧喬科維奇（Novak Djokovic）一起共享無麩質麵包，並和賽車手丹妮卡‧帕特里克（Danica Patrick）一起運動流汗。我遵循原始人、低脂肪、低碳水化合物、素食、純素和抗肥胖的飲食計劃，配合間歇性禁食、排毒、有機和無糖飲食。我在《男士健康》（Men's Health）雜誌工作近二十年，「abs」（腹肌）這個詞幾乎是我們發明的。在那段職業生涯中，我為非常成功的《吃這個，不是那個！》品牌編輯，首先是食品專欄，後續變成一系列叢書，之後還出版專屬的雜誌和網站。作為一名作家、編輯或出版商，我審核過二十多本《紐約時報》飲食和營養領域的暢銷書。

換句話說，只要是關於吃的，我可能都能寫一本書了。

隨後，就在幾年前，發生了兩件事。第一、我邁入五十歲；第二、

我成爲 AARP（美國退休人員協會）的員工。

身爲執行編輯，我負責監督美國退休人員協會的雜誌和公告
（AARP The Magazine & AARP Bulletin）中的健康和保健報導。當將近
三千八百萬名會員寫信表達他們的健康和健身問題時，我就是那個被
信件淹沒的人。在所有會員中，一再出現的擔憂爲：「我以前很瘦，
現在超重了，對此我感到力不從心，不知如何是好。」

我也有同感。我的飲食方式與往常一樣，享受著同樣健康、均衡
的飲食，這讓我在四十多歲時仍穿著三十二碼的褲子。但是我的舊衣
服已經不合身，我的肚子越來越大，遵循同樣的飲食和鍛練方式無法
讓我消除腹部的贅肉。

身爲一名健康記者，我知道這個凸起的腹部不只是讓我看起來
很糟，更危險的是腹部脂肪，這與手指、腹部或內臟之間的皮下脂肪
不同，這些脂肪位於我們的腹腔內，包覆我們的主要器官。隨著日後
的脂肪增長會產生發炎化合物，而且這些物質與動脈硬化、哮喘、
自體免疫性疾病、阿茲海默氏症有關，除此之外，還會增加惟患結
腸癌、乳腺癌和前列腺癌、第 2 型糖尿病、中風和心臟病的風險。
COVID-19 疫情的出現更是突顯這一點，因爲腹部脂肪中被輕忽的好
麻吉——慢性發炎——就是冠狀病毒併發症的主要風險因素之一。另
外，超重甚至會增加跌倒或死於車禍的風險。重點來了：如果這些是
致命風險，那麼腹部脂肪很可能就是推手之一。

我需要的是一個專門爲我這個年齡層而設計的計劃：一個聰明、
簡單、有效的飲食計劃，適合中年及以後的人。於是我環顧四周，我
發現……

市面上沒有太多關於我們這個年齡層所需的資訊。

對於所有聲稱「粉碎」脂肪、「消除」腹部和「增強」新陳代謝無數的飲食計劃中，很少（如果有的話）是針對中年及以後年齡層特定需求而設計的。現代飲食和減肥計劃，包括像「南灘飲食法」（South Beach Diet）或「30 天全食療法」(Whole30) 等這些流行的飲食計劃，以及像地中海飲食這種經過驗證的健康營養計劃，都是針對一般大眾。**儘管隨著年齡增長，我們的身體出現顯著的變化─特別是在荷爾蒙、結構和消化系統 ── 但沒有任何的飲食計劃可以滿足我們這個年齡層的特定需求。**

就連美國政府也讓五十歲及以上的人無所適從。在《2020-2025 年美國人膳食指南》中，從食品包裝到農業政策各方面提供各種資訊──包括針對每個年齡層的具體建議：針對幼兒、青少年、年輕人以及二十、三十和四十歲的人，分別按性別劃分，並精心策劃到五十歲。但是接下來，五十歲以上的年齡層就像燙手山芋一樣，在膳食指南中只有男性和女性各一種額外指南，且年齡只寫「51+」（五十一歲以上）。就政府而言，除了在七十歲以後推薦增加鈣和維生素 D 的攝取量外，五十一歲婦女和她的七十五歲媽媽的每日營養目標竟然是相同的。

你覺得這合理嗎？

許多研究五十歲及以上年齡層營養需求的專家認為，目前的飲食指南與現實生活相去甚遠，可能還不健康，反而促使體重增加。然而，最令人驚訝的是，有大量的科學數據說明我們應該如何進食以預防與年齡相關的肌肉流失，逆轉與年齡相關的體重增加，最重要的是保持長期身體健康。

這就是所謂的「蛋白質最佳攝取時機」。

蛋白質最佳攝取時機是一種看似簡單的飲食方式，許多陸續的研究已經證明，它可以預防與年齡相關的體重增加，維持結實的肌肉，並且扭轉我們以為的「自然」衰退趨勢。

但知悉這種飲食法的人並不多。

於是，我開始著手改變這種情況。在過去的四年裡，我鑽研數百項研究，與數十位研究人員交流，並與我的合著者，營養學家和運動

了 14 公斤，甚至最近還穿上了她的婚紗 —— 而且還很合身！「我的女兒非常的驚訝！」她說。

她的醫生也很訝異：她健康的高密度膽固醇數值上升，不健康的低密度膽固醇數值下降，現在兩者都在建議的範圍內。「當我的體重減輕後，我甚至可以停止服用降血壓藥。」她說。「在我的體重穩定後，我的醫生讓我重新再次服用，但劑量非常的低。」

她在完全沒有覺得自己在犧牲的情況下，做到這一切。「早上我還是會喝摩卡咖啡，這是我起床的動力。」伊麗莎白說。「而且我喜歡冰淇淋，幾乎每晚都會來一份。我只是在其他時間留意我的飲食。」

最重要的或許是她的感受。「我變得更有精神，心情也變好了。再次購買衣服變得很有趣，因為新冠病毒，我不能去商店選購，所以我一直在網上購物，我發現我沒有像以前那樣常常退貨，因為衣服更合身了。」

「我一直從事遠距工作，最近我進辦公室，同事們的反應幾乎都是『天哪！你怎麼了？』每個人都想知道我究竟做了什麼，而我的回答是：『全身重置』。」

科學家海蒂・斯科爾尼克（Heidi Skolnik）研究各種數據和概念。在美國退休人員協會的強大資源、數一數二健康專家小組的指導，以及美國退休人員協會工作人員的熱情參與支持下，我建立了第一個基於科學，專為中年以後的男性和女性所設計的減肥計劃，且經過了測試與驗證，也就是全身重置，這正是我們在這個階段所需的方案。

針對我們這個年齡層的減肥計劃

　　《全身重置》應用最新的減肥科學──研究的對象主要不是針對動物、一般大眾，而是針對我們這個年齡層（因為我們的身體不同，研究一種食物對酵母、果蠅、囓齒動物或二十多歲的運動員的影響，並不等同於它對我們黃金時期體質的影響）。它揭示蛋白質攝取的時間點──全天攝取適量的蛋白質──如何預防老年脂肪增加並維持結實的肌肉組織。這種方法，再加上大量的纖維、維生素和礦物質，以及健康的脂肪，不僅可以幫助我們重塑身體，還可以重塑我們的生活，這就是全身重置的基礎。

> ### 「我喜歡明確的組合和分量，而且食譜簡單又好吃」
> 貝絲・丹尼爾斯／ 57 歲／馬里蘭州銀泉市
>
> **在 12 週的測試中減掉 8.6 公斤**

　　這個方案不是低碳水化合物或低脂肪，它不需要計算卡路里或限制攝取食物的時間，也不用戒除任何特定的食物類別。一旦你抓到要領，並將其融入日常生活中，它可以讓你在短短十二週內減掉 8.5 公斤──其中絕大多數都是脂肪，同時讓你保持肌肉質量，維持新陳代謝，並對血壓和其他健康關鍵的指標帶來正面的影響。此外，它甚至可以大幅降低罹患許多慢性老化疾病的風險，從而促進身體和大腦整體的健康。

而且全身重置非常的簡單！

「這是每個人都喜歡的真正食物！」

比爾・霍金斯 / 64 歲 / 阿拉巴馬州伯明罕

在 12 週的試驗期間減掉 4.5 公斤，總體減掉 18 公斤

多年來，控制體重一直是糖尿病患者比爾的困擾，因此，他對減肥計劃一點都不陌生。「我試過人類已知所有的飲食法，過程都很折騰。」他說，但就是找不到一種可以讓他堅持到底的飲食法。

問題出在大多數飲食都不是為真實生活而設計的。「我看過的許多飲食法都難以持續」他告訴我們。「它們只適合某種年齡層的人，或者是那些能夠買到奇怪或少見成分的人。我有家庭，但是大多數方案中的食物都是家人不吃的東西。」

但全身重置飲食法則不同：「當我看到這個方案，我發現一切正符合我的需求，方便的膳食且是每個人都喜歡的真正食物。」這個飲食法非常簡單，以至於他在 AARP 最初的 12 週測試期間減掉 4.5 公斤，並且在 COVID 疫情期間又減掉 14 公斤。

比爾成功的關鍵是攝入更多的蛋白質，這讓他能夠減少澱粉量並增加水果和蔬菜的數量，而不會感到飢餓或吃不好。「我覺得很飽，尤其是在午餐和晚餐時間。」他說。

因此，他表示他的糖尿病更容易控制：「當我的血糖得到控制時，我感覺好多了，這種飲食法協助我做到這一點。我無法停藥，但我可以大幅減少看醫生的次數，我的睡眠品質明顯變好，這點對我有很大的幫助。」

- **我們可以吃想吃的東西**：沒有奇怪的科學指出我們不能吃某些食物，比如豆類、蕃茄、麵包、牛奶，或者任何我們渴望的東西。這個方案不是低碳水化合物、低脂肪或生酮；這其中沒有必要的食物，也沒有必須戒除的食物，且過程中不需要斤斤計算卡路里。全身重置方案不會要求你吃不適合你生活方式或身體的食物 —— 無論你是無麩質、素食主義者還是純素食者，或者只是討厭茄子，你都會發現全身重置方案可以讓你吃得好又吃得飽。

- **我們可以吃到真正、普通、日常的食物**：沒有特殊的產品或昂貴的補充品或異國風的「超級食物」 —— 你可以在當地超市和最愛的餐館找到美味的食物（即使是速食店！）。

- **我們可以自行決定進食的時間**：不必禁食或排毒，或嚴格限制進食的時間。身體重置方案沒有任何難熬的階段。

- **為了驗證該方案的有效性，美國退休人員協會邀請五十至七十五歲的員工參與第一次全國性全身重置測試。過程中有超過一百名員工開始為期十二週的健康之旅，旨在預防甚至逆轉與年齡相關的體重增加和肌肉流失。**即使他們透過進食和鍛練來增強和保持肌肉質量，報告中指出參與者的體重平均減掉 2.2 公斤以上，其中有 3 人減掉 4.5 公斤或更多。在接下來的內容中，你會看到這些人 —— 和我們一樣，發現原來調整飲食和改變生活是這麼容易。

全身重置成效顯著，我是過來人，且經過我們專屬的美國退休人員測試的驗證。

相信你也能從中受惠。

附註：心動不如馬上行動！在我們成效顯著的全身重置測試期間，我們每週都會向小組成員傳送兩分鐘的練習，旨在幫助他們將這個計劃中的想法變成簡單但改變生活的步驟，以重新掌控自己的健康。你會在本書前十二章，每一章節最後一段看到這些「行動步驟」。所以，拿起筆來記下它們吧：它們會讓你的旅程更加輕鬆愉快！

全身重置的十大好處

1. 克服自然衰退的新陳代謝
2. 支持和調節免疫系統
3. 減少與年齡相關的肌肉流失
4. 預防行動不便
5. 增強認知功能
6. 促進骨骼健康
7. 促進與強化心血管健康，包括健康的血壓
8. 穩定血糖
9. 改善一般消化系統健康
10. 提高活力、警覺性和參與度

全身重置概要

用餐次數：三餐（早餐、午餐和晚餐）。

女性每餐至少 25 公克蛋白質，男性至少 30 公克；每餐包括至少 5 公克纖維質。（別擔心，這很容易達成！）

點心次數：1–2 次。

每次點心再補充額外的 7 公克或更多的蛋白質和 2 公克或更多的纖維質。

著重以下的食物：

☐ **動物和植物蛋白質**。常見的瘦肉、魚類、家禽、雞蛋、堅果和豆類。即使是遵循嚴格的素食，你也可以達到這個目標（稍後我們會詳細說明）。

☐ **乳製品**。如果你的蛋白質攝入量有一部分來自乳製品，你將從中獲得額外的好處，這將為你提供鍛鍊肌肉，抗疾病的關鍵營養素，如鈣、維生素 D 和鎂，不耐受乳糖嗎？請放心，我們已經為你設想到了（請參考第 4 章〈維生素 D〉）。

☐ **高纖維穀物、穀物麥片、豆類和堅果**。這些植物性食物是優質的纖維來源，可以讓你保持高能量，並且有助於對抗脂肪、維持肌肉和保健腸道。

☐ **色彩豐富的蔬果**。現在年紀大了，你需要多吃一點。隨著年齡的增長，我們從食物中提取營養的能力會下降，因此全天吃大量五顏六色的植物性食物很重要，這可以為你提供纖維與重要的礦物質、維生素和其他營養物質。

❑ **攝取富含 omega-3 的海鮮、堅果、橄欖和酪梨等健康脂肪和油脂。**
每天兩份有助於保持結實健美的身材。

❑ **零卡路里飲料。** 全身重置方案會增加純水、蒸餾水和氣泡水的攝
取量——你可以試著加入一片水果！以及不加糖的茶和咖啡。

❑ **祕密武器：** 蛋白質早餐果昔。保持每天增肌、燃燒脂肪最簡單、
最有效的方法。

❑ **你要避免的食物：** 高度加工的食物和高熱量的飲料。（別擔心，
你不會覺得被剝奪！你仍然可以在當地市場或網上商店找到大量的即食食
品。請參閱第八章關於《神奇超市標籤解碼器》）。

❑ **運動：** 適合你的生活方式和身體的任何運動——步行、跑步、騎
自行車、健走、在廚房跳舞，以及一些肌力訓練。每天大約三十
分鐘，每週大約五天。（我們讓運動變得簡單且可以輕鬆融入你的每
一天，請參閱第十二章《你的全身健身計劃》。）

❑ **階段、限制、特定用餐時間、「超級食物」和噱頭：** 無。

第 1 章

抗老魔力
蛋白質攝取的最佳時機
營養學令人震驚的新突破

　　如果你對自己的體重感到無助和絕望，那麼你並不孤單。在美國，年齡在四十至五十九歲的成年人之中，有將近 43% 是超重或肥胖；而年齡在 60 歲及以上的人，有 41% 的人是肥胖的。在成年的西班牙裔和非西班牙裔黑人中，肥胖率甚至更高，尤其是女性：54% 的成年黑人女性和 51% 的成年西班牙裔女性屬於肥胖。

　　很有可能你已經試過各種飲食法和鍛練，還有超級食物。即使你過去曾經減肥成功，我幾乎可以保證這些體重又上身了，甚至還加碼。事實上，一項針對 8,800 多人的研究[1]發現，那些前一年曾經節食的人比沒有節食的人更容易發胖，而且節食的次數越多，未來體重增加的可能性就越大。

　　因為傳統的減肥飲食法會以三種特定方式令我們變得更胖。

　　首先是透過限制卡路里，傳統的減肥法向身體發出信息要做好度過飢荒期的準備。一旦身體收到這個信號，它就會自動降低身體靜息的代謝 —— 你在睡覺、坐在電腦前或看電視時身體燃燒的卡路里數量。

因此，儘管透過減少卡路里、不吃飯或限制食物來減掉幾磅可能感覺還不錯，但實際上，你所做的是減少身體每天燃燒卡路里的數量，這反而成為日後體重增加的推手。

> 「一旦知道我的首選食物是什麼，
> 一切就變得非常簡單。我完全改變了飲食習慣。」
> 崔西・艾西爾柏格 / 55 歲 / 華盛頓特區
>
> **在 12 週的試驗期間減掉 4 公斤**

第二、當我們節食時，我們不只是減掉脂肪。大多數的人也會流失肌肉，而且肌肉的代謝比脂肪更快。一旦我們進入四十多歲左右，肌肉流失已成為我們每天必須留意的一個潛在問題。因為肌肉在預防腹部脂肪方面非常重要，所以我們**流失的肌肉越多，增加的腹部脂肪也會越多**。

第三、這也許是最重要的原因，大多數的飲食是為普遍大眾而不是為中年人設計的，而我們的身體在中年時有不同的需求。

但這也不是一件壞事！

事實上，當我們進入中年時，我們身體的機能會有所提升，從老式肌肉車（在一般普通汽油中運行最佳的類型）過渡到高性能跑車，因此高性能車輛就需要高性能燃料。

考慮因素：

❑ **隨著年齡的增長，我們身體將蛋白質轉化為肌肉的能力會降低**（這種現象稱為「同化代謝阻抗」）。這個過程早在我們三十多歲時就

開始了，且隨著年齡的增長而加速。我們的蛋白質需求激增，因為身體承受著與年齡相關的肌肉流失的困擾。最新的研究顯示，五十歲、六十歲和七十歲的人可能需要比二十多歲和三十多歲的人更多的蛋白質，而且遠遠超過當前「參考膳食攝取量」RDA 指南建議的數量[2]。這不是晚餐吃牛排就足夠了，如果我們想要維持原有的肌肉質量，我們需要全天攝取蛋白質；科學研究指出，隨著年齡增長而維持肌肉質量的人，其罹患肥胖症、心臟病甚至癡呆症的風險都會降低[3]。

❑ 當我們進入中年，身體從食物中吸收營養的能力會減弱，因此「營養密度」── 卡路里和營養的計數概念 ── 成為一個關鍵問題。尤其是維生素D、鈣、鎂和維生素B₁₂，我們更難從食物中獲得 ── 即使我們已經攝取足夠的這些營養素。這些營養素在保持肌肉和預防脂肪增加方面至關重要，這就是我們需要更多蛋白質和乳製品，以及更多水果和蔬菜的另一個原因。事實上，研究人員最近發現，老年人吃的水果和蔬菜越多，隨著年齡的增長，他們的肌肉流失程度也就越低。

❑ 美國人每天只吃大約 16 公克纖維質 ── 幾乎不足以保持我們的體重穩定。缺乏纖維質可能是我們無法減重的最大原因之一。一項針對代謝症候群患者（包括腹部脂肪過多和高膽固醇、血壓和血糖等健康因素的組合）的減肥研究發現，**在不節食的情況下，每天攝取 30 公克纖維的效果幾乎與採取少糖、少脂、少鹽和少酒精的飲食一樣有效**。然而令人震驚的是，美國農業部的指導方針卻建議我們要隨著年齡增長而減少纖維質的攝取量！難怪我們的體重只增不減！

為什麼選擇全身重置？為什麼現在需要？
我們詢問了測試小組的成員，為什麼他們需要全身重置。

以下是他們的回應：

- 「我將在七月結婚，在那之前我要減掉大約 4.5 公斤。」
- 「這個方案很簡單：我想看到我的孫子孫女長大！」
- 「我計劃今年夏天去健行度假，我知道透過減肥，我可以更有耐力，且更能樂在其中。」
- 「身為第 2 型糖尿病患者，我一直在尋找控制和降低我糖化血紅素的方法。」
- 「我減掉了一些體重，但最後的 4.5 到 6.5 公斤就是減不掉。」

所有這些與體重相關的因素，以及它們對美國中年人的影響都有廣泛的研究，只是至今未被廣泛報導，而且沒有任何飲食考慮到我們身體這些令人驚訝和顯著的差異，直到現在。

 ## 全身重置獨一無二的保證

歡迎進入全身重置與蛋白質最佳攝取時機的魔力，這是一種非常簡單的飲食方式，可以協助你的身體抵抗與年齡相關的肌肉流失——即使你正在燃燒脂肪和減肥。蛋白質最佳攝取時機不是一個新概念，也不是一個噱頭。這是一種經過長期驗證有助於維持甚至增長肌肉組織的方法。在大多數情況下，年輕運動員會用來提高運動表現，包括肌肉耐力、力量、強度和心血管健康。

有越來越多的證據顯示，隨著年齡增長，我們攝入蛋白質的時間點不再只侷限在讓我們能夠跳得更高或跑得更久。由於我們的身體隨著年齡的增長而變化，攝入蛋白質的時機對於保持苗條、健康和無病痛至關重要。**以健康的間隔時間攝入適量的蛋白質，體重可以顯著減輕且不會復胖。**一項研究甚至發現，當五十歲以上的超重成年人開始採取蛋白質最佳攝取時機法[4]後，不久他們變得更瘦，身體也更強壯。

原因如下：當你二十多歲時，你可以把一杯牛奶變成肌肉 —— 只需一杯含有 8 公克蛋白質的牛奶就能輕鬆維持身體的肌肉。但是當我們到了三十多歲左右，身體的這種能力逐漸消退 —— 我們之前提及的同化代謝阻抗。也就是說，那杯牛奶已不足以啓動你的增肌操作系統，你需要更多的數量。**隨著年齡的增長，「打造肌肉」的按鈕必須越按越用力才能啓動這個過程。**

這可是一個大問題，因爲我們的身體不斷分解和重建肌肉組織。但是，如果你無法將吃下的食物轉化爲新的肌肉，那麼你的分解速度就會比重建的速度更快。

到了五十多歲，這個問題會越來越嚴重，以至於許多人大量流失肌肉質量，進而導致體重增加和各種健康問題。（在接下來的章節中，你會瞭解這個過程如何增加我們罹患心臟病、糖尿病和阿茲海默症，以及許多其他問題的風險。）

然而，我們可以阻止這種緩慢肌肉流失和體重增加的過程，這個過程是可逆的，而且非常輕鬆！

我們需要做的就是將每餐蛋白質的攝取量提高到 25 到 30 公克，這樣我們的身體就會像年輕人一樣做出反應。事實上，一項研究發現，當六十多歲的人將攝取優質蛋白質與肌力運動結合時，他們的身體反

應將與二十多歲的人一樣[5]。

再次重申：如果你攝取適量的優質蛋白質，這時身體的反應就好像年輕了四、五十歲，這就是全身重置。

順帶一提，這不是具有爭議的觀點或遙不可及的想法。這是老年學家和營養學家組合的《PROT-AGE》協會的官方立場。他們最近重申，老年人每公斤體重應攝入約 1 至 1.2 公克蛋白質。但他們也得出結論，每餐 25 到 30 公克蛋白質對於老年人達到合成代謝閾值（肌肉可以維持的數值）至關重要[6]，而維持這個肌肉質量是我們的目標。

千萬不要以為這是某種「高蛋白飲食」。一般遵循這個計劃的人在一天中實際攝入的蛋白質不會比平時多更多（如果平時有習慣攝取蛋白質），這兩者主要的不同在於蛋白質攝取的時間和濃度，而且成效顯著。

全身重置也不是那些難熬的「低碳水化合物」或「低脂肪」飲食，而是富含大量療癒人心的碳水化合物，包括全麥麵包，重點是高纖維穀物、豆類和大米，以及大量讓人飽足的優質脂肪。當然，還有美味的沙拉和蔬果。一旦你瞭解蛋白質最佳攝取時機的力量，你會發現從最喜歡的食物中料理營養豐富且讓人飽足的膳食是多麼容易，幾乎沒有太多的禁忌*。

基本上，為了保持健美的身形，我們對待身體的方式要如同對待精英運動員一樣。如果你以這種方式看待自己中年的身體──是一種需要以優質蛋白質和更多營養食物形式特別照顧的升級版，你會驚訝

POINT!!

* 蛋白質含量過高的飲食可能不利於患有潛在腎臟疾病的人。和任何健康和營養變化一樣，隨著年齡的增長，你要與你的醫生討論你的蛋白質需求和攝入量，這一點非常重要。

身體的表現與外觀的成效。更重要的是，你會看到許多與年齡相關的健康指標 —— 血壓、膽固醇值、血糖值等，不再失控。這些數字是健康的警示燈，它們不是告訴你「你變老了」，而是告訴你，你這台酷炫、升級的車輛需要更優質的保養。

對於中年人來說，攝取蛋白質的時機要從早餐開始。事實上，研究顯示，如果女性早上攝入的蛋白質少於 25 公克（男性為 30 公克），那麼很可能一整天都會處於肌肉流失的狀態[7]。因此，如果你在一天開始之際，通常只吃可頌和咖啡，甚至一碗燕麥片和水果，你會發現中年減肥之旅最大的一步將會是你第一天的第一餐。當然，你的體型和特徵也需要列入考慮：如果你是芭蕾舞者或橄欖球線衛，那麼每頓飯你可能需要少一點或多一點的蛋白質。不過研究指出，即使是稍長的健康成年人，相較於同一輩較年輕的人，如果蛋白質攝入量低於 20 公克，他們的肌肉也會日漸受損[8]。

為了讓你的一天有美好的開始，我們有很多簡易的蛋白質能量早餐創意食譜，甚至還提供一些讓你可以在最喜歡的連鎖餐廳中點餐的創意。

「我更能控制自己的飲食和身體了。」
貝絲・丹尼爾斯 / 57 歲 / 馬里蘭州銀泉市

在 12 週的試驗期間減掉 8.6 公斤

「以前我總是能在想減肥時就減肥」，貝絲說。「和一般人一樣，我的體重會上上下下。但當我到了五十歲時，情況就變了。」突然間，她不再能控制自己的體重，她需要做一些改變，而且她還想在幾個月後的婚禮上變苗條。

全身重置吸引貝絲的原因有很多，但其中最讓她心動的是食譜。「多年後我仍然還在做這些食譜！它們幫了我很大的忙，因為我需要有人教我如何做飯，這讓我更能控制自己的飲食習慣和身體，而且食譜既美味又可口！此外，她覺得在餐館吃飯也變得更自在，她完全知道該點些什麼來滋養身體。「你有很好的建議指南，可以同時在餐廳用餐且仍然在飲食方案之內。」

在幾週之內，貝絲留意到她的變化。「我不再覺得懶洋洋，我的睡眠品質變好，心情也有所改善。我發現我的行動變快，整個人輕鬆許多。這真是令人振奮，這讓我更加投入了。」

貝絲驚訝地發現，不只她的外表產生變化，她的內在關於健康方面也有一些改變。「我在使用智慧手錶 Fitbit 時發現，我的靜息心率明顯降低，之前通常是每分鐘 70 次左右，但現在下降到 64 次左右。」

你是否經常忙得沒時間做早餐或甚至只能光顧得來速？為了讓早晨料理打造肌肉餐變得更加輕鬆，我們在第十四章中提供九種蛋白質果昔早餐食譜。早餐果昔可能是最快速、最簡單與最美味的方式來重置整個身體以維持肌肉和控制體重，即使你不吃乳製品。

我再重申一遍：即使你吃的是心臟病專家推薦的高纖維燕麥片，一般傳統的健康早餐，實際上是不夠健康。

這種早餐並不適合你我這個年齡層的人。

 ## 全身重置可能有哪些變化

正如你看到的，全身重置不是一般傳統的飲食計劃。

這不是那種讓你「投入」但不久又「放棄」的節食方式。它不會讓你在減肥過程中體重忽上忽下。相反，它是一種可持續終生的飲食方式，旨在協助你預防與年齡相關的體重增加，然後溫和引導你踏上緩慢而輕鬆的終生減肥之路。**全身重置不是剝奪你的食物，而是增加攝取健康、養生食物的數量**。你可以在生日聚會上吃蛋糕，當披薩上桌時，你不必躲起來享用。你只需要確保每天攝入所需的營養以保持結實精壯的身材。

全身重置不是犧牲和限制，而是要求全天定時攝入大量健康、富有飽足感的蛋白質。如果這些食物適合你的身體和生活方式，你可以著重在乳製品——牛奶、起司和優格，以及肉類、魚類和家禽。或者應用這個方案中許多基於植物性的建議來規劃一個素食或素食友好的版本。（第 14 章〈果昔和蛋白質飲品〉）

優質蛋白質、纖維、健康的脂肪、維生素和礦物質，特別是鉀、鎂、葉酸、維生素 D 和鈣。這些和其他生命必需的物質全都以身體易於吸收、消化和利用的方式納入全身重置中。隨著年齡的增長，我們很難吸收和利用這些營養物質，因此為了保持健康，我們這個年齡層的人比年輕人需要更多的營養物質。

這個方案讓我們每天三餐吃得飽，再加上至少一份可以填飽肚子的點心，透過提供身體所需的營養，以消除渴望、饑餓感和任何的剝奪感。

正如我們試驗研究證明的結果，即使體重像魔術一樣下降，我們也可以擁有飽足感。在短短兩週內，腹部脂肪會開始消失，我們不再覺得那麼臃腫，每天醒來都會期待看到自己變得更強壯與健康。

當我們的外表出現這些明顯的差異，這時身體內部也會產生巨大的變化。血糖值可能會下降；膽固醇值可能會下降；在細胞層面上，我們可能會產生更健康、數量更多、更有活力的線粒體——這是能量和青春的微引擎[9]。

過了三十多歲，逐漸衰退的肌肉組織會隨著我們提高蛋白質的攝入量，並且配合簡單的鍛練計劃而開始變得更強壯。

我們之所以變強壯並不是因為拒絕吃某些食物，或者試圖吃少一點。相反的是，我們變得強壯是因為我們終於提供身體更多的營養，而這些營養正是一直以來現代飲食文化，甚至是我們政府的建議所輕忽的部分。

在全身重置中，你唯一真正需要做的就是，確保你在吃更多優質健康食品的同時，達到你需要的蛋白質和纖維數量。這個方案背後的**祕訣是分辨優質身體更需要的優質營養素，並找到簡單、聰明和美味的方法，讓更多的營養物質融入生活的每一天。**

所以，請做好準備，來一場減肥革命吧！全身重置就要啟動了。

小練習

　　隨著年齡的增長，每餐（尤其是早餐）攝入 25 至 30 公克的蛋白質非常重要。**先設定這個目標，花一點時間列出三種可以讓你每餐獲得 25 到 30 公克蛋白質的方法。**你可以參閱附錄一〈全身重置飲食搭配營養指數表〉，來規劃你的蛋白質（別忘了蛋白質有各種來源──不僅是肉類、魚類和乳製品，還有全穀物、豆類和堅果）。或者參考第十四章任何一種食譜！

早餐

1. _____

2. _____

3. _____

午餐

1. _____

2. _____

3. _____

晚餐

1. _____

2. _____

3. _____

兩種「健康」飲食，兩樣情

瓊安 56 歲，過著自認為非常健康的生活方式。每週跑步幾次與騎自行車，只要有機會就走路，且盡量落實健康的飲食。事實上，按照一般的標準，瓊安的飲食算很講究了。

但是……從四十多歲開始，瓊安的體重緩慢增加，每年大約增加0.5 至 1 公斤。今天的她比四十五歲生日時莫名其妙多將近 7 公斤，她一直想不透，她吃的東西和往常一樣，運動作息也沒改變，但體重卻不斷在增加。

為什麼會這樣呢？

瓊安的鄰居瑪麗亞與她同齡。但與瓊安不同的是，她的體重很穩定；事實上，她仍然可以穿上十年前的牛仔褲。她花在鍛練上的時間和瓊安差不多，雖然她也經常騎自行車和走路，但瑪麗亞沒有慢跑。相反，她以瑜珈和皮拉提斯的形式進行肌力訓練。

瓊安和瑪麗亞的飲食非常相似，她們的健身計劃也大同小異，但其中有細微的差別。這些差異有助於解釋為何瓊安的下腹周圍體重不斷增加，而瑪麗亞卻沒有。你知道為什麼嗎？

瓊安的早餐

● 水煮燕麥片（½杯未煮熟），搭配¼杯藍莓和½杯脫脂牛奶

　9公克蛋白質｜5公克纖維質｜205卡路里

瑪麗亞的早餐

● 柳橙果昔（第241頁食譜）

　36公克蛋白質｜8公克纖維質｜422卡路里

至少在大多數營養專家看來，瓊安的早餐是「健康」版，攝取足夠的降膽固醇纖維，這讓她的心臟病專家感到欣慰。但她在展開新的一天的第一餐，蛋白質含量不足 10 公克。這意味著對於我們的朋友瓊安來說，這將會是肌肉流失的一天，不管接下來的 24 小時內她做了什麼。

　　在開始新的一天之際，蛋白質果昔是啓動維持肌肉模式最快、最簡單的方法。瑪利亞飲用的這款果昔結合了希臘優格和香草乳清蛋白粉（也是鈣的重要來源），再加上柳橙汁、桃子、香蕉和磨碎的亞麻籽，以增加纖維質含量。如果瑪麗亞整天保持她的蛋白質攝入量並做一些適度的運動，今天將會是她打造肌肉的一天。此外，瑪麗亞會在早上加強她的卡路里含量，這將有助於避免接下來的飢餓感。

瓊安的點心

- **格蘭諾拉麥片棒和一串葡萄**

  2公克蛋白質 ｜ 2公克纖維質 ｜ 146卡路里

瑪麗亞的點心

- **½杯低脂茅屋起司、1杯草莓和¼杯混合堅果**

  18公克蛋白質 ｜ 3公克纖維質 ｜ 307卡路里

　　乳製品是一種很好的點心選擇，因爲富含蛋白質並且可提供保護骨骼所需的鈣和鎂。瑪麗亞將其與堅果和莓果搭配以獲得纖維質。

瓊安的午餐

- **1杯綠色沙拉**（萵苣、胡蘿蔔絲和黃瓜片），**搭配¼杯鷹嘴豆、1盎司切達起司和1湯匙低脂義式沙拉醬**

- **1杯蕃茄羅勒湯和6塊小麥餅乾**

  13公克蛋白質 ｜ 4公克纖維質 ｜ 361卡路里

瑪麗亞的午餐

- **溫蒂漢堡招牌辣醬牛肉湯（小份）加半份西南酪梨雞肉沙拉**

  33公克蛋白質 ｜ 6公克纖維質 ｜ 425卡路里

　　瓊安過去在午餐時間最愛和朋友一起享受漢堡，但隨著體重上升帶來相關的健康問題後（我們有沒有提到她的膽固醇、血壓和血糖值都高於十年前？），她只好變成低熱量飲食的烈士。可憐的瓊安！

　　當瓊安在辦公桌前吃著難喝的湯和沙拉，瑪麗亞則在當地一家速食店和同事一起吃午飯。她從辣醬牛肉湯和沙拉中獲得蛋白質和纖維，並從豆類、酪梨和其他蔬菜中獲得大量的營養。這似乎不公平，不是嗎？

瓊安下午提神飲品

- **中杯香草拿鐵，含低脂牛奶**

  3公克蛋白質 ｜ 0公克纖維質 ｜ 350卡路里

瑪麗亞的下午提神飲品

- **一杯綠茶**

  0公克蛋白質 ｜ 0公克纖維質 ｜ 0卡路里

　　遵循「健康」、低熱量的飲食意味著瓊安經常感到精神不濟，一杯美味的混合咖啡飲品可以提供她所需的能量。雖然她從牛奶中攝取一些蛋白質，但這種咖啡飲品含有香草糖漿，卡路里含量高卻不含纖維質。

還好瑪麗亞在早餐和午餐吃了蛋白質和纖維，因此午餐後她不需要再吃零食。一杯不含卡路里的飲品可以維持瑪麗亞體內的水分——隨著年齡的增長，這對我們來說可能更加困難。

瓊安的晚餐

- 火雞漢堡，搭配一片蕃茄、萵苣和1盎司切達起司，再加1杯清蒸綠花椰菜

  36公克蛋白質 ｜5公克纖維質 ｜463卡路里

瑪麗亞的晚餐

- 火雞漢堡，搭配一片蕃茄、萵苣、2湯匙酪梨醬和1盎司低脂莫札瑞拉起司，再加1杯清蒸綠花椰菜

  37公克蛋白質 ｜7公克纖維質 ｜478卡路里

和大多數美國人一樣，瓊安大部分的蛋白質是留在晚餐時才吃，但這仍不足以彌補當天早些時候缺乏的蛋白質。雖然在蔬菜方面很到位，但她需要想辦法在一天之中加入更多可以減少飢餓感和促進腸道健康的纖維質。

只需 2 湯匙酪梨即可提供 2 公克纖維質。這個簡單的調整幫助瑪麗亞在夜間接下來的時間裡不會感到飢餓，而瓊安在上床睡覺時可能還想著冰淇淋聖代。

瓊安每日總計

63公克蛋白質 ｜16公克纖維質 ｜1,525卡路里

瑪麗亞每日總計

124公克蛋白質 ｜24公克纖維質 ｜1,632卡路里

當然，瓊安不會去吃聖代，因為她正留意自己的體重。但她沒有攝入足夠的蛋白質來預防流失寶貴的瘦肌肉組織，也沒有攝入足夠的纖維來對抗慢性發炎，在這種情況只會助長肌肉流失和脂肪增加。此外，無論瓊安進行多少步行、跑步或騎自行車，她都沒有進行有助於維持肌肉強壯的肌力鍛練。

結果：隔天，當瑪麗亞醒來準備另一天的肌肉維持和體重控制時，瓊安醒來時肌肉則比前一天少一點而脂肪多一點。儘管瑪麗亞攝入的卡路里比瓊安多一些，但瑪麗亞卻是朝著長期健康和體重控制的方向前進。

營養素的來源：ESHA 研究（ESHA.com）。營養素可能因品牌、大小和成分而異。你要檢查包裝上的確切數量。

第 2 章

身體改變，需求也會改變
為何今天的飲食需求和 30 多歲時不同

想想雞蛋。

你可以稱它爲大自然的完美食物，是食物鏈上下游的主食，適合螞蟻、魚、蛇、烏鴉、浣熊、北極熊等多種物種，以及在麥當勞得來速點餐的普羅大眾。一顆又大又圓潤的雞蛋含有 6 公克蛋白質與其他重要的營養物質，如鈣、維生素 D 和膽鹼。

雖然雞蛋是非常普遍的食物，但**當我們吃下雞蛋時，身體會發生什麼變化則取決於我們的年齡落在五十歲分水嶺的哪一邊**。因此，當你下一次要吃雞蛋時，先想一下：你是要吃炒蛋或水煮全熟蛋，這是一個比較容易理解的比喻，說明身體如何老化，以及爲何書中的信息對你未來的健康和對抗體重增加是如此的重要。

假設你和你的孩子相約一起吃早餐。姑且稱他爲唐：他今年二十五歲，一個認眞敬業的兒子，你以他爲榮。不過，你不喜歡他現任的女朋友，你希望他不要留太長的鬍子，除此之外，他都很棒。你在他的眼中看到自己和另一半的影子，他的笑容讓你感到喜悅。而且，像你一樣，他喜歡蛋的蛋黃面朝上。你們都點了兩顆蛋、一片全麥吐司和一杯咖啡。你們談論當天的活動。吃完飯後又聊了一會兒家庭、

天氣、當地八卦的瑣事。然後你付了帳單（想必也是），你們兩個走到車子旁邊，在陽光下逗留十分鐘後擁抱說再見，然後分道揚鑣。

你們一天的開始享受相同的一切，品嚐一樣的早餐和一樣美麗的早晨陽光。但在接下來的幾個小時裡，你們的身體會對今天早上的一切產生截然不同的反應。

一旦瞭解這些差異，你就會立即瞭解如何根據身體不斷變化的需求調整飲食。這不是什麼尖端科學，只需對你的飲食進行一些簡單的調整，這就可以讓你的全身重置進入煥然一新的狀態。

 ## 卡路里燃燒的難題

早餐時，你和你兒子都吃了大約 270 卡路里 —— 兩個雞蛋大約 140 卡路里，烤麵包片大約 70 卡路里，另外還有 60 卡路里來自用來煎雞蛋和塗上厚厚一層兩茶匙奶油的吐司。

當這些卡路里進入你兒子的身體時，它們就像雪花一樣落在滾燙的汽車引擎蓋上。但是，由於多種原因，你的引擎運行並不如兒子的那麼滾燙。

當然，隨著年齡的增長，我們的活動力大不如前。對大多數人來說，工作和為人父母的責任促使我們的活動量增加，但在接近中年時活動量逐漸變少，並在老年時養成久坐不動的習慣。**上了年紀之後，舊傷帶來的酸痛、不斷增加的健康問題以及持續發胖的身材，都可能使我們更難像以前那樣活動自如。**

但身體的活動只占我們日常卡路里消耗的一小部分。我們每天燃燒的卡路里中有 60% 到 80% 來自於維持生命的簡單機制：維持心臟

跳動、肺部跳動、器官分泌激素、細胞再生、傳送電脈衝至全身，甚至長指甲──所有這些神奇的運作都需要大量的能量，也就是所謂的**靜息代謝率**（RMR）。

直到最近，人們還認為 RMR 在中年時會自動減慢，但二〇二一年八月發表在《科學》雜誌上一項令人震驚的研究（《人類生命歷程中每日的能量消耗》"Daily Energy Expenditure Through the Human Life Course"）對此假設提出質疑。研究人員查閱來自 29 個國家 6,400 多人的數據，發現我們的個體細胞在四、五十歲時的代謝率與二十多歲時幾乎相同──事實上，我們的新陳代謝率並沒有開始下降，直到大約六十歲左右，這時才開始以每年 0.07% 的速度不斷下降。

該研究的首席研究員、杜克大學進化人類學和全球健康副教授赫爾曼・龐策爾（Herman Pontzer）對結果感到驚訝。「我已經四十多歲了，所以我預期看到一些證據來支持我的新陳代謝正在減慢的主觀體驗。對我來說，感覺好像是這樣！但事實並非如此！」

那麼，這究竟是怎麼一回事呢？

「**與二十多歲相比，你在四十或五十多歲時的壓力水平、日程安排、荷爾蒙水平、能量水平是全然不同的**」，龐策說，他也是《燃燒：揭開我們如何燃燒卡路里、減重和保持健康的真相》（Burn: New Research Blows the Lid Off How We Really Burn calories, Lose Weight, and Stay Healthy）一書作者。這些因素會使我們每天燃燒的卡路里稍微減少，而荷爾蒙的變化可能使我們更難平衡攝入的能量。例如，睪固酮水平在二十多歲時最高，然後隨著年齡的增長而下降。睪固酮是決定我們消耗的卡路里中有多少最終分別成為瘦肌肉組織和腹部脂肪的因素之一。

所以你留意到不斷增長的「游泳圈」——你的身體在現在和你在唐這個年齡時的差異，不是由於新陳代謝，而是有別的因素在作怪。

有一些因素是你可以掌控的。

讓我們繼續深入探討。

 ## 不同年齡層有不同的肌肉

在吃完早餐後的一個小時內，你那個二十多歲孩子體內的胺基酸濃度將達到高峰[1]——蛋白質是打造肌肉的基石。

事實上，你可以視蛋白質爲全身的基石，因爲它對於與青春、活力和整體健康等有關的數十種機制都非常重要：維持骨質密度、調節血糖和激素分泌、修復受損組織、製造膠原蛋白、支持免疫系統、保持頭髮和指甲強壯等。

唐的身體可以發揮最高的效率利用早餐中的蛋白質——雞蛋中 12 公克左右和全麥吐司 4.5 公克，他的身體將蛋白質消化成胺基酸，之後透過循環系統輸送到全身，然後重新配置形成健康的新肌肉細胞，這整個過程稱爲「蛋白質合成」[2]。

但正如我們在第一章中探討，儘管這個維持生命的過程正在唐的體內進行，但它實際上並沒有在你的體內啓動。

正如之前提及，人體的肌肉不斷地流失與建立，當肌肉長期受損的速度超過修復的速度時，最終會導致肌肉組織流失。這種經年累月肌肉逐漸流失的科學術語爲「肌肉減少症」（Sarcopenia）。對於我們這些處於中年及以後的人來說，這個與年齡相關的過程每天都在重塑我們的身體。一個較容易察覺其影響的地方是留意老年人的肩膀——

曾經寬厚強壯的肩膀會隨著時間推移而變窄，因為保持肩膀結實強壯所需的肌肉已被破壞和流失。雖然研究結果各不相同，但在三十到四十歲之間的某個時間點，成年人每十年開始失去 3% 到 8% 的肌肉質量。肌肉減少症則是這個過程急劇加速的階段：根據一項研究指出，六十五歲以上有 72% 的男性和 44% 的女性至少都有中度肌肉減少症的情況 [3]，這就是為何全身重置可以預防肌肉減少症，或甚至其更可怕的雙胞胎「肌肉衰弱症」（dynapenia）。

肌肉減少症是喪失肌肉質量和功能，肌肉衰弱症則是喪失肌肉的力量 [4]，它對我們的影響更大；根據《美國臨床營養學雜誌》的一項研究指出，光是腿部方面，老年人失去肌肉力量的速度是他們失去肌肉質量的兩到五倍 [5]，而且後果可能是毀滅性的；我們的日常生活瑣事很可能變得困難重重，更別提還想繼續從事一些有趣的活動，例如從健走到騎自行車，以及在院子裡追逐孫子孫女。研究顯示，六十五歲或以上的族群，大約有 1/6 的女性和多達 1/10 的男性無法跪下、彎腰或舉起 5 公斤重的物品。這些是邁向衰老的第一步，任由誰都不想陷入這種虛弱且脆弱的處境，更何況還大幅增加我們面臨受傷、殘疾，甚至死亡的風險。

喪失力量某部分是由於老化的神經系統造成的。在我們體內發送信號的「電線」可能無法像年輕時那樣有效傳輸信號。力量是由速度產生的。年輕時，我們說「跳！」，我們的肌肉會問「要跳多高？」隨著年齡的增長，當我們說「跳！」，我們的肌肉會說，「啥，你說什麼？」

當你的肌肉萎縮時，你享受人生的機會也會消失。在未來的幾十年裡，肌肉對你在保持直立和活動、獨立和控制方面至關重要，甚至

還可以挽救你的生命。一項研究指出，四十五歲時肌肉質量最高的男性罹患心臟病的風險比肌肉質量最低的人低 81%[6]。肌肉流失還會讓我們面臨體重增加，甚至罹患糖尿病的風險，因爲肌肉質量低會增加胰島素阻抗的風險，進而導致葡萄糖水平升高。與年齡相關的肌肉流失也會讓你感到疲倦，進而導致平衡問題，並增加跌倒的機率。缺乏肌肉讓你陷入更嚴重的骨質疏鬆症和生活驟變的殘疾風險，它甚至與罹患癡呆症的風險增加有關[7]。

一項針對 4,449 名五十歲及以上族群的研究顯示，無論總體健康情況如何，由於這些以及更多因素，難怪肌肉無力與死亡風險升高有關[8]。如果你讓你的力量水平下降，那麼即使是對心臟健康和平衡很重要的有氧運動似乎也無法保護你。然而，肌肉大小、力量和功能損失的主要原因與我們處理蛋白質的能力下降有關，而全身重置的目的就在於抵消衰老這一方面。

當然，許多不同的因素決定了我們體重隨著年齡而增加的速度。但是上述的生理變化正說明爲何我們需要將老年的身體視爲高性能的車輛。我們需要更多的營養來減少卡路里，我們需要定時進餐，這樣才能持續處在打造肌肉的模式。

幸運的是，透過飲食來保持結實肌肉和消除脂肪並不需要特別攝入異國風的超級食品或奇怪的成分。只需翻到下一節，即可找到（〈速成全身重置飲食搭配營養指數表〉）。這是一份爲身體提供適當補充能量的指南大綱，你可以在附錄 1 中找到完整的〈全身重置飲食搭配營養指數表〉。

如果你有最喜歡的食物，說不定〈飲食搭配營養指數表〉中就有。

小練習

在一天中增加更多營養最簡單的方法是少吃加工食品（含有雜七雜八的成分和空熱量）和更多的全食物（只有一種成分）。讓我們來看看這其實很容易。

說出目前在你的儲藏室裡有的三種加工食品，並說出三種你可以取代它們的全食物選擇（或全食物組合）。例如：將能量棒換成綜合堅果和漿果；將水果醬換成真正的水果；將調味的燕麥片或優格換成原味，再搭配水果和堅果，並撒上一點肉桂；或將現成的沙拉醬換成橄欖油和醋。

加工食品　　　　　　　　　　全食物

將 ＿＿＿＿＿＿＿＿＿＿＿＿　換成 ＿＿＿＿＿＿＿＿＿＿＿＿

將 ＿＿＿＿＿＿＿＿＿＿＿＿　換成 ＿＿＿＿＿＿＿＿＿＿＿＿

將 ＿＿＿＿＿＿＿＿＿＿＿＿　換成 ＿＿＿＿＿＿＿＿＿＿＿＿

速成全身重置飲食搭配營養指數表

我們很幸運生活在這個時代，幾乎每種食物都近在咫尺，許多社區都有超市和大型商店提供豐富的食材。我們有許多好吃又有營養的食物 —— 你只需要動腦組合成健康的日常三餐點心，這樣就能提供身體所需的營養，而不會增加空熱量。提示：這只是部分列表，更多關於蛋白質、纖維（蔬菜、水果和澱粉）和脂肪的完整列表請參考附錄一。

兩個簡單的步驟

1. 從蛋白質開始。每餐 25 至 30 公克，搭配每天兩到三份乳製品。一份 120 公克的肉或魚，可提供 14 至 25 公克的蛋白質。
2. 每餐的目標是至少 5 公克來自蔬菜、水果和澱粉的纖維。選擇多彩的蔬菜裝滿盤子的一半。每天吃兩到四種水果並搭配全穀物膳食。

分量如同一副撲克牌的大小

目測食物蛋白質的其中一種簡單方法是，煮好的紅肉或家禽的分量大約比一副撲克牌大一點，而一份魚的分量大約是支票簿的大小。

蛋白質

試著每天吃兩到三份乳製品，每週吃兩到三份富含 omega-3 的食物（鮭魚、鮪魚、鯖魚、沙丁魚、核桃或豆腐）：蛋白質含量：每餐 25 至 30 公克；點心每份 7 公克。

蛋白質來源	分量	蛋白質（公克）
黑豆／煮熟或罐頭	½ 杯	8
碎牛肉（85% 瘦肉）	120 公克	21
牛肉乾	30 公克	11
雞胸肉	90 公克	24
蛋	1 顆	6
牛奶	1 杯	8
堅果醬（杏仁、花生）	2 大匙	6-8
堅果類	30 公克	4-7
鮭魚（煮熟）	90 公克	23
牛排 （菲力、紅屋、沙朗、紐約克、丁骨）	120 公克	25
天貝	90 公克	16
傳統豆腐	180 公克	17
水漬鮪魚罐頭	90 公克	14
火雞雞胸肉	90 公克	16
火雞肉漢堡	90 公克肉餅	16
原味希臘優格	1 杯	22

纖維

試著每天吃兩到四份水果和 1.5 到 2.5 杯蔬菜，每餐至少 5 公克來自混合蔬菜、水果和澱粉的纖維，每份零食 2 公克纖維。

蔬菜	分量	纖維含量（公克）
朝鮮薊	1 顆	7
綠花椰菜	1 杯 / 生	3
球芽甘藍	1 杯 / 生	3
胡蘿蔔	中型 1 根 或 7 根迷你胡蘿蔔	2
白花椰菜	1 杯 / 生	2
芹菜	3 根	2
羽衣甘藍	1 杯 / 生	1
豌豆	½ 杯 / 煮熟	4
甜椒（紅、橙、綠）	1 杯 / 生	3
冬南瓜	1 杯 / 生	3

水果	分量	纖維含量（公克）
蘋果	中型 1 顆	5
香蕉	中型 1 顆	3
黑莓	1 杯	4
藍莓	1 杯	4
櫻桃	12 顆	2
葡萄柚	½ 顆	3
柳橙	1 顆	4
草莓	1 杯切片	3

富含纖維澱粉類	分量	纖維含量（公克）
糙米	⅓ 杯 / 煮熟	1
早餐全穀燕麥片	1 杯	視品牌而定
玉米	½ 杯	2
玉米餅（6 吋）	1 份	1
雜糧餅乾	2 片	視品牌而定
氣爆的爆米花	2½ 杯	3
馬鈴薯	½ 顆	2-3
全麥麵包	1 片	2-3
全麥義大利麵條	30 公克乾麵或 ½ 杯煮熟	2

第 3 章

全身重置計劃一天到七天
這個簡單膳食方案的原理

夥伴們，放下你的紙筆吧！

關掉你的卡路里追蹤應用程式，收起你的食物日誌，如果你對「節食」的想法是計算卡路里，那麼是時候探索一種不同的飲食方式了，你的焦點不再是「少吃」，而是開始著重在「多吃」。更多的蛋白質（尤其是早餐）、更多的乳製品、更多色彩繽紛的農產品、更多的全穀物、更多健康的脂肪，並且喝更多的水。

你那升級後黃金階段的身體需要更多的這類食物，這是你協助自己維持肌肉，預防與年齡相關的體重增加，並且享受健康長壽人生的不二法門。也就是說，如果以減肥為目標，你必須攝入比消耗量更少的卡路里。但是，當你遵循全身重置時，你會發現空熱量自然會從你的日常飲食中刪除。當你達到蛋白質和纖維目標並全天多喝水時，你的飢餓感就會減少；當你專注於需要的食物時，你就不再渴望不需要的食物。

為了簡單化，你可以從〈全身重置飲食搭配營養指數表〉中選擇你要的選項。

遵循全身重置方案五十歲或以上的女性，平均每天攝入 75 至 100

公克蛋白質均分於餐點中，以及 20 至 25 公克纖維，每天大約消耗 1,600 卡路里，低於一般美國女性每天平均消耗的 2,200 卡路里。

遵循全身重置方案的男性，平均每天攝入 90 至 120 公克蛋白質均分於全天的餐點中，以及 30 公克纖維，每天大約消耗 2,100 卡路里，低於一般美國男性每天平均消耗的 2,400 卡路里。

那麼在典型的一天中，你的膳食包含哪些呢？我們有很多簡單且美味的方式可以享受全身重置，以下是一個例子。

早餐

女性：至少 **25 公克蛋白質和 5 公克纖維** | **350-450 卡路里 ***

兩顆蛋做成的歐姆蛋、30 公克低脂莫札瑞拉起司、1 湯匙切碎的蕃茄
5 片蘑菇、1 片全麥麵包搭配 2 湯匙酪梨、再加 1 顆柳橙

男性：至少 **30 公克蛋白質和 5 公克纖維** | 大約 **500-550 卡路里 ***

兩顆蛋做成的歐姆蛋、30 公克低脂莫札瑞拉起司、1 湯匙切碎的蕃茄
5 片蘑菇、2 片全麥麵包搭配 4 湯匙酪梨、再加 1 顆柳橙

似乎每天都有一個新的標題告訴我們不吃早餐有助於減肥。

曾幾何時早餐是一天中最重要的一餐。然而，在某個時間點，我們開始聽到不同的見解。

POINT!!

* 每餐的卡路里只是一般建議，不是硬性規定。有時一餐可能攝入更多的卡路里，有時更少。重點在於膳食中攝取足夠的蛋白質和纖維，包括營養豐富的農產品。我們的重點不在於卡路里。

就像「間歇性禁食」這種時尚的飲食方式，透過限制每日進食的時間來減少卡路里；或在一週中的某些日子禁食和某些日子吃東西。

雖然有很多證據顯示禁食對酵母、蠕蟲、果蠅和囓齒動物有顯著的健康益處，但美國國家老齡化研究所表示，禁食對人體健康的影響目前「沒有明確的結論」。

然而，我們已知的是，早餐不吃蛋白質意味著你在為一天的肌肉流失埋下伏筆，且更少的肌肉意味著更多的脂肪。此外，吃早餐是確保身體獲得所需營養最佳的方法之一。最近的一項研究發現，那些在早上不吃東西的人通常比那些後來不吃東西的人得到較少的營養素，而且飲食品質也更差[1]。另一項研究發現，我們實際上在消化早餐時所燃燒的卡路里比吃其他正餐時還要多[2]。

因此，至少在研究與年齡相關的肌肉流失的研究人員中都同意：若想在未來幾年依然身強體健活動自如，每天吃一份高蛋白、富含纖維的早餐是必要的。

我聽到那些夜貓子在發牢騷了。你不是早起的鳥？吃一頓豐盛的早餐不是你的風格？你還需要更多的證據嗎？如你所願：在一項研究中，研究人員將超重或肥胖的女性（平均年齡四十六歲）分成兩組並採用完全相同的飲食—每天 1,400 卡路里，持續 12 週。這兩組的午餐都是 500 卡路里，然而，其中一組在午餐前攝入 200 卡路里，晚餐攝入 700 卡路里；另一組在早上攝入 700 卡路里，晚餐攝入 200 卡路里。在十二週結束時，豐盛早餐組的體重比豐盛晚餐組減輕了兩倍半，且腰圍也多減掉三英吋[3]。

儘管如此，除非我們在前一天砍柴，否則 700 卡路里的熱量是一頓豐盛的早餐。為了解決這個部分，我們將早餐分為早餐和點心，透

過以高蛋白、高纖維的食物在早晨時吃飽，這樣在當天晚些時候就可以避免暴飲暴食，讓身體保持在最佳的狀態。

點心 ....

女性與男性：至少 **7** 公克蛋白質和 **2** 公克纖維｜ **250-300** 卡路里

一份 210 公克低脂原味優格

15 公克奇亞籽

1 湯匙藍莓

....

研究人員指出，工作時吃點心的高峰時間是下午 2 點到 4 點。為了打破這種習慣，全身重置將重點放在早餐的點心，因此我們的卡路里攝入量在午餐時間後開始減少。但千萬不要墨守成規，你可以調整自己的點心時間以配合你的生活方式。不光是吃點心的時間，還有你吃什麼點心，這些都會對你的食慾、飽腹感、滿足感和健康產生很大的影響。（你可以在「適合大忙人的簡單點心」找到一些快速的點心靈感；在第十四章：〈超級全身重置食譜〉中有更詳細的建議。）

午餐 ....

女性：至少 **25** 公克蛋白質和 **5** 公克纖維｜大約 **450-550** 卡路里

墨西哥捲餅碗搭配雞肉或素食蛋白、起司、酪梨醬、黑豆、莎莎醬、蘿蔓萵苣、玉米和玉米片

男性：至少 **30** 公克蛋白質和 **5** 公克纖維｜大約 **550** 卡路里

墨西哥捲餅碗搭配雞肉或素食蛋白、起司、酪梨醬、黑豆、莎莎醬、蘿蔓萵苣、玉米和玉米片

....

　　中午是大多數人犯下最大營養錯誤的時候。我們熬過了半天，不是太忙就是太無聊，此時心煩意亂只想好好吃一頓美味的午餐輕鬆一下。如果我們不在家，這時還真不知該如何選擇，但是只要你把重點放在獲得蛋白質、纖維和其他真正重要的營養素，你還是可以與朋友或同事在熱門的連鎖餐廳（參考第九章）享用午餐，以及在便利商店中找到幾十種適合的選擇。

來塊蛋糕吧！

　　透過全身重置飲食方案，你的飲食已減少大量的添加糖。因此，如果你想在一天結束時享用一份適中的甜點，那就好好享受吧！關鍵是保持少量，盡可能含有營養成分。吃一小份冰淇淋或冷凍優格（鈣），在上面撒一些切碎的花生（單元不飽和脂肪和蛋白質）和漿果（纖維和植物營養素）。

　　如果你喜歡巧克力，請找含有至少 70% 可可的優質黑巧克力。（現在許多優質巧克力製造商都會在標籤上註明可可的百分比。可可的百分比越高，營養價值就越高。）真正優質的黑巧克力實際上對健康有益，因為含糖量低並富含纖維和植物營養素，已被證實可以改善血管健康、降低糖尿病風險、保護神經預防發炎，甚至可能預防癡呆症。

適合大忙人的簡單點心

這些點心每份提供至少 7 公克蛋白質，2 公克纖維和 210 至 300 卡路里。

- 混合 2 湯匙酸櫻桃、2 湯匙腰果、20 粒開心果和 ¼ 杯小麥方塊穀物麥片
- ½ 杯希臘優酪乳、1 杯黑莓和 ¼ 杯杏仁
- 1 顆中型蘋果和 30 公克切達起司
- 1 條中型香蕉和 2 湯匙花生醬
- 2 根中等西洋芹菜莖、2 湯匙杏仁醬、1 顆小型蘋果
- ⅓ 杯鷹嘴豆泥搭配胡蘿蔔片、黃瓜和紅甜椒

晚餐 ....

男性和女性：女性至少 **25 公克蛋白質**，男性至少 **30 公克蛋白質**，**5 公克纖維｜大約 400-500 卡路里**

120 公克烤鮭魚

烤馬鈴薯

蘆筍以 1 湯匙橄欖油加大蒜快炒

自選甜點（不包括在卡路里計數中）：½ 杯冰淇淋或 60 公克黑巧克力

....

　　晚餐是目前大多數人攝入超過一半蛋白質的時段，但我們在蔬菜方面卻不及格：在美國最常吃的蔬菜是某種形式的油炸馬鈴薯。

這應該會讓你大吃一驚：一項針對 4,440 名四十五至七十九歲族群的研究發現，在八年的時間裡，那些每週吃兩次或兩次以上炸馬鈴薯的人，在研究過程中，死亡的可能性是那些較少吃的人的兩倍。因此，炸薯條偶爾享受一下就好，平日晚餐要著重在綠色和其他多彩的蔬菜。

　　為了示範全身重置是多麼容易和美味，我們建立一個圖表讓你看到你可以吃的多種食物：

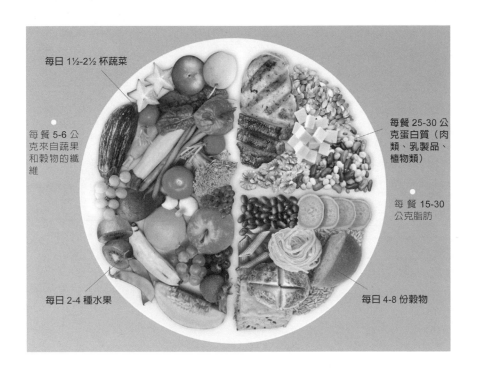

每日 1½-2½ 杯蔬菜

每餐 5-6 公克來自蔬果和穀物的纖維

每餐 25-30 公克蛋白質（肉類、乳製品、植物類）

每餐 15-30 公克脂肪

每日 2-4 種水果

每日 4-8 份穀物

全身重置不是關於減法，而是加法。在許多情況下，我們只需在每餐中增加一點蛋白質和一點纖維就可以達到最佳的飲食。

回想一下你最後吃的三餐，每餐是否至少達到 25 至 30 公克蛋白質和 5 公克纖維？如果沒有，你可以在每餐中添加什麼以達到所需的飲食升級？

	你的飲食	蛋白質升級	纖維升級
1.	_____	_____	_____
	_____	_____	_____
	_____	_____	_____
2.	_____	_____	_____
	_____	_____	_____
	_____	_____	_____
3.	_____	_____	_____
	_____	_____	_____
	_____	_____	_____

7 天全身重置食譜範例

　　爲了展示全身重置的簡單與多樣性，我們示範一個簡便的七天食譜。（你將在附錄 2 中找到更多的範例！你可以完全遵循或忽略，並從附錄 1 中〈全身全置飲食搭配營養指數表〉（Mix' N' Match Meal Maker）建立個人的食譜，不過請記住以下簡單的原則：

　　正餐：目標是女性至少 25 公克蛋白質，男性 30 公克蛋白質和至少 5 克纖維。

　　點心：目標是至少 7 公克蛋白質和至少 2 公克纖維。

星期日

早餐

● 高蛋白煎餅（食譜第248頁）

　　31公克蛋白質｜8公克纖維｜434卡路里

點心

● 1杯低脂牛奶與⅓條可可含量85%的黑巧克力

　　11公克蛋白質｜4公克纖維｜312卡路里

午餐

● 走吧！一起去美式餐廳看球賽……

● 「水牛城狂野雞翅」餐廳：六支經典雞翅佐招牌醬汁，外加胡蘿蔔和芹菜佐脫脂農場風味沙拉醬

　　32公克蛋白質｜5公克纖維｜515卡路里

晚餐

● 「今晚不做飯」墨西哥玉米餅配南瓜籽佐酪梨醬（食譜第261-262頁）

27公克蛋白質 ｜ 20公克纖維 ｜ 719卡路里

星期一

嘿，為什麼不試試「無肉星期一」？……這一點都不難呢！

早餐

● 強健肌肉之藍莓、杏仁和大麻籽燕麥（食譜第233頁）

28公克蛋白質 ｜ 9公克纖維 ｜ 425卡路里

點心

● 酸櫻桃綜合堅果：2湯匙酸甜櫻桃乾、2湯匙腰果、20個開心果和
1/4杯方型小麥穀物脆片放入塑膠袋中，搖晃至所有成分混合均勻。

7公克蛋白質 ｜ 4公克纖維 ｜ 284卡路里

午餐

● 墨西哥豆腐捲餅碗配香菜青檸糙米、黑豆、黑西哥法士達、新鮮番
茄莎莎醬、蒙特雷傑克起司

外加一顆紅橘，營養再加分：1公克蛋白質 ｜ 2公克纖維 ｜ 45卡路里

27公克蛋白質 ｜ 14公克纖維 ｜ 645卡路里

晚餐

● 蕎麥涼麵（食譜第281頁）

25公克蛋白質 ｜ 6公克纖維 ｜ 456卡路里

星期二

早餐

- 羽衣甘藍綜合果昔（食譜第237頁）

  25公克蛋白質｜7公克纖維｜374卡路里

點心

- 6片全麥餅乾*搭配30公克薄片瑞士起司

  11公克蛋白質｜3公克纖維｜232卡路里

  *營養成分是以《Triscuit》餅乾計算。尋找每份至少含有 2 公克纖維的餅乾，例如《Wasa Light Rye》和《Mary's Gone Crackers》

午餐

- 鮭魚沙拉（食譜第271頁）

  39公克蛋白質｜6公克纖維｜390卡路里

晚餐

- 今晚就來一份快餐吧！
- 《波士頓市場》：火雞胸肉（標準分量）＋培根球芽甘藍＋玉米麵包

  39公克蛋白質｜7公克纖維｜560卡路里

星期三

早餐

- 三顆蛋製成的歐姆蛋搭配30公克菲達起司、大約3湯匙酪梨和¼杯菠菜
- 1¼杯草莓

  25公克蛋白質｜6公克纖維｜394卡路里

點心

- ½杯原味希臘優格、1杯黑莓和¼杯杏仁

  18公克蛋白質｜10公克纖維｜278卡路里

午餐

- 糟了！忘了準備午餐！讓我們快速找一點東西吧！Subway三明治：6英吋烤牛肉全麥麵包三明治，搭配生菜、蕃茄、青椒和黃瓜，再加一顆蘋果

  26公克蛋白質｜10克纖維｜394卡路里

晚餐

- 雞肉法老小麥配青江菜（食譜第279頁）

  36公克蛋白質｜5公克纖維｜309卡路里

星期四

早餐

- 瘋狂的早晨！就來一份Dunkin' Donuts的西南蔬食活力早餐三明治吧！

  25公克蛋白質｜5公克纖維｜420卡路里

點心

- 1顆蘋果和2湯匙花生醬

  7公克蛋白質｜7公克纖維｜270卡路里

午餐

- 105公克水漬鮪魚，兩片全麥吐司配1湯匙蛋黃醬
- 再加一顆桃子

35公克蛋白質｜8公克纖維｜412卡路里

外加90公克迷你胡蘿蔔：1公克蛋白質｜2公克纖維｜35卡路里

晚餐

- 阿根廷青醬火烤牛肉串（食譜第283頁）
- 堅果番薯（食譜第295頁）

  42公克蛋白質｜6公克纖維｜588卡路里

  外加1杯清蒸綠花椰菜：5公克蛋白質｜4公克纖維｜4卡路里

星期五

早餐

- 牛奶燕麥搭配草莓、大麻籽和花生醬（食譜第234頁）

  25公克蛋白質｜7公克纖維｜520卡路里

點心

- 1顆蘋果和30公克切達起司

  7公克蛋白質｜4公克纖維｜209卡路里

午餐

- 1片全麥吐司搭配上½顆酪梨泥和¼杯山羊起司
- ½杯原味脫脂希臘優格，搭配上½杯黑莓

  27公克蛋白質｜14公克纖維｜478卡路里

晚餐

- 今晚就在美式餐廳橄欖園好好享受一頓吧！
- 香草火烤鮭魚配綠花椰菜

  49公克蛋白質｜9公克纖維｜495卡路里

星期六

早餐

- 超級玉米片（食譜第249頁）

  27公克蛋白質｜10公克纖維｜485卡路里

點心

- 1½杯燕麥片加½杯脫脂牛奶和¼杯藍莓

  9公克蛋白質｜5公克纖維｜225卡路里

午餐

- 溫蒂漢堡大份招牌辣醬牛肉湯＋加凱撒沙拉

  30公克蛋白質｜12公克纖維｜580卡路里

晚餐

- 開胃芝麻雞配鮮炒蔬菜佐橘香糙米飯（食譜第255頁和第256頁）

  34公克蛋白質｜7公克纖維｜498卡路里

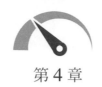

第 4 章

改善健康六大祕訣
今日身體真正的需求

一旦意識到我們中年身體的實際面——需要更優質的燃料才能發揮最佳的功能，這樣我們就能開始調整飲食以獲得所需的食物。既然我們知道隨著年齡的增長，食物對我們的影響也有所不同，因此我們可以做出更好的選擇，確保我們的身體在未來的幾十年依然保持在苗條、強健和最佳的健康狀態。

本章我們將深入探討哪些食物你要多吃，哪些食物你要少吃，以及爲何每日燃燒脂肪、保護肌肉、提供生命所需的營養素如此重要。

全身重置的關鍵在於一致性：身體的運作機制不是單憑你在某一天吃的東西決定，而是你每天堅持吃的食物。事實上，與其將其視爲「飲食」，不如將其視爲一種進食的模式：你的目標很簡單，就是選擇身體所需的營養食物。

當然，正如我們在上一章提及，我們的身體吸收營養素的能力未必如同以往。但我們的身體此時比往常任何時候都更需要這些營養素：維生素、礦物質和其他植物營養素。這就是爲何本章的信息非常重要，你越能達到這些六大健康的祕訣，從長遠來看，你就會越健康，這正是我們的目標！

改善健康簡單的祕訣 #1
每餐攝入 25-30 公克優質蛋白質

　　美國農業部宣稱，「大多數的美國人都已攝取足夠的蛋白質。」從技術上而言，這的確是真的。但是想像一下，你整天都不喝水，到了晚餐時才喝一大壺水，雖然你還是達到每天建議的八杯水量，但你會在一天中的大部分時間裡感到非常疲憊和脫水，到了夜間又猛跑廁所。

　　這與一般美國人在蛋白質方面的情況相似。典型的美國飲食在早餐時含有少量蛋白質（麥片中的牛奶，再加一兩顆雞蛋）；午餐時多一點（也許是火雞三明治）；到了晚餐時則是大量蛋白質（一塊牛排或幾塊豬排）。總而言之，我們平均每天可能攝取大約 90 公克蛋白質，這大約是我們所需的分量，但問題是其中大約有 2/3 集中在晚餐時間。

　　我們之前提及身體每餐需要 25 到 30 公克蛋白質 —— 通常女性為 25 公克，男性為 30 公克，以維持蛋白質生物合成的過程能持續進行。晚餐攝入過量蛋白質對我們並沒有幫助，因為身體在靜息時可能只會使用大約 30 公克蛋白質（儘管在運動後，我們的肌肉會使用更多 —— 根據一項研究，最多為 40 公克）。因此，除非你剛從健身房回來，否則夜間攝入額外的蛋白質，雖然既美味又飽足，但無法用來打造你的肌肉，反而是用來製造更多的腹部脂肪。

　　關於卡路里，你會留意到我們沒有把「減少卡路里」作為這個方案重要的一部分。雖然全身重置著重在增加營養而不是減少卡路里，但減少空卡路里是高蛋白早餐對我們有幫助的一個部分。幾項小型研究[1]發現，增加蛋白質攝入量可以全面減少飢餓感，這意味著你不會忍不住去吃一些不健康的東西。與碳水化合物或脂肪相比，蛋白質在

體內消化的過程中需要消耗更多的卡路里，這個過程被稱爲「產熱效應」[2]。那麼，何不讓這種抑制攝取垃圾食物的力量全天發揮它的魔力呢？

你會注意到在祕訣 #1 中，出現在「蛋白質」之前的兩個字「優質」是重點。爲什麼呢？這麼說吧！你或許攝入很多蛋白質，但仍然沒有獲得打造肌肉所需的必要營養素，而你需要的是「完整」的蛋白質。

「完整」蛋白質是一種能夠提供所有九種「必需」胺基酸的蛋白質──即是我們身體無法製造的胺基酸。胺基酸是蛋白質的組成元素，研究指出，在建立和維持肌肉方面，亮胺酸（九種化合物之一）可能是這些化合物中最重要的一種[3]。

「在一餐中，你可能需要大約 3 公克的亮胺酸才能眞正觸發一連串啓動蛋白質合成的整個代謝步驟」，德州大學醫學分部營養與代謝系老化與健康「Sheridan Lorenz」特聘教授道格・帕頓瓊斯（Doug Paddon-Jones）指出，他的團隊在對不同類型和劑量的蛋白質如何影響不同年齡層的肌肉維持研究中發現，含有約 30 公克蛋白質和 3 公克亮胺酸的 120 公克瘦牛肉，可以將年輕人和老年人的蛋白質合成提高50%[4]。同時，另一項研究回顧發現，亮胺酸可以「顯著改善」老年人的肌肉減少症[5]。一項短期試驗發現，健康年長女性肌肉蛋白合成代謝反應的主要決定因素是亮胺酸，而非總蛋白質含量[6]。

值得留意的是：雖然植物性食物也含有亮胺酸，但在乳製品、雞蛋、牛肉和魚類等動物產品中的含量更爲豐富[7]，這就是爲何這些食物在全身重置中非常重要的原因，不可否認，事實上大多數人都喜歡這些食物，這些動物蛋白可以提供我們所有必需的胺基酸。

植物來源的賴胺酸和蛋胺酸含量也比較低，這兩種也是必需胺基

酸，不過素食者也有很多選擇。一些植物，其中包括大豆、蕎麥、藜麥和大麻籽含有完整的蛋白質。半塊豆腐大約含有 2 公克亮胺酸，可以為每餐至少 3 公克的亮胺酸打好基礎，其他的則以穀物、堅果和種籽與豆類（花生、豌豆、干豆、小扁豆）來達成完整的蛋白質分量。我們的許多傳統素食餐點剛好就是這種組合：皮塔餅和鷹嘴豆泥、玉米和黑豆沙拉、全麥吐司和花生醬。（你可以在本章〈為素食者塑造肌肉的食品〉中找到富含亮胺酸的食物清單。）

對於素食者來說，飲食以這些植物的組合至關重要。你或許聽過，身體可以儲存不同植物來源的蛋白質，只要全天攝入大量的蛋白質，你就不會有缺乏必需胺基酸的顧慮。

「這是無稽之談！」帕頓瓊斯反駁。

雖然我們的肌肉維持系統在某種程度上一直運作，但唯有它在得到所需的完整胺基酸中快速啟動後，它才能全力發揮作用。人體可以儲存不同類型的胺基酸，並在一天結束時以某種方式將它們合成，這個理念源起於一九九四年在醫學雜誌上的一篇文章[8]。在該報告中，研究人員推測，因為賴胺酸這種胺基酸儲存在肌肉中，也許身體能夠在一天中儲存和合成氨基酸。但根據帕頓瓊斯的說法，大多數猜測的部分是根據對老鼠和豬的研究，而對人類的研究實際上並未經過證實。事實上，他最近的研究已經揭穿這個長期存在的神話，並幫助想要以純素飲食的人制定飲食藍圖。

「米飯和豆類有其重要性」，他補充道。「人們在一千年前就知道了。」如果你想刺激蛋白質肌肉合成並隨著年齡的增長維持肌肉，那麼適當組合的植物蛋白至關重要。試想每種胺基酸皆為牆壁不可少的磚塊，「如果缺少一套完整的磚塊，你就無法建造那道牆。身

體可以根據你的需要儲存大量的脂肪和碳水化合物，但這不適用於蛋白質。因此，利用蛋白質來增強肌肉的能力取決於攝取完整的蛋白質。」

如果你的飲食主要為植物性素食，那麼在大多數膳食中加入雞蛋和乳製品來獲取你需要的完整蛋白質是有道理的。如果你是嚴格素食者，那麼你需要特別留意全天攝取大量植物蛋白，尤其是豆腐和麵筋等富含亮胺酸的食物。

無論素食與否，你可能還需要考慮在飲食中添加植物性蛋白質混合物（以粉末形式添加到替代牛奶的飲品或現成飲品）。若要尋找「完整」蛋白質的植物來源，你可以混合如豌豆、大豆和米飯等各種植物的蛋白質。

帕頓瓊斯說，事實上，蛋白質奶昔和混合物通常是不錯的選擇。研究顯示，從牛奶中提取的乳清蛋白可能是老年人想要維持肌肉或重建流失肌肉最佳的蛋白質來源。

「很多人認為乳清是最好的選擇之一，因為含有大量的亮胺酸」，帕頓瓊斯說。「巧克力中的乳清蛋白就是輸送亮胺酸的載體」你可以輕鬆找到各種蛋白質補充品，包括粉狀蛋白質和液體蛋白質的選擇，從乳清到植物性，無論是原味還是調味，通常超市或藥妝店的保健食品或保健品區就可以找到。粉末狀或液體蛋白質可以製成奶昔或摻入燕麥片和烘焙食品等食物中。或者走義大利風：瑞可達（Ricotta）起司主要以乳清蛋白製成，可以將你的披薩或義大利麵變成輸送蛋白質的載體，而冰涼的瑞可達起司搭配漿果也是一道不錯的甜點。

注意：乳清蛋白粉有兩種類型：「濃縮」和「分離」。濃縮乳清比較便宜，但如果你對乳糖過敏，建議選擇已去除乳糖的分離乳清。

此外，請務必詳讀標籤：一些蛋白質補充品，尤其是蛋白質棒和現成混合飲品所含的糖分很高。（應用第八章中的神奇超市標籤解碼公式來評估商品的品質）。由於蛋白粉被視為補充品，不受 FDA 美國食品藥品監督管理局的監管，這意味著你未必知道其中的成分。不過，你可以透過 cleanlabelproject.org 網站查詢產品的純度。

最佳食物：魚和貝類；雞蛋（適量）；家禽；堅果、種籽和堅果醬；瘦肉；完整植物蛋白包括大豆、蕎麥、藜麥和大麻籽；結合穀物和豆類的組合可提供完整蛋白質；蛋白質混合物和奶昔（更完整的高蛋白食物列表請參考附錄 1）。

 ## 改善健康簡單的祕訣 #2
每天喝 2-3 次營養強化乳製品

沒錯，你想要加起司，上面還有鮮奶油嗎？那就儘管吃吧！

作為完全蛋白質的來源，乳製品是上上之選。隨著年齡的增長，牛奶、起司、優格和其他形式的乳製品的效益只會倍增。

因為乳製品富含蛋白質——尤其是亮胺酸，但它們也富含許多其他的營養物質，特別是鈣、鎂和維生素 D——隨著年齡的增長，我們的身體難以從食物中吸收所有的營養物質[9]，而這些營養素都有助於我們保持健康和強壯。在一項針對年長女性的研究中指出，牛奶、優格和起司的攝入量越高，肌肉的質量越大，手的握力也越大[10]。

鈣

你可能已經知道鈣對促進骨骼強健方面效果顯著：研究指出，年齡在五十歲及以上的族群中，大約有 1/2 的女性和高達 1/4 的男性會因骨質疏鬆症而骨折。事實上，我們體內 99% 的鈣都存在於骨骼和牙齒中，這說明了為何我們很難從食物中獲得鈣：除非你是傑克魔豆的巨人，不然你可能沒有磨碎骨頭來做麵包的習慣。鈣來自乳製品，再加上一些非乳製品來源，如綠葉蔬菜，如綠花椰菜和羽衣甘藍、大豆，以及當我們在吃沙丁魚、鮭魚罐頭或鳳尾魚等魚時不知不覺吃下的小骨頭。

鈣對於肌肉維持方面非常重要，而鈣可以透過調節血壓和血液凝固來促進心臟健康[11]。

但是我們不能只吃鈣補充劑嗎？你可以和你的醫生討論關於鈣補充劑，但總括而言，關於補充劑效果的研究至今尚無定論。許多醫生通常建議我們從食物而不是藥丸中獲取維生素和礦物質，由於營養是一門不精確的科學，而全食物（天然、未加工的食物）能提供多種營養物質，這些營養素的協同作用可以維持我們的健康；對於像鈣這類的礦物質，其本身的效益是否與乳製品和其他食物中的營養素結合所產生的協同效益一樣，目前科學仍無定論[12]。

鎂

這種常常被忽視的礦物質存在於乳製品中，有助於肌肉和神經功能、控制血糖和血壓，並在預防抑鬱症和阿茲海默症，及預防和控制糖尿病方面有很大作用。然而，鎂不像許多其他營養素那樣佔有一席

之地，事實上，儘管乳製品富含鎂，但在大多數的產品標籤上甚至不會註明。

鎂的飲食來源很多，但大多數人都吃得不夠：堅果和種籽、豆類、糙米和全麥穀物。但是，如果你一天吃幾次乳製品，那麼你很可能就可以獲得這種重要營養素的每日攝入量——目前有將近一半的美國人無法達到這一點。

維生素 D

鈣和維生素 D 密不可分，但是你可能會很驚訝——這不是自然生成的。你不妨看一下冰箱裡牛奶盒的成分標纖，或許你會發現「牛奶」和「維生素 D_3」，也許標籤上註明「強化」，那是因為根據規定，牛奶中必須添加維生素 D。除了強化維生素的食物來源之外，我們很難從食物來源中獲取維生素 D，這就是為什麼全身重置強調「強化」乳製品（早餐穀物通常是另一種富含維生素 D 的食物）。

在理想情況下，每個人每天至少要攝取 600 (IU) 國際單位（七十歲以後至少要攝取 800 IU）。不幸的是，我們很難在食物中找到足量的維生素 D。美國的平均飲食每天大約含有 274 IU。除了乳製品和強化食品外，維生素 D 最好的來源是鮭魚、鯖魚和沙丁魚等多脂魚類（維生素 D 儲存在脂肪中），以及暴露在紫外線下的雙孢蘑菇等。在所有的健康食品中，這週你吃了多少的鯖魚和暴露在紫外線下的雙孢蘑菇的三明治？

你可能還聽過我們的身體可以將陽光轉化為維生素 D。在某種程度上的確可以，但隨著年齡的增長，我們的身體越來越難以從陽光中

製造維生素 D。這部分是因為皮膚合成維生素 D 的能力會隨著年齡增長而下降，況且我們在戶外的時間也越來越少，不如年輕時的多。此外，維生素 D 為脂溶性，這意味著它大多儲存在腹部脂肪中，當它被隔離在那裡時，它無法靈活被身體應用。在韓國一項內臟脂肪和維生素 D 兩者關係的研究發現，在五十歲以上的女性中，內臟脂肪越多，體內的維生素 D 值就越低。

此外，非白人的族群有特殊的風險。在二〇〇六年的一份報告中，總體上 42% 的美國人缺乏維生素 D，但西班牙裔美國人的比率為 63%，而非洲裔美國人的比率更是高達 82%。

因為隨著年齡的增長，我們靠陽光轉化而來的維生素 D 越來越少，因此我們比年輕人需要更多的膳食維生素 D。一項研究顯示，血液中維生素 D 濃度較低的老年人在接下來的三年中肌肉流失的可能性是原來的兩倍；另一項研究發現，在未來的生活中，維生素 D 含量較低的人不得不進入療養院的風險更高 [13]。其他研究指出，隨著維生素 D 值下降，帕金森氏症、阿茲海默症和認知障礙的風險會上升。此外，維生素 D 也是鈣的空中交通管制員，對骨骼健康至關重要：在一項針對近期骨折，年齡在五十歲及以上的患者研究中指出，其中有 43% 的人同時缺乏鈣和維生素 D。如果你的體內維生素 D 含量很低──很可能就是，你要諮詢你的醫生關於每天服用 800 到 1000 國際單位補充劑的必要性。

現在，你或許會擔心乳製品會導致腹脹等問題，特別是如果你有乳糖不耐症。但乳糖──乳製品中的天然糖，主要存在於牛奶、茅屋起司和冰淇淋等含糖乳製品。硬式起司的乳糖含量非常低：一杯牛奶可能含有 12 到 13 公克乳糖，但切達起司和瑞士起司的乳糖含量則不

到 1/10 公克。優格和克菲爾的乳糖含量通常較低，容易過敏的族群對其耐受性也較高，由於它們經過發酵，因此可以提供有助於支持健康腸道微生物群的額外好處。（更多關於腸道健康重要的信息請參閱第5章〈照顧和餵養你的肚子〉。）你可以尋找不含乳糖的牛奶，同時嘗試其他乳製品，在過程中留意哪些會導致身體不適以及哪些適合你。

最佳食物：牛奶、優格和強化維生素 D 克菲爾、起司、茅屋起司和乳清蛋白果昔（參考第 8 章〈乳製品〉）。

 ## 改善健康簡單的祕訣 #3
每餐和點心都吃五顏六色的水果和蔬菜

你早就知道會有這個部分，對吧！我們一定會告訴你要多吃水果和蔬菜。沒錯，任何不含大量農產品的飲食方案，說得再天花亂墜都應束之高閣。

所有蔬菜都對你有益 —— 排除裹上麵包屑或油炸，這讓人不禁想到深綠蔬食人造肉。每天至少一份小份沙拉或 1/2 杯煮熟的綠色蔬菜，確保你有維生素 B 葉酸的膳食來源。葉酸有助於對抗老年癡呆症、聽力損失和抑鬱症[14]。在一項針對停經後女性的研究中，超重女性血液中的葉酸平均比正常體重女性低 12%；而肥胖女性更是低了 22%。

許多綠葉蔬菜 —— 綠花椰菜、羽衣甘藍、球芽甘藍、芝麻菜、高麗菜、綠葉甘藍和西洋菜，也是十字花科蔬菜（之所以以此命名，是因為它們的花朵有四個花瓣，類似十字形）。許多根莖類蔬菜，如蕪菁、小蘿蔔和蕪菁甘藍也是十字花科植物。研究指出，這些蔬菜對我們的微生物基因體有特別強大的作用，有助於穩定微生物基因體，同持藉由降

低發炎來提高我們的免疫力 [15]。

綠色只是一種顏色，多樣性是關鍵：科學家已經在各種植物性食物中鑑定出超過 25,000 種不同的植物營養素（phytonutrients 一詞 phyto = plant = 植物），這些營養素在降低疾病的發病率和進展方面具有各種不同的作用。我們攝入越多的植物性食物——五顏六色的蔬菜和水果，我們就越能從這些植物營養素中獲益。目標是每天 1.5 到 2.5 杯蔬菜。

事實上，你要養成每天吃兩到四次水果的習慣，特別是漿果。漿果是纖維含量最高的水果之一：一杯覆盆子可提供 8 公克纖維；一杯哈密瓜只提供 1.4 公克。此外，漿果有助於身體和大腦保持年輕和敏捷。一項研究發現，攝入最多藍莓和草莓的人其認知年齡至少會減少兩年半以上。

水果和蔬菜未必可以增加肌肉，但研究人員發現，攝入更多的農產品意味著更多的肌肉，尤其是隨著年齡的增長。例如，你希望增加 1.5 公斤的精實健康肌肉嗎？這就是在一項研究中，攝取大量富含鉀農產品老年人的成效，相較於只攝取一半鉀含量的同齡人。另一項研究表明，老年人攝入的農產品（水果、蔬菜或兩者的組合）越多，罹患肌肉減少症的風險就越低。同一項研究也顯示女性攝入更多的水果與降低肌肉流失的風險有關。這些發現可能來自於水果和蔬菜有助於減少發炎 [16]，因為發炎正是肌肉的敵人 [17]。研究人員還發現，更多的膳食維生素 C 攝入量與更多的肌肉質量有關，因此，你有更多的好理由可以享受柑橘類水果以及漿果、甜椒、奇異果、白花椰菜、蕃茄和強大的綠花椰菜。多吃蔬果養成好習慣，很快你會看到回報：一項針對六十五歲及以上成年人的小型研究發現，每天將水果和蔬菜攝入量從兩份增加到五份的人，在十六週後的握力表現明顯變強 [18]。

最佳食物：所有五顏六色的蔬菜和水果，尤其是深色綠葉蔬菜（萵苣、菠菜、羽衣甘藍）、十字花科蔬菜（綠花椰菜、白花椰菜、球芽甘藍、芝麻菜、高麗菜、綠葉甘藍、西洋菜）、紅色和橙色蔬菜（胡蘿蔔、南瓜、紅辣椒、蕃茄）、漿果、樹果（蘋果、梨、櫻桃）和柑橘（柳橙、葡萄柚、檸檬、萊姆）（請參考附錄 1 中的多彩水果和蔬菜列表）。

 ## 改善健康簡單的祕訣 #4
目標每餐至少 5 公克纖維

你的纖維攝取量很可能不足。

事實上，美國人平均每天吃大約 15 公克纖維 —— 這大約是一杯黑豆、兩杯麥麩片、三片燕麥麩鬆餅，或五根香蕉或十根胡蘿蔔，或十三杯爆米花的數量。

這看起來好像纖維很多，但事實並非如此。實際上，這大約只有專家認為我們每天必需吃的一半，以確保身體健康，體格更結實強壯。一項針對中年女性的飲食習慣研究發現，在跟進二十個月後，研究人員發現受試者每多吃一公克纖維，總重量就會減少 0.25 公斤，脂肪減少 1/4。該研究[19] 指出，增加纖維可能是促使體重減輕的原因。如果準確的話，這意味著如果你從像一般美國人一樣每天從吃 15 公克到每天吃 30 公克的纖維，那麼無論運動量或卡路里減少多少，你都可以減掉 3.75 公斤左右。

這怎麼可能？理由如下：纖維有助於阻止卡路里的吸收。一項研究發現，與食用精製穀物的人相比，攝取全穀物的人，由於卡路里吸收減少與新陳代謝增加，平均下來每天的總熱量大約減少 100 卡路里。

很棒的小祕訣，對吧？另一項長期追蹤非裔美國人和西班牙裔美國人長達五年的研究發現，那些攝取最多纖維的人，他們的腹部脂肪堆積量最少[20]。

　　但是，我們要如何獲得這些額外的公克數呢？水果和蔬菜是纖維最佳的來源，然而每天吃 20 根胡蘿蔔聽起來不像是一個有趣或可持續的飲食方案，一杯纖維補充品也無法補足：根據一項大型研究指出，單獨補充纖維補充品在減肥方面無濟於事，關鍵是在於飲食中加入來自各種穀物、豆類和其他植物性食物的纖維。

　　豆類也是強效的增肌高手：當克利夫蘭診所（Cleveland Clinic）就他們最推薦的蛋白質來源對營養師進行調查時，希臘優格、雞蛋和野生鮭魚如預期地排在前四名，而他們最推薦的則是：豆類、扁豆和豌豆。豆類提供蛋白質和纖維，它們甚至含有適量增肌關鍵胺基酸亮胺酸。而且，就像綠葉蔬菜一樣，它們富含維生素 B 葉酸：在一項針對糖尿病老年人的研究中，一個人的葉酸值越高，他們的腿部力量和握力就越大。

　　為了獲得保持消化系統最佳狀態所需的量，每餐要吃一份全穀物和兩份蔬菜或水果，然後全天多吃高纖維點心：堅果、豆類、水果和全麥餅乾。請參閱第十四章關於一些美味且簡單食譜的靈感。

　　最佳食物：全麥麵食、麵包、玉米餅和餅乾；燕麥、糙米、藜麥、蕎麥粥；大麥；豆子、扁豆；蔬菜，如馬鈴薯（帶皮）、孢子甘藍、豌豆、綠花椰菜和玉米；水果，尤其是漿果和樹果，如蘋果和梨（高纖維食物列表請參考附錄 1 中的表格）。

改善健康簡單的祕訣 #5
攝取健康的脂肪

如果你一直試圖透過少吃脂肪來減肥，請記住這十個字：別再降低脂肪攝取量了。

事實上，將每餐視為攝入一些健康脂肪的機會，每餐大約 15 至 30 公克。這意味著在你的炸玉米餅上加一些酪梨醬，在你的沙拉上淋一些橄欖油，而且，在你的麥片中加入一些含脂量 2%，甚至全脂的牛奶。事實上，你應該吃更多以下三種健康的脂肪：

1. **乳製品脂肪**。哇塞！真的嗎？是的，這是真的。雖然你被告知要避免來自全脂乳製品中的飽和脂肪，但實際情況可沒這麼簡單：根據最近的一項研究指出，乳製品中的脂肪可以預防心血管疾病。另外，你可能會想坐下來享受凝乳和乳清。事實證明，全脂乳製品與降低肥胖風險有關。這部分是因為乳製品含有所有美味、健康的蛋白質、維生素和礦物質，但也可能是因為奶油脂肪讓人有飽足感，因此降低接下來吃零食的慾望。（但這些是全脂牛奶、起司和不加糖的優格；這並不代表你可以每天晚上毫無節制地吃冷凍優格或冰淇淋。記住，加了糖一切就不一樣了。）

2. **Omega-3 脂肪酸**。這些健康脂肪已被證明有助於減少腹部脂肪和預防老年肌肉流失[21]。它們主要存在於鮭魚、鯖魚、沙丁魚和鮪魚等多脂魚類——每週吃兩次魚就能為你帶來這些好處。同樣的，Omega-3 脂肪酸最好來自於食物，因此，在你將辛苦賺來的錢花在補充品之前，請先考量一下科學數據：雖然研究

報告指出富含這種脂肪的食物與降低心血管疾病的風險有關，但評估 Omega-3 補充品的研究結果好壞參半[22]。為了達到更好的效果，Omega-3 補充品需要與富含 Omega-3 的魚類、大豆、核桃、亞麻籽或奇亞籽等一些營養素一起服用。

3. **水果和堅果油**。根據大量的研究顯示，在這方面橄欖油是首選（沒錯，橄欖是一種水果，酪梨也是）。事實上，最近的動物研究指出，特級初榨橄欖油可以透過清除堵塞在腦細胞之間傳輸訊號管道的蛋白質來降低罹患癡呆症的風險，祕密在於橄欖的特殊營養成分，一種名為橄欖油刺激醛的多酚。你知道嗎？當你品嚐到真正優質的橄欖油時，喉嚨深處辛辣的感覺正是橄欖油刺激醛的作用，這表示你的大腦正受到激勵！

（關於這種祕密營養素更多的信息，請參閱第 7 章〈更多的魚和更健康的脂肪〉。）要獲得富含這種營養素的橄欖油，請務必選擇「特級初榨」，並尋找深綠色瓶裝或罐裝的品牌；這種包裝有助於保護油品免於受到陽光的傷害而變質。

飲食中的脂肪類型會影響肌肉中的脂肪類型；選擇單元不飽和脂肪就像是用健康優質的油罐擊中《綠野仙蹤》裡的錫人，可以打造更健康、功能更健全的肌肉。堅果、種子、酪梨和橄欖也是維生素 E 絕佳的來源，與其他抗氧化劑一樣，維生素 E 有助於保護身體組織的健康。另一種健康脂肪內含的營養素：鎂，在南瓜子、杏仁、腰果和花生中含量很高。一項研究發現，血液中鎂含量較高的老年人與其手的握力和腿部肌肉的力量有相對的關聯性。

最佳食品：海鮮、油類（橄欖、紅花籽、花生、芝麻）、堅果、種子、酪梨和橄欖。

改善健康簡單的祕訣 #6

千萬別喝下大量卡路里（或化學物質）

聽過「給你的電池充電」這個詞嗎？這不是一個比喻：你的身體確實有電池——實際上有無數個電池，這些電池被稱爲線粒體，存在於全身的細胞中。健全的線粒體有助於預防阿茲海默症、心臟病、帕金森氏症和糖尿病等常見的疾病[23]。除了吃好和睡好之外，我們還有第三種充電方式：攝取足夠的水。

事實上，研究指出，當我們的細胞透過攝入適當的液體而擴張時，線粒體會變得更活躍，進而促進脂肪燃燒的速度[24]，這有助於減輕體重。

但是當涉及液體時，額外的卡路里可能是一大問題。美國飲食中空卡路里的一個主要來源是飲料。蘇打水、冰茶、特色咖啡飲品、「運動」飲料、超大杯果昔和奶昔，甚至果汁，這些大部分都含有糖分。以下的想法應該會讓你在喝下一杯摩卡咖啡時三思：液態糖通過消化道的速度比固體糖更快，因此會有更多的糖進入結腸，這很可能反而餵養了稱爲息肉的癌前病變細胞[25]。

全身重置避免了空卡路里的飲品和健怡減重碳酸飲品，這些飲品被證實會促進食慾，並且在一些研究中指出，它們與心臟病、癡呆和中風的風險增加有關。此外，它們還可能會破壞我們的微生物基因體[26]，除了皮膚之外，它們是我們抵禦感染的第一道防線，因此持續透過從食物中吸收營養非常重要。另一方面，全身重置鼓勵增加水、不加糖的茶和咖啡以及乳製品的攝取量，因爲喝更多的液體會提升整體的健康，甚至減肥。在一項針對五十五至七十五歲的成年人進行卡路里控制飲食的研究中發現，每餐飯前三十分鐘喝 500 毫升的人比事先不

喝水的人平均多減掉 2 公斤[27]。

正如我們之前提及，喝大量的水和其他不含卡路里的飲料可以降低肥胖的風險。

關於你的飲水習慣……

實際上，你的問題很可能是你沒有喝水的習慣。一項研究發現，美國有超過一半的成年人飲水量不足。到了六十歲時，我們喝的水更少，大約每天比年輕時少兩杯。

此外，適當補充水分有助於營養吸收 —— 隨著年齡的增長，這又是另一個問題。

我們有各種藉口不喝水：太忙了、忘了、比較喜歡甜的飲料、沒那麼口渴（這可能是真的，我們口渴的感覺會隨著年齡增長而減弱）。我們要重新培養喝水的習慣：從現在開始，每餐飯搭配一大杯水、氣泡水或不加糖的咖啡或茶，你要開始養成另一個健康的終生習慣。

最佳無卡路里飲料：水（一般或氣泡，原味或加入水果片調味），不加糖的茶和咖啡。

 ## 為素食者塑造肌肉的食品

亮胺酸在動物產品中含量豐富，但是當以純植物飲食為主時，我們每餐很難獲得建立和維持肌肉所需的 3 公克亮胺酸。以下是素食最佳的來源（以亮胺酸含量順序列出）：

食物	分量	亮胺酸（公克）
麵筋	100 公克	7
天貝	1 杯	2.4
大豆蛋白粉	1 勺	2
豆腐	1 杯	1.8
葵花籽	1 湯匙	1.7
芝麻籽	¼ 杯	1
毛豆（冷凍）	1 杯	0.8
南瓜籽	¼ 杯	0.7
大麻籽	3 湯匙	0.7
白腰豆	½ 杯	0.6
腰豆	½ 杯	0.6
鷹嘴豆	½ 杯	0.5
杏仁	¼ 杯	0.5
花生	¼ 杯	0.5
乾式義大利麵	½ 杯	0.4

資料來源：美國農業部國家農業圖書館 (www.nal.usda.gov/sites/www.nal.usda.gov/files/leucine.pdf); veganhealth.org

小練習

　　雖然蛋白質是不可獲缺，但有一種特殊的蛋白質來源——乳製品，提供雙重的營養。當我們攝入乳製品時，我們還獲得許多其他食物中難以找到的重要維生素和礦物質。列出本週你可以添加的四種乳製品以增加你的總攝取量，以及它們如何搭配你的飲食（例如，在我的義大利麵中加入起司）。如需備忘錄，請參閱附錄 1 中的〈全身重置飲食搭配營養指數表〉。

1. _____

2. _____

3. _____

4. _____

第 5 章

腸道內幕

腹部脂肪到底是什麼？怎麼形成的？

第一章一開始，我請你低頭看一下自己的腹部。

你可能認為對自己的腹部瞭若指掌 —— 腹部的脂肪圈數、摺痕，無論是凹肚臍或凸肚臍，但實際上大多數人對腹部的脂肪所知甚少。

例如，你知道這些脂肪曾經在其他部位嗎？回想一下小時候的自己。你肯定看過這些照片，曾幾何時你的全身都是脂肪 —— 胖嘟嘟的臉頰、肥滋滋的大腿，甚至胖胖的手腕。當我們來到十幾歲、二十多歲和三十多歲時，脂肪會擴散到全身，集中在我們想要的部位。但隨著年齡的增長，脂肪又開始轉移，在我們的腹部周圍長駐。因此，不斷擴大的腰圍並非懶惰、暴飲暴食或任何其他不可饒恕的罪行，這些只不過是一些老朋友搬到了不同的社區。

很奇怪，對吧？

但這並不是關於你的腹部唯一奇怪的事實。你看，腹部脂肪不是固定的，當你試圖扣上牛仔褲時，它們彷彿在嘲笑你。腹部脂肪雖然看起來頑強不動，但實際上非常活躍。

它非常非常忙於破壞你的健康。

為什麼腹部脂肪會讓你全身不對勁

不健康的老化有三大 —— 如同喬治·沃克·布希（George W. Bush）所說的「邪惡軸心」，這兒所指的是肌肉質量下降、炎症增加和腹部脂肪越來越多的組合。它們是疾病的三個傀儡，每個傀儡都在慫恿另外兩個進行更大的惡作劇，但在這個笨蛋聯盟中，腹部脂肪是罪魁禍首。

腹部脂肪細胞本質上是微型內分泌器官，會將激素和其他討厭的化學物質釋放到體內，其中包括稱為細胞因子炎性蛋白，它會導致許多與發炎相關的問題。另外，哈佛大學研究人員發現，內臟脂肪細胞會分泌一種名為 RBP4 的分子，這種分子會增加胰島素阻抗，使我們罹患糖尿病和體重增加的風險提高。沒錯，腹部脂肪會使你的腹部增加更多的脂肪。

COVID-19 危機清楚指出這一點：在一項關於居家令如何影響人們的研究中，肥胖雜誌的研究人員發現，在接受調查的 7,753 人中，有 27.5% 的人表示他們在封鎖期間體重增加。但在原本就已是肥胖的族群中，這個數字躍升至 33.4%。你的內臟脂肪越多，你就越難防患未來的體重增加，除非你做出改變。

況且我們已經確定發炎會減少肌肉質量[1]，而肌肉剛好非常擅長儲存多餘的卡路里，所以當我們的肌肉減少時，這時體內多餘的卡路里很可能就會轉化成……天啊！……是腹部脂肪。因此，腹部脂肪越多 = 發炎更多 = 肌肉更少 = 腹部脂肪更多。隨著腹部脂肪引發的發炎增加，我們罹患各種疾病的風險也會增加[2]：凱撒醫療機構（Kaiser Permanente）的研究人員發現，四十多歲腹部脂肪含量最高的人在七、八十歲時罹患癡呆症的可能性幾乎是一般人的三倍[3]。

是我肚子的肥油讓我發胖嗎？

是的，不用懷疑。「脂肪，尤其是腹部脂肪，是一種高度發炎的組織」費城賓夕法尼亞大學醫學會風濕病學家兼醫學講師丹娜・戴倫佐（Dana DiRenzo）表示。戴倫佐解釋，每天，你的腹部脂肪都會產生和釋放惡名昭彰的炎性化合物，例如白細胞介素 -6 和腫瘤壞死因子 - α。這就是為什麼睡眠不好等生活方式因素會導致體重增加的原因；這不僅與卡路里有關，還與發炎有關。

請記住，發炎是細胞損傷的反應 —— 而脂肪細胞像是體內落難的少女，它們因為三酸甘油脂（一種類似於柴油的物質）而膨脹，因此非常脆弱，很容易爆裂和死亡。當它們處於這種狀態時會引發發炎反應，因為免疫系統會傳送白血球細胞來清理溢出的燃料。

 ## 你的腹部內在也在改變

你可以將腰圍擴大視為健康狀況不佳的原因和症狀，但是在你的腸道深處還有更多的惡作劇正在發生。

隨著年齡的增長，我們的消化系統吸收營養的方式也會改變，越來越難以從食物中獲取所需的重要營養素，部分原因是發炎增加。馬薩諸塞大學洛厄爾分校人口健康中心主任凱瑟琳・塔克（Katherine Tucker）告訴我，這會形成一個反饋循環 —— 你的肚子越大，你的消化系統就越難受。事實上，將腹部脂肪視為一個巨大的發炎指標會有所幫助 —— 發炎越低，腹部就越小，反之亦然，這就是為何腹部脂肪與

許多疾病有直接關聯的原因。

「根據你的健康狀況，吸收不良的問題可能發生在不同的年齡，但通常人們應該在五十歲後開始留意」，塔克說。「吸收不良」一詞是指身體無法將食物中所有好的物質轉化為身體可以利用的燃料。

吸收不良發生的部分原因是我們胃的內容物發生變化，因為我們的胃酸變少。但胃酸對消化至關重要，尤其是從食物中提取某些營養物質時。這時你可以服用維生素 B_{12}。維生素 B_{12} 僅存在於動物食品中，對於產生健康的紅血球細胞和保持神經功能非常重要，此外，它也有助於預防老年人抑鬱症方面等問題[4]。研究表明，雖然絕大多數的人都攝取足夠富含維生素 B_{12} 的食物以達到每日建議的攝入量，但多達 1/5 的老年人患有胃病，從而干擾他們吸收維生素 B_{12} 的能力。

多元的植物飲食

根據一項針對一萬人的跨國研究，每週你要在飲食中加入不同植物的數量。與每週吃不到 10 種不同植物的人相比，那些吃超過 30 種植物的人在一系列腸道測試中的表現明顯比較好 —— 最值得注意的是微生物基因體的多樣性。

回想一下你和你的孩子在第二章中分享的早餐。雖然你們可能攝入相同數量的富含 B_{12} 的雞蛋蛋白質，但你們可以吸收的劑量大不相同。塔克指出，維生素 B_6 和 B_2 對幫助身體處理蛋白質和控制炎症極為重要，這兩種是老年人身體比較難以吸收的營養素。

不過，你的腸道之所以與孩子的不同並不是只受到胃酸值的影響。

隨著年齡的增長，我們腹部內的生物特性會產生變化[5]。

打從我們出生就遺傳了數億的細菌，主要位於消化道。這些被稱為微生物基因體的細菌是我們一生最好的朋友：它們有助於消化食物、控制炎症、預防疾病，並執行許多其他有用的任務，它們是終生體內的好幫手。

但在我們的一生中，我們未必會善待這些好朋友，壓力[6]、飲食不當（尤其是缺乏纖維）以及使用抗生素和其他藥物會破壞腸道內的多樣化生態系統。同時，過多的糖和人造化學物質（包括人工甜味劑）會破壞腸道中的細菌平衡[7]。在這種不良環境中茁壯成長的細菌會促使我們全身發炎，且不健康的細菌越多，越可能壓倒控制發炎的有益菌。隨著時間的推移，這種破壞會損害我們的腸道，進而使我們的身體更難以從原本營養豐富，且美味的雞蛋和吐司早餐中，吸收所需的維生素和礦物質。改變的微生物基因體似乎也會導致吸收過多的卡路里——這意味著你從食物中吸收的卡路里會比腸道健康的人更多。

我們的腸道微生物基因體在全身無數的生理過程中有重大的功能[8]。健康的腸道是好菌和壞菌兩者平衡。不平衡可能會導致麻煩，因為「不平衡」的腸道與代謝、肺部、神經系統和阿茲海默症等疾病有關。

由於我們的消化系統和微生物基因體的變化使我們更難吸收和利用食物中的營養，我們必須讓身體有機會從膳食中吸收更多的營養，尤其是越來越難以吸收的維生素和礦物質。全身重置就是著重在這些賦予生命關鍵的營養素而設計的。

刺激和舒緩發炎的食物

刺激	舒緩
白麵包：低纖維飲食會使不健康的細菌在消化系統中佔上風而導致腸漏症，進而使毒素進入你的身體，而不是透過消化系統排出體外。	全麥麵包：當身體消化纖維時，例如全穀物，這時會產生丁酸鹽，這是一種具有抗炎效果的脂肪酸。丁酸鹽可能有助於防止神經功能衰退。
油炸鍋：當肉類和穀物在高溫下烹飪時會產生名為糖化終產物 (AGEs)，這種化合物會引起發炎 —— 想想甜甜圈、炸薯條和炸雞。	綜合水果：深色水果、蔬菜和豆類含有多酚，一種具有抗氧化和抗炎特性的植物化合物。
布丁：大多數加工食品，尤其是甜點，纖維含量低且糖分高，並含有大量化學物質，所有這些都對腸道有害。在家烹調時盡量使用未經加工的食物。	優格：活菌優格含有稱為益生菌的健康細菌，有助於控制腸道中的有害細菌。
瓶裝沙拉醬：看看你最喜歡的沙拉醬的標籤。前三種成分可能是水、糖和大豆油。大豆油和植物油富含 omega-6 脂肪酸一我們往往攝入太多。你可以用橄欖油、檸檬或醋和香料自製沙拉醬。.	大量多彩的沙拉：水果和蔬菜中的維生素、礦物質和植物營養素有助於預防細胞因氧化壓力而受損 —— 換句話說，它們可以對抗發炎，富含數百種抗氧化劑，如維生素 A、C 和 E，以及蕃茄紅素和硒。

 ## 照顧和餵養你的肚子

你那失調的小肚腩渴望更多的纖維。

纖維是植物中可食用但不可消化的部分，我們的早期祖先每天吃大約 100 公克纖維[9]。一位研究人員估計，美國人平均每天吃大約 16 公克。

這個降伏很大，對我們不利。你吃的纖維越多，罹患人類已知的六大致命疾病的風險就越低：心臟病、癌症、慢性呼吸道疾病、中風、阿茲海默症和糖尿病。你或許會想：這些不易消化，它對我的健康有何影響？

　　在某種程度上，對你來說難以消化的東西不一定對你的小朋友──微生物基因體群也是難以消化。腸道中的數十億細菌以這些食物為食，並將它們分解成所謂的短鏈脂肪酸，這些化合物會輸送到血液中並有助於抑制慢性發炎。梅奧診所建議早餐至少要攝入 3 公克纖維，但 5 公克或更多更好，然而，你吃的那塊全麥吐司只能提供不到一半的分量。

　　雖然蛋白質是全身重置一項重要的元素，但纖維的影響也很大。在接下來的幾頁中，你會發現全身重置不僅可以協助你減輕體重，還可以協助你扭轉健康和生活的方向。

小練習

　　纖維有助於維持腸道健康，從而降低患病風險，協助我們的身體保持肌肉，甚至促進減肥。但一般美國人每天只攝取所需纖維的一半左右。

　　讓我們現在就解決這個問題。列出你在過去一週吃過的三種富含纖維的食物，以及本週可以添加的三種食物，以增加你的整體攝入量。（有關備忘清單，請參閱附錄 1〈全身重置飲食搭配營養指數表〉）

　　　　　　　　上一週　　　　　　　　　下一週

1.＿＿＿＿＿＿＿＿＿＿＿　　＿＿＿＿＿＿＿＿＿＿＿

2.＿＿＿＿＿＿＿＿＿＿＿　　＿＿＿＿＿＿＿＿＿＿＿

3.＿＿＿＿＿＿＿＿＿＿＿　　＿＿＿＿＿＿＿＿＿＿＿

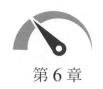

第 6 章

全身重置如何協助你對抗
疾病和挽救生命
你的外表不僅看起來更好，
生活也會更美好！

　　如果全身重置激起了我們的虛榮心，那也沒關係。想要外表看起來處於最佳狀態乃人之常情。姣好的身形只是該計劃的亮點，因為最大和最深遠的影響是你的健康、長壽和整體生活的品質。

　　你只要透過控制食物和體重，自然而然就可以掌握自己的健康。或許你聽過無數次了，但這值得一再重申，這次我們有一系列明確的報告佐證。一項針對四大洲 400 萬人進行的 189 項研究發現，超重或肥胖會增加所有原因的死亡風險[1]。在另一項研究中，研究人員針對老年人（平均年齡：63 歲）追蹤長達 24 年，發現即使考慮到先前存在的健康狀況和吸煙等生活方式，肥胖也是導致死亡率顯著升高的其中一個原因[2]。

　　預防與年齡相關的體重增加和肌肉流失，正是朝著挽救自己的生命邁出一大步。這些你早已知道了，不是嗎？

　　然而，你可能不知道，根據回顧三十二項各別的研究發現，多吃蛋白質（特別是植物蛋白）與降低任何原因導致的死亡風險有關，包括

癌症和心臟病[3]。

　　沒錯，這個方案可以幫助你更長壽與更瘦。但這只是整體健康三大支柱其中的兩個支柱。第三個支柱是更健康的生活——活躍和喜悅的人生，充滿冒險與圓滿的人際關係。在本章中，我們將解釋這個方案的飲食和健身部分，如何降低各種健康狀況和擔憂的風險，並降低我們罹患疼痛、殘疾和疾病的風險，例如發炎、感冒、流感，甚至冠狀病毒，還有糖尿病、心臟病和癡呆症（下一章會介紹）等更多的疾病。讓我們看看全身重置能為你做些什麼。

減緩「老化發炎」

　　隨著年齡的增長，我們腸道微生物基因體的變化、肌肉質量的降低以及身體無法充分吸收營養都與一種重大的身體損傷有關：慢性發炎。我們在之前的章節中提及它與體重增加有關，但越來越多專家認為與年齡相關的健康問題的主要禍首是發炎。事實上，上了年紀後，甚至還有一個更新的術語來描述發炎加劇的現象：老化發炎[4]。

　　想想當你感染流感時，你的體溫會升高以對抗病毒，這就是發炎的結果。受傷癒合時出現的發紅和發熱也是如此，這是身體在修復損傷所需的恢復性化學物質和營養的過程。這些是「急性」發炎的例子：針對受傷或疾病的暫時性、有益的反應。一旦危險排除後，發炎也會消退。

　　另一方面，「慢性」發炎是由於免疫系統失靈所引起的一種緩慢漸進式的症狀，讓身體保持在持續、長期的高度警戒狀態。低度發炎與多種疾病有關，從糖尿病到癌症，但它對免疫系統的影響就好像

一個不斷拉警報的惡作劇者。你的免疫系統往往會做出不當的反應，攻擊無害的入侵者（想想有些人對無害物質所產生的過敏反應，從花粉到花生），甚至是健康的身體組織。經過多年應付所有這些假警報後，免疫系統變得疲乏與困惑，因此當真正的火災出現時，免疫系統已失去即時做出正確反應的能力。

「久而久之，發炎會損害健康的細胞」美國國立衛生研究院（National Institutes of Health）發炎反應研究專家羅馬‧帕瓦（Roma Pahwa）告訴美國退休人員協會（AARP）。原因如下：當細胞處於困境時，它們會釋放化學物質警告免疫系統，然後白血球細胞會湧入現場，吞噬該區的細菌、病毒、受損細胞以及感染或損傷的碎片。

如果損傷慘重，它們會呼叫一種名為嗜中性白血球的備用白血球細胞，這是免疫系統的手榴彈──它們會炸毀眼前的一切，無論健康與否。嗜中性白血球的壽命很短，但在慢性發炎中，在真正的威脅消失後，它們仍然持續被送入，從而對倖存的健康組織造成損害。發炎會開始攻擊你的動脈或腸道內壁、肝臟和大腦中的細胞，或者肌肉和關節的組織。這種由發炎引起的細胞損傷會導致糖尿病、癌症、癡呆、心臟病、關節炎和抑鬱症等疾病。

由於這種發炎是低度的，「其緩慢且不易察覺的性質使得在日常生活中難以診斷」帕瓦說，「你甚至不知道一切正在發生，直到出現症狀。」

> 透過降低慢性發炎，這有於降低你罹患 COVID-19 等傳染病以及心臟病、糖尿病、癡呆症和其他一百多種重大疾病的風險和影響。

各種因素都可能觸發這種低度發炎，包括遺傳、疾病和污染。但年齡是主要的因素。這不僅是身體自然的變化，而是我們自己在生活中日積月累的結果：多年的壓力、缺乏運動、睡眠不足、深夜在煙霧繚繞的酒吧裡流連忘返—集結幾十年來對你不利的一切。

有些食物也會使發炎加劇，你大概可以猜到是哪些食物。它們都是那些從牙醫到心臟病專家警告過你的食物。這並不奇怪，因為牙齦炎和動脈硬化都是發炎性的疾病。高糖（美味的蛋糕、餅乾和糖果）或富含不健康脂肪（油炸食品）的食物位居榜首，還有熟食肉類和已去除天然纖維的加工食品（白米、薯片、精製麵粉，如白麵包、椒鹽脆餅和煎餅）。在一項針對 2,735 人，年齡在四十九歲以上的族群，持續長達十三年的研究中發現，攝入含糖食物最多且纖維含量最少的女性死於心臟病等發炎性疾病的可能性是一般人的 2.9 倍[5]。

真正的食物 —— 天然、未經加工的食物，實際上有助於對抗發炎，這要歸功於其中的維生素、礦物質、蛋白質、纖維、健康脂肪和植物化學物質。順帶一提，植物化學物質是賦予植物鮮豔色彩的營養物質 —— 使黑莓呈黑色、藍莓為藍色、柳橙為橙色和紅洋蔥為紫色。但隨著我們的身體變老，我們很難處理其中的許多營養素，特別是維生素、礦物質、蛋白質和植物化學物質，因此這些食物在幫助我們對抗發炎方面的效果大打折扣。我們可能仍然使用同樣的光劍對抗疾病，但光劍裡的電池並未充飽電量。

因此，發炎使身體難以吸收營養，而缺乏營養又導致發炎加劇，這是一個懲罰性的循環，所以我們要更加留意以確保獲得控制發炎所需的營養。

這就是為何全身重置富含抗炎食物。在一項針對六十歲及以上族

群的小型研究中發現，富含多酚的飲食可減少發炎並改善整體的腸道健康。研究人員最近還發現，老年人吃的水果和蔬菜越多，隨著年齡的增長，他們的肌肉減少症的程度就越低。多酚可以抑制發炎，而發炎對肌肉具有毒性。一項針對肥胖老年人的研究發現，瘦肌肉組織減少與慢性發炎的三個指標之間存在顯著關聯[6]，反過來，這會導致脂肪值升高（尤其是腹部脂肪）。

但是，當你在鍛練肌肉時，你的發炎會降低。想像一下，腹部脂肪和骨骼肌在一場全力以赴的拔河比賽中：一方占上風，另一方就處於劣勢。事實上，根據二〇一九年的一項研究指出，肌肉是「主要的免疫調節器官」[7]。當我們運動時，它會發揮最大的作用，尤其是當我們鍛練身體的大肌肉，比如大腿和臀部。（想想深蹲和爬樓梯）。隨著發炎減少，你在罹患動脈粥狀硬化、糖尿病[8]和胰島素阻抗等慢性發炎疾病的風險就越低。運動甚至可以透過改善腸道健康來增強免疫系統。

你將在本章和整本書中讀到關於「發炎」這個詞。在許多方面，發炎確實是所有疾病之首：心血管疾病、糖尿病、癌症和阿茲海默症等（下一章我們會更深入探討。）。透過降低慢性發炎，這有助於降低COVID-19等傳染病，以及心臟病、糖尿病、癡呆和其他百種以上重大疾病對你造成的風險和影響，其中包括類風濕性關節炎、乳糜瀉、牛皮癬、克羅氏症、雷諾氏症、不寧腿症候群、潰瘍性結腸炎和子宮內膜異位症。

 ## 保護自己免受感冒、流感和冠狀病毒的侵害

當我們想到免疫系統時，我們經常聯想到抗體和白血球細胞，這

是我們在初中時學到的知識，之後在 COVID-19 危機期間，我們有了更深入的認識。是的，我們的免疫系統也包括這些勇敢防衛的小軍團，它們在我們的血管中巡邏，尋找與對抗一些麻煩的病毒或細菌，我們未必會聯想到免疫系統與發炎的關係，但我們要特別留意。因為雖然隨著年齡的增長，慢性發炎會引發身體許多症狀，也會分散和混淆免疫系統的作用，從而阻礙身體抵抗疾病的能力。想想看：根據《美國醫學會雜誌》(JAMA) 的一項研究指出，二〇二〇年春季在紐約市因冠狀病毒住院的 57,000 名患者中，有 34% 患有糖尿病，42% 患有肥胖症，57% 患有高血壓。所有這三種疾病的一個共同因素就是慢性發炎，這會導致免疫系統不斷派遣白血球細胞和化學信使，讓你的防禦系統一天 24 小時全天候作戰。因此，當病毒感染、感冒或流感發作時，你的免疫系統已疲於奔命應接不暇，很可能已無法做出適當的回應。

除了緊急消炎外，全身重置還可以透過以下幾種方式促進免疫系統的健康：

❑ **攝入更多纖維**。纖維可為腸道中的有益細菌提供食物，當你讓這些細菌小朋友開心時，它們也會協助你的免疫系統保持在最佳的狀態[9]。

❑ **攝入更多 β - 胡蘿蔔素**。我們的身體會利用 β - 胡蘿蔔素製造維生素 A，而維生素 A 是製造多種不同免疫細胞的關鍵維生素。橙色食物（如胡蘿蔔、哈密瓜和番薯）和綠葉蔬菜（如菠菜、生菜和羽衣甘藍）都是最好的來源。

❑ **攝入更多十字花科蔬菜**。我們之前提及它們是任何飲食重要的一部分。綠花椰菜、白花椰菜和高麗菜等含有一種名為半胱胺酸的胺基酸，有助於身體產生一種名為穀胱甘肽的抗氧化劑，這是一

種強大的免疫系統調節劑。事實上，你不妨點一份涼拌蔬食捲，將這三種強效抗氧化劑在一餐中全部吃進體內。

❑ **攝入更多的魚。**來自沙丁魚和鮭魚等油性魚類的 Omega-3 脂肪酸可以減少老年人的發炎，這意味著更健康的免疫系統 [10]。

❑ **正確增加維生素 C 的攝入量。**我想你知道維生素 C 與免疫力有關，你也在藥房看過那些高劑量的維生素 C 片劑，或者在輕微感冒時，你喝過可溶性的維生素 C。重點來了：有些維生素，如維生素 A、D、E 和 K 是脂溶性，這意味著它們可以儲存在體內；其他如維生素 B 群和維生素 C 則不是。當你的身體此刻無法利用時，這些全數會排出體外。這就是為何每天每餐都從水果和蔬菜等天然來源攝取維生素 C，要比只是吃補充品或早餐時喝一大杯富含卡路里的柳橙汁（你認為這樣就安了）更好的原因。（如果你是柳橙汁的粉絲，你可以將早晨的一大杯分成幾杯小杯，全天分次飲用，以保持身體健康並減少高糖的負荷。）

❑ **攝入更多富含鋅的食物。**富含鋅的蛋白質可為全身重置提供動力，同時獲得這種重要的免疫營養素。牛肉、貝類、豬肉、豆類和豆腐等都富含鋅。

❑ **幫助你建立和保持肌肉。**當免疫系統功能改善並減少發炎時，你不僅可以抵抗病毒，還可以對抗其他嚴峻的健康威脅 —— 特別是癌症。根據針對 3,241 名患有第 2 期或第 3 期乳腺癌的女性（年齡在 54 歲左右）的研究發現，與肌肉質量較低的人相比，肌肉質量較高的乳腺癌患者存活率較高。而且，在一項針對接受根治性前列腺切除術治療前列腺癌的男性研究中，研究人員發現，肌肉質量最低的人，其癌症復發的機率最高，且最終很可能死於這種疾病。

保護自己免受心臟病的傷害

心血管健康可不是單一的議題，其中有幾個複雜的交錯因素：血壓在控制之下、膽固醇均衡分佈以及沒有斑塊積聚的健康血管。每一個支柱對於保持心血管系統在最佳狀態缺一不可。（就像強壯的心肌一樣，你可以透過第十二章〈你的全身健身計劃〉中的運動計劃來建立。）

正如我們之前提及，高血壓、高膽固醇和動脈斑塊積聚都是更大的潛在發炎症狀。事實上，一項研究指出，那些心臟病曾經發作的人，只要降低發炎指數，即可降低 15% 日後心臟病發作或中風的風險，即使他們的膽固醇值不變。

透過遵循本書的營養建議，你即可降低發炎指數，從而降低罹患心臟病的風險，同時還有以下幾點好處：

❑ **降低血壓。** 造成高血壓流行的一個主要因素是，我們的許多食物──特別是包裝、加工過的食品，如三明治肉類和零食──鈉（使血壓升高的礦物質）含量過高而鉀含量過低（有助於降低血壓的礦物質）。事實上，如果你把血壓想像成一個蹺蹺板，鈉會坐在一端，期待飆上天；鉀則坐在另一端，試圖保持平衡。透過減少垃圾食品和攝取完整的天然植物和蛋白質，你的鈉攝取量會明顯減少，而鉀和鈣則會增加。乳製品中富含鈣和鉀，水果和蔬菜中也有鉀，特別是香蕉、葡萄柚、柳橙、酪梨、櫛瓜、豆類和馬鈴薯。在全身重置方案中，你還可以享用的其他食物──從富含益生菌的優格到富含纖維的杏仁，再到營養豐富的黑巧克力[11]，這些都有助於控制血壓。

❑ **改善膽固醇值和動脈健康。** 發炎對動脈的健康影響重大，這就是為何要吃各種五顏六色的水果和蔬菜，不管是否有心血管方面

等問題。在一項涉及 115 名患有代謝疾病的老年人（平均年齡在六十三歲）的研究中，那些連續六個月每天吃 1 杯藍莓的人，其血管功能獲得改善且有益心臟健康的高密度脂蛋白膽固醇值更高。該研究的作者將成效歸功於一種名為花青素的抗氧化劑，這種抗氧化劑也存在於櫻桃、黑莓和其他紅色、紫色和藍色的食物中。甜菜鹼是另一種強大的植物色素，使甜菜呈紅色，在一項研究中，補充這種化合物會降低同半胱胺酸值 —— 這是一種會損害動脈內壁的胺基酸 —— 以及改善血糖和不健康的低密度脂蛋白膽固醇值，同時也有助於降低血壓。

❑ **降低中風的風險。**與危害心臟一樣的因素 —— 不健康的膽固醇、高血壓、動脈硬化，也會使我們面臨中風的風險。保護心臟的措施同樣也可以保護我們免於遭受可怕的腦部中風。例如，我們知道纖維對心臟有益，而食品營銷人員也知曉你了解，這就是為何他們特別喜歡將小紅心印在高纖維早餐麥片的包裝上。根據對世界各地研究的評估，增加纖維攝入量也會大大降低中風的風險。另一項更加具體的研究分析指出：每天每多吃 10 公克纖維，就能降低 12% 中風的風險 [12]。

但也許全身重置保護心臟最令人驚訝的方式是協助你增加和保持肌肉質量。在一項研究中，高水平的肌肉力量似乎可以保護患有高血壓的男性免於過早死亡 [13]。在另一項針對男性（平均年齡四十三歲）的研究中，研究人員發現，在高血壓前期患者中，較高的肌肉力量水平與在接下來幾年中確診高血壓的風險降低有關 [14]。肌肉還能降低你罹患代謝症候群、肥胖和炎症的風險。

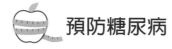# 預防糖尿病

如果你擔心第 2 型糖尿病（即危險的高血糖）——最好要留意，因為美國人有 1/6 年齡介於四十五到六十四歲之間，以及 1/4 年齡在六十五歲以上患有這種疾病，此外，有超過 1/3 的美國成年人屬於糖尿病前期——這時你可能會想，「若要降低風險，我能採取的最佳營養步驟是什麼？」答案非常簡單：每天吃富含蛋白質的早餐。

讓我重複「每天」這兩個字，無論你是糖尿病患者、糖尿病前期患者，還是永遠不想罹患這種疾病的人。

研究人員對 96,000 名以上的參與者進行統合分析發現，一週中每天不吃早餐的人，罹患糖尿病的風險大為增加。每週一天不吃早餐的人比每天吃早餐的人的風險更大，跳過兩天不吃早餐的人比跳過一天的人風險更大，而且風險與跳過五天不相上下 [15]。每天早上當你醒來時，如果你決定有比早餐更重要的事情，那麼你罹患糖尿病的風險就會增加。

富含蛋白質的早餐已被證實有助於控制第 2 型糖尿病患者的血糖值，而且不僅僅是早餐，後續的每一餐間也很重要 [16]。

每天醒來，你都會做出選擇。富含蛋白質的早餐——全身重置的基礎，讓你踏上維持和打造肌肉之路；肌肉——透過提供血糖的儲存空間，在控制糖尿病方面有巨大的作用。一項針對 13,644 名受試者的研究發現，肌肉百分比最低的人罹患糖尿病的可能性比肌肉百分比最高的人高出 63%[17]。

但隨著年齡的增長，肌肉開始流失，我們的儲存空間越來越少，因此血糖日漸升高。此時身體為了控制這種血糖的累積做出次佳的選擇：將多餘的血糖轉化為腹部脂肪。

如你所知，腹部脂肪會增加發炎。糖尿病是一種發炎的疾病，於是形成一種惡性循環，從糖尿病到失明，到器官衰竭再到心臟病，越發越不可收拾[18]。

保持活動力，降低跌倒和骨折的風險

當美國退休人員協會調查五十歲及以上的成年人關於他們最在乎的健康問題時，我們發現許多常見的疑慮：癌症（24%）、癡呆症和阿茲海默症（23%）、視力喪失（19%）、心臟病（18%）和中風（16%）。從我們進行第一次膽固醇測試的那一刻起，醫生就不斷警告我們這些可怕的風險。

但是我們的頭號健康問題並不是那些廣為人知的症狀之一，而是失去行動的能力，雖然一樣可怕，不過醫生卻很少真正提起。有 30% 的受訪者將其列為他們最關心的問題，另外有 14% 的人將跌倒和受傷列為首要的問題。失去行動力不僅是我們族群中最年長的人的憂慮，這也是五十至五十九歲族群中的第一大健康問題。這是有原因的：研究指出，我們走路的速度，即是我們的「步行速度」在 50 多歲時開始下降，而我們的「快速步行速度」——基本上是我們上緊發條匆忙時能走多快的速度，在我們四十多歲時開始下降。

我們的擔心是有道理的。根據國家老齡化委員會的數據，每 11 秒就有一名老年人因跌倒而受傷進急診室，每十九分鐘就有一名老年人因跌倒而死亡。事實證明，在美國老年人中，跌倒是需要住院治療致命和非致命傷害的主要原因。

行動力是一種脆弱的資產，有時並非一夕失去，可能從膝蓋吱吱

作響、臀部或肩膀疼痛開始，而且我們學會忍耐並進行調整。久而久之，隨著時間的推移，這些調適能力逐漸老化，直到我們無法從事曾經樂在其中的體育活動，無論是網球、籃球、慢跑、園藝或在海灘散步。這通常是因為中年時體重增加，對下背部、臀部和膝蓋造成特定的傷害。

缺乏運動會提高我們體重增加的風險，進而使我們的活動能力更差。研究顯示，身體質量指數超過 30 會使老年人跌倒的風險增加 78%。

恢復與維持你的活動能力是全身重置的承諾之一。透過避免與年齡相關的體重增加並重新控制體重，你將因關節壓力減少而直接影響你的活動能力。透過減少發炎，你可以顯著降低關節疼痛的風險；透過飲食和運動改善你的整體健康，你將重新掌握你的步調和平衡，以及你的生活。

更苗條、更健康的身體，代表更長壽、更健康的生活。身體充滿活力可以讓我們在晚年時保持活躍並享受生活中的樂趣，這就是全身重置為你提供的效益。你的身體想要並需要健康的營養和體重管理方法，這是該方案的基礎。落實這個方案，但不要墨守成規，而是有意識地盡你所能—你的回報將是非凡的。

另外，我們當中有不少人必需忍受痛苦，見證所愛的人心智日漸衰退，這個人的身體可能仍然強壯，但他的智力正慢慢退化。這就是為什麼餵養身體只是我們使命的一部分，全身重置還可以滋養你的心智，降低與年齡相關智力衰退的風險。在下一章中我們將解釋如何落實這個方案。

在改善健康方面，吃得更好是第一步。一旦你控制自己的飲食後，你會更有能力做出其他健康的改變。（特別是如果你看到我們的測試小組報告的那種提高的能量水平！）研究顯示，若要養成一個新的、改善生活的習慣，最好方法是寫下你的目標，選擇一個簡單的行動計劃來實現目標，然後設定一個觸發點，提示你在特定地點和時間執行。因此，例如：如果你的目標是減少坐著的時間，你可以寫下這個目標，然後設定計劃，如在工作中多走動；然後設定一個觸發點，例如「每次接電話時，就站起來走動五分鐘。」試試這個簡單的承諾，或設定你自己特定的人生目標：

我的目標是

_____

我的計畫是

_____

我的觸發點是

_____

我要

_____

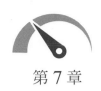

第 7 章

全身重置讓你的頭腦保持敏銳
暗通款曲的肚子與大腦

當我們想到認知能力下降時，我們大都認為這是老化必然的結果，遲早都會遇到的問題。

但是，如果我們將阿茲海默症和其他形式的癡呆症視為老化的自然副產品，我們就看不到我們今天的選擇會對明天的大腦產生多大的影響。其中一個生活中每天都會做的最大選擇，就是選擇吃什麼。（我們的運動方式也會影響大腦健康；我們會在第十二章〈你的全身健身計劃〉中深入探討。）

「隨著年齡的增長，瞭解營養與大腦功能之間的相互作用至關重要」，全球腦健康委員會成員胡令芳（Jean Woo）告訴我，她是香港中文大學梁顯利基金老年學和老年病學研究教授和營養研究中心主任。

 為健康的大腦而吃

幾乎每個人都有一個關於失智症親人的故事。讓我分享一位特別的女士，她是我同事的母親。

她是那種不願屈服於自然力量的人，晚年仍然保養得宜。在她退

休後，她拿著劇院的季票看劇，欣賞交響樂團演出，為當地的候選人籌募資金。她非常活躍、投入、參與，這些都是刺激大腦健康的生活方式。

但吃得好從來都不是她的首要任務。她在早餐時喝黑咖啡，也許會吃一頓清淡的午餐，和許多人一樣，在晚餐時會攝入大部分的卡路里和蛋白質，而且少不了甜點。晚上，你會看到她端著一大盤冰淇淋、巧克力條紋捲、堅果巧克力、花生巧克力慕斯、任何巧克力口味的冰淇淋，邊吃邊瀏覽她的雜誌、信件和電子郵件。她保持靈活的頭腦，活躍的社交，但她的身材越來越胖，血壓和膽固醇值也相對越來越高。

在她七十多歲時，她向醫生抱怨，她在開車開了四十年的路途中迷路了。她不記得那天早上有沒有吃藥。神經科醫生為她進行測試，但她對當年和總體的回憶非常好，從 100 以 7 的倍數倒數時，她可以比她的女兒更快。醫生問她是否有足夠的睡眠和精神刺激，但從未問過她的飲食 —— 儘管她有明顯的體重問題。在她八十歲出頭時，醫生診斷出她有輕度的認知障礙。他們開一些藥物給她來減緩大腦衰退的進程，但同樣，對她的飲食沒有任何疑問。兩年後，她被診斷為癡呆症。

我們這些因癡呆症而失去親人的人 —— 有相當大的理由擔心相同的命運 —— 明白失去腦力對患者和周圍的人是多大的痛苦。這就是為什麼在過去幾年中，越來越多人關注和著重在研究大腦、大腦如何老化，以及我們可以做些什麼來減緩大腦衰退。專家得出結論，飲食是大腦健康最強大的驅動力之一。

大腦的食物

經常多吃

- 新鮮蔬菜（特別是綠葉蔬菜，如菠菜、甜菜、羽衣甘藍、芝麻菜、綠葉甘藍、芥菜、蘿蔓萵苣、瑞士甜菜、蕪菁葉）
- 莓果類（非果汁）
- 魚和海鮮
- 健康油脂（如特級初榨橄欖油、酪梨、整顆蛋）
- 堅果和種籽

包括

- 豆類和其他莢豆類
- 水果（非果汁）
- 低糖、低脂乳製品（例如原味優格、茅屋起司）
- 家禽
- 全穀物

限制

- 油炸食物
- 糕點、含糖食品
- 加工食品
- 紅肉（如牛肉、羊肉、豬肉、水牛、鴨肉）
- 紅肉製品（如培根）
- 富含飽和脂肪的全脂乳製品，如乳酪和奶油 *
- 鹽

資料來源：美國退休人員協會召集的全球腦健康理事會
＊雖然全球腦健康委員會只建議低脂乳製品對大腦健康有益，但其他研究顯示，全脂產品可能還有其他益處。

由美國退休人員協會召集的由科學家和健康專家組成的國際合作組織全球腦健康委員會發現，在五十歲及以上的人中，有 3/4 的人表示他們每週有五到七次吃得很好，他們的大腦健康／精神敏銳度為「優秀」或「非常好」。而那些表示很少或從不吃健康飲食的人中，只有 38% 的人的大腦健康狀況為良好。

　　好消息是：開始健康的飲食永遠都不會太遲。全球腦健康委員會執行主任莎拉・倫茨・洛克（Sarah Lenz Lock）說：「只要你開始改善飲食就能促進你的大腦健康並降低認知能力衰退的風險。」

擔心你的記憶力？

　　當你找不到汽車鑰匙時，你是否擔心自己快要失智了？根據美國退休人員協會的一項調查，四十歲及以上的成年人，有 ¾ 的人擔心自己的大腦健康會在未來幾年內退化；大約 ⅓ 的人表示，他們留意到自己的記憶力在過去五年中下降。在美國退休協會推薦醫學博士桑傑・古普塔（Sanjay Gupta）撰寫的《保持大腦靈光》（Keep Sharp: Build a Better Brain at Any Age）中，為大腦健康提供了簡單的解決方案。如需進一步大腦評估和問題的資訊，請參閱網站：StayingSharp.org。

　　然而，就大腦而言，什麼是「健康」的飲食？

　　理事會發現，對心臟有益的食物對大腦也有益。因此，地中海飲食和得舒飲食（DASH 飲食，利用飲食預防高血壓）——長期以來被證實可以改善心臟健康，與你在本書看到的內容非常類似。

　　所以現在就開始吧！以下是全身重置如何協助你在未來幾十年保

持頭腦靈活，降低你罹患與年齡有關的腦部疾病等風險，並且避免情緒波動和抑鬱。

大量的水果和蔬菜

富含植物的飲食最顯著的影響之一是可以餵養微生物基因體——生活在腸道中無數的微小細菌、真菌和病毒，並有助於從消化食物到調節免疫系統等一切功能。微生物基因體對中樞神經系統也有深遠的影響，失調的微生物基因體與阿茲海默症、帕金森氏症、抑鬱症和其他腦部疾病有關。

「腸道影響大腦有兩種不同的途徑」，胡令芳告訴我，「分別為透過發炎和腸道滲漏，其中毒素會從腸道滲漏找到進入大腦的途徑。」發炎被認為在癡呆和其他與年齡相關的腦部疾病的發展中有很大的影響。腸道微生物基因體所產生的化學物質也會刺激迷走神經，迷走神經直接連接大腦和消化系統，也可能影響我們的情緒、發炎和壓力指數，以及其他重要的心智／身體問題。胡令芳和其他研究人員的一項研究發現，水果和蔬菜攝入量的增加與和年齡相關認知能力下降的風險降低有關。

對大腦有益的飲食意味著廣泛的植物性食物，尤其是綠葉蔬菜，它們富含促進大腦的營養素葉酸，以及維生素 K、葉黃素和 β- 胡蘿蔔素，所有這些都有助於減緩認知能力的衰退。營養研究員凱薩琳・塔克（Katherine Tucker）強調，為了身體和大腦的健康，我們不僅要攝取大量的植物，而且要養成習慣攝取種類繁多的植物：「若要降低發炎和氧化壓力，這是兩者是造成肌肉和器官損傷，並導致慢性疾病的

兩大因素，你不僅需要維生素和礦物質，還需要水果、蔬菜和全穀物中的植物化學物質和纖維。」

基於這個原因，你要的是植物、植物、植物，而不是藥丸、藥丸、藥丸。你可以購買藥丸形式的葉酸，但塔克說，研究並未顯示藥丸形式有其成效。「幾乎所有的證據都指出，當你從食物基質中取出某種單一成分製成藥丸時，它不會產生相同的效果」她說。例如，「我們認爲維生素 E 是一種主要的抗氧化劑，所以在一九九〇年代，每個人都開始服用維生素 E，結果證明效果不彰。」儘管全球腦健康委員會發現補充品形式的維生素 E 對大腦健康無效，但至今仍有許多人繼續服用維生素 E。

從食物中獲取營養，尤其是各種植物性食物，你將獲得所有對大腦的益處。爲了大腦的健康，全身重置可以滿足你的需求。每天至少吃一份混合沙拉，搭配蛋白質來源或與富含蛋白質的餐點，這樣吃肯定錯不了。每天至少攝入 1.5 到 2.5 杯不同顏色的蔬菜，以及兩到四份的水果。

要吃哪些水果？與蔬菜一樣，多樣化是最好的方法，儘管研究大多指出莓果在大腦健康方面具有特殊的地位。許多動物的研究顯示，草莓、黑莓、藍莓、黑醋栗和桑椹都能減輕神經系統發炎的症狀。

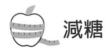 **減糖**

水果賓治（綜合水果調製而成的雞尾酒）可能會讓你的大腦萎縮。

不，這不是你那位過度焦慮的瑪麗阿姨發來的瘋狂臉書訊息，這是實際的科學研究：經常喝含糖飲料會導致血糖升高和胰島素反應過

度，從而引發大腦慢性發炎，進而容易罹患阿茲海默症。二〇一七年的一項研究指出，攝入大量高糖飲料與較低的總腦容量、海馬迴體積和情節記憶較弱有關。

但「含糖飲料」不是唯一的罪魁禍首，例如汽水和甜茶。二〇一七年的那項研究還研究了果汁賓治和其他果汁飲料[1]，並且發現它們同樣有害身體。你要特別留意隱藏在「健康」飲料中的糖分，例如果汁和果昔、運動飲料和能量飲，以及特色調味咖啡。有些能量飲在500毫升的罐裝中即含有高達60公克的糖，而500毫升的香草拿鐵可能就含有35克的糖。那冰咖啡飲料呢？有些包裝含糖量甚至超過180公克！這比起你吃一打蘋果酒甜甜圈的含糖量還要多。

另一項針對糖尿病患者的研究發現，隨著血糖值升高，記憶力和認知功能會相對衰退得更快。

美國心臟協會建議男性每天攝入不超過150卡路里（約37.5公克）的添加糖，女性應將攝入量控制在不超過100卡路里（25公克）[2]。但有某家果昔連鎖店提供的「健美塑身」果昔含有128公克糖，那可是將近512卡路里不太好的純糖飲品。

飲料中的糖分損害大腦的方式與含糖食物損害身體的方式相同[3]：除了其他傷害外，它會使體內的發炎指數升高，對全身造成傷害[4]。然而，全身重置會以兩種方式減少你的糖分攝入量：首先，從你的日常飲食中減少含有卡路里的飲品；其次，飲食中富含大量高纖維、高蛋白、高營養的食物，這些食物可以減少飢餓感和對甜食的渴望，讓你遠離糖分的傷害。

透過全身重置提振你的情緒

大多數被認為療癒美食的 —— 通心粉和起司、馬鈴薯泥和肉汁、烤起司三明治和炸薯條，都算是讓人不適的食物，特別是如果是用玉米或大豆油加工或油炸的。這些油富含 omega-6 的脂肪酸是一種與發炎和抑鬱症有關的脂肪。根據身心醫學的一項研究，在老年人中，體內 omega-6 脂肪酸值越高，罹患抑鬱症的風險相對也越高。因此，與其抓著油脂與悲傷不放，不如追求精瘦與快樂。

綠葉蔬菜。血液中鎂含量低和飲食中鎂攝入量低都與抑鬱症風險增加有關。飲食中要多補充富含鎂的深色綠葉蔬菜，如菠菜，以及南瓜子、杏仁、花生醬和豆類。

早晨吃蛋白質。蛋白質有助於合成血清素，血清素是一種有助於降低焦慮和改善情緒的大腦激素。

富含油脂的魚類。這些魚類富含 Omega-3 脂肪酸 EPA 和 DHA，已被證實可以改善中度和重度抑鬱症的症狀，並大幅降低焦慮。

 ## 減鹽並增加鉀和鈣

高血壓會損害大腦中的小血管，阻礙我們的記憶力和思維能力，這就是為何控制它如此重要的原因：事實上，研究人員指出，當高血壓患者服用保鉀利尿劑或噻嗪類利尿劑時，他們罹患阿茲海默症的風險顯著降低。

既然我們知道鈉會促使血壓升高，因此衛生組織始終告戒我們避免攝入白色物質也就不足為奇。在一項研究中，減少鹽分 50% 可降低

致命中風的風險 85%。美國心臟協會建議每天不要攝入超過 1,500 毫克的鈉（略低於 3/4 茶匙的鹽），而膳食指南建議不要超過 2,300 毫克（完整一茶匙）。

問題是，謹守這些原則非常困難，尤其是當你在餐廳用餐或外賣時。幾乎你能找到的每種連鎖漢堡或潛艇堡的鈉含量都接近 1,000 毫克（有些是這個量的兩倍），而這還低於薯條。根據疾病控制中心的數據，湯、三明治、墨西哥捲餅和披薩餅是美國飲食中鈉的主要來源之一，幾乎大多數的速食店都榜上有名。即使在家做午餐也很困難：一個簡單含有芥末、生菜和起司的火雞三明治可能會攝入超過 1,500 毫克的鈉（來自火雞的 690 毫克，以及來自兩片麵包的額外 300 毫克）。當你進行全身重置時，你的鈉攝入量自然會降低，我們可以為你提供許多減鹽美味的選擇（請參閱第十四章中的食譜）。

不過老實說，你無法每次控制鈉的攝入量。你會外出吃飯、吃麵包、漢堡和披薩，但你知道，我們不會剝奪你的樂趣。幸運的是，即使你留意鈉的攝入量，全身重置也能為你提供許多降低血壓的武器。遵循這個計劃，透過控制體重和更多的運動，你的血壓自然會降低。但同樣重要的是，你會增加鈣和鉀的攝入量，正如我們在上一章提及，這兩者都有助於控制血壓。同時間，定期去看醫生並監測血壓也很重要。

如果你正在服用降血壓藥，你要繼續服用 —— 不受控制的血壓對心臟和大腦造成的風險之大讓人無法輕忽。

 ## 更多的魚和更健康的脂肪

在橄欖種植區的人口中，認知能力下降，以及心臟病、癌症和第

2 型糖尿病的發生率非常低。

坦普爾大學阿茲海默症中心主任、醫學博士多明尼科·普拉蒂科（Domenico Praticò）說：「這五、六十年以來，我們已經知道地中海飲食對健康有益，而橄欖油正是其中最重要的成分。」

以西西里島的西卡尼（Sicani）山區為例，這裡連綿起伏的丘陵全都是橄欖樹。這些山民採取地中海飲食，富含魚類、全穀物、水果和蔬菜，且他們的社區和日常飲食以橄欖樹為主；他們以橄欖為零食，使用以果實榨出的未加工油（我們稱之為特級初榨橄欖油，或 EVOO）來料理晚餐。因此，研究人員發現，他們的動脈與年輕十歲的人一樣柔軟。胡令芳說，這也有助於讓他們的大腦保持年輕。「大腦健康和心臟健康都是由血管來調節，你吃什麼決定了這些血管是否堵塞。導致心臟血管堵塞的相同因素也可能導致大腦堵塞。」但是，她說，大腦比心臟更容易受到這個過程的影響。雖然這兩種器官都有能力長出繞過阻塞動脈的新血管，但大腦利用這種血管的超能力較弱，因為它的血管網絡更為複雜。

像 EVOO 這種健康脂肪不僅可以保護血管不受傷害，研究人員最近發現，這種高級油類中的脂肪化合物可以清除堵塞腦細胞之間通訊管道內的蛋白質，從而減緩疾病進展。驅動這種效果的特殊化合物是一種來自橄欖的多酚，名為橄欖油刺激醛（oleocanthal）。在奧本大學的動物研究中，橄欖油刺激醛展示了其清除澱粉樣蛋白的能力，這些澱粉樣蛋白會形成與阿茲海默症相關的斑塊。在老鼠身上，EVOO 可以清除濤蛋白（tau），這是一種阻礙人類語言技能和記憶的蛋白質。當然，具有發展性的研究與明確證據顯示 EVOO 對人類大腦具有相同的影響之間仍存有很大的差距，不過，未來結果令人期待，而且，橄欖油也很美味。

請注意這個重要的首字母縮寫：EVOO「特級初榨橄欖油」。

EVOO 和日常橄欖油之間的區別有點像全麥麵包和加工白麵包之間的區別。EVOO 的多酚含量較高（那些有益心臟、大腦健康的營養素）；一般橄欖油經過加工處理，因此這些必需營養素的含量大幅降低。

　　EVOO 之所以是有益大腦的健康脂肪原因為 —— 它是植物性且加工最少，其他植物類的脂肪，如酪梨、堅果、種子和花生也都對大腦有益，因為富含單元不飽和脂肪。一項針對 15,000 多名老年女性的研究發現，與從不吃堅果的女性相比，每週吃五次或以上堅果的女性，其認知能力衰退的比率相對較低。（這項研究部分由加州核桃委員會資助，而備受推崇的國家老齡化研究所也有資助。）

要進步，而不是完美

　　每一餐，你都有能力為你的大腦做出健康的選擇，即使你的飲食並不完美。在對遵循大腦健康飲食的受試者進行的一項研究中，研究人員發現，那些最嚴格遵循飲食的人（平均得分為 9.6 分，滿分 15 分），他們的阿茲海默症風險下降幅度最大。但是那些沒有嚴格遵循的人（在 15 分中得到 7.5 分），他們的風險仍然降低 1/3 以上。

　　如果你擔心大腦萎縮，Omega-3 脂肪酸也是你要知道的有益脂肪之一。真的，誰不關心呢？隨著年齡的增長而減少的腦容量與阿茲海默症的發病率增加有關。

　　研究顯示，omega-3 可以對抗發炎並支持腦細胞的結構。俄勒岡健康與科學大學的研究人員在二〇一一年的《神經病學》報告中發現，血液中健康脂肪含量高（包括 omega-3 脂肪酸）、反式脂肪含量低，研

究參與者，以及含有多種維生素（包括 B、C、D 和 E）的研究參與者，與那些採取低營養飲食的人相比，大腦萎縮程度較少，且在認知測試中得分較高。

重點是：我們的選擇對短期和長期大腦健康的方向有很大的影響，而我們手中最有力量的工具就是飲食。為了在現在和未來保持頭腦敏銳，你真是來對地方了。

 ## 更多的纖維

是的，你變老了，你的微生物基因體也是，這些是生活在你的體內和身體數萬億個細菌的組合，主要駐紮在你的腸道中，這些小蟲蟲的健康對你的大腦有莫大的影響。

如果你曾經在塞車時或演講前感到胃部不適，那麼你已經體驗過腸神經系統的強大作用，通常被稱為「腸道中的大腦」。這個系統是由消化道內的數千條神經和與控制情緒一樣的神經遞質（如血清素）所組成的。

這種錯綜複雜的腸─腦連接來回發送電脈衝信息，示意你是否餓了、有壓力、抑鬱還是感覺還好。例如，澳大利亞研究人員發現，與學期中壓力較小的時間相比，學生在考試週體內的乳酸菌值（一種腸道好菌）較低。另一方面，你的消化道也會產生高達 90% 的身體血清素，這是一種調節情緒讓人好心情的激素。

為了執行這些複雜的任務，腸道會利用名為益生菌的有益細菌。我們可以從某些食物中獲得益生菌，尤其是優格和泡菜等發酵食品，這些食物富含這些類型的細菌。但我們也可以透過餵食它們纖維來滋

養體內現有的益生菌，纖維有助於它們蓬勃生長。

全身重置方案富含全穀物、水果、蔬菜和其他支持腸道富含纖維的食物。但若要更進一步提升大腦，請遵循以下內容：

1. **優格。**加州大學洛杉磯分校的研究人員給一組健康女性分別提供富含益生菌的優格、不含益生菌的乳製品或兩者皆非。在研究開始時，這些女性都做了大腦磁振造影（MRI）掃描，測量她們對帶有憤怒或害怕面孔的人的照片的反應。四個星期後，使用相同的圖片重複進行 MRI 掃描。總體而言，吃優格女性的反應較為平靜，而其他組往往表現出與最初的反應一樣或更大的反應。克菲爾（Kefir 是一種類似優格的飲料）也富含益生菌。

2. **冷盤馬鈴薯。**馬鈴薯富含人體可快速消化的澱粉，會導致血壓和胰島素飆升和下降。但是煮熟後冷卻的馬鈴薯會改變其中的化學成分，形成一種特殊類型的澱粉，可以抑制小腸消化。這種抗性澱粉在未經消化進入結腸後即可以作為益生元餵養生活在腸道中的健康細菌。

3. **洋蔥、韭菜和大蒜。**這個充滿活力的益生元三重奏是蔥屬家族的成員，是一種名為寡果糖的可溶性纖維的最佳來源之一，它是菊糖的天然來源。研究指出，菊糖可以刺激健康細菌的生長，從而驅除試圖駐紮的潛在有害細菌。此外，一些研究顯示，蔥可以幫助身體抵抗感染、提高大腦功能、保護心臟和控制膽固醇。

4. **冷藏酸菜。**這種濃郁的益生菌及其近親泡菜和酸泡菜是在服用抗生素後恢復健康腸道細菌的好方法。它們含有可以幫助重整腸道的活細菌以及幫助身體更容易吸收一些營養的細菌

和酶。購買冷藏的發酵蔬菜，而不是貨架上耐放使用醋保存的罐裝或瓶裝產品，以醋保存會在過程中殺死大多數健康的細菌。此外，康普茶是健康腸道細菌的另一種來源。

 ## 健康的肌肉

當你聽到「肌肉」（Muscles）這個詞時，你會想到什麼？

☐ 席維斯·史特龍、阿諾·史瓦辛格和其他奇怪的駝背七旬老人。

☐ 拉傷、扭傷和疼痛

☐ 一桶熱氣騰騰的黑貝類（mussels）

☐ 經過驗證，肌肉關係到日後的心理健康

全身重置重點在於協助你當年紀漸長時能保持肌肉，這不僅僅是因爲我們希望你在穿著 T 恤時看起來不錯。在一項針對 3,000 名年齡在五十四歲至八十九歲的一項研究中，研究人員發現，擁有強大的抓握力與抑鬱症狀呈負相關。你越強壯，你罹患臨床抑鬱症的可能性就越小。

不過，肌肉力量對我們的影響可不只是情緒而已。研究還顯示，隨著年齡的增長，擁有強壯的肌肉可能有助於保護我們免於認知功能的喪失。一項研究調查 970 名居住在老年社區，但沒有認知能力下降的老年人。研究人員對受試者進行一系列力量測試，測量他們的上肢和下肢。在根據性別和年齡等變數進行調整後，研究人員將參與者的力量按 -1.6（最弱）到 3.3（最強）的等級進行排名。在接下來的 3.6 年中，有 15% 的受試者罹患了阿茲海默症，但他們的風險在很大程度上取決於他們在力量強度等級上的位置：

肌肉力量每增加 1 點，受試者罹患阿茲海默症的風險就會降低 43%[5]！

　　在另一項針對成年人（平均年齡六十三歲）的研究中，研究人員使用正子電腦斷層（PET）和電腦斷層（CT）掃描來確定受試者有多少瘦肌肉。他們發現，肌肉質量增加與阿茲海默症的風險降低有關[6]。

　　受到威脅的不只是未來衰退的風險。一項研究發現，肌肉質量低代表執行能力低，也就是注意力、井然有序的能力，以及總體上管理生活的能力。諷刺的是，人們對運動員的刻板印象是「頭腦簡單四肢發達」，沒想到原來保持肌肉質量與保持頭腦靈活兩者的關係密不可分。

小練習

　　越來越多的研究發現，健康脂肪 —— 例如來自橄欖、酪梨和堅果的單元不飽和脂肪，以及來自魚類、大豆、核桃和種子的 omega-3 脂肪酸，在避免認知能力下降方面影響重大。選擇五種可以將健康脂肪納入飲食的方法，以協助你的大腦保持在最佳的狀態。（例如，用橄欖油代替玉米油，或者在沙拉中加入核桃，或者用鮪魚代替火雞三明治。）

1.＿＿＿＿＿＿＿＿＿＿＿＿＿＿＿＿＿＿＿＿＿＿＿＿＿

2.＿＿＿＿＿＿＿＿＿＿＿＿＿＿＿＿＿＿＿＿＿＿＿＿＿

3.＿＿＿＿＿＿＿＿＿＿＿＿＿＿＿＿＿＿＿＿＿＿＿＿＿

4.＿＿＿＿＿＿＿＿＿＿＿＿＿＿＿＿＿＿＿＿＿＿＿＿＿

5.＿＿＿＿＿＿＿＿＿＿＿＿＿＿＿＿＿＿＿＿＿＿＿＿＿

第 8 章

神奇超市標籤解碼器
如何為身體找到最好的食物

　　飲食專家喜歡重複一個非常簡單的口號：「吃全食物」。他們指的是只有一種成分的食物：蘋果、雞、綠花椰菜、糙米、杏仁，諸如此類。如果你想重置全身，那麼你肯定想吃更多的全食物。

　　但這不是真實世界運作的方式。有時，我們需要買一些現成，裝在盒子、袋子或罐子裡的東西，市面上根本沒有單一成分的義大利麵醬、沙拉醬或麵包。但是，有一些簡單的方法可以選擇市場上最有營養的包裝食品，無論我們是購買必需品還是純屬放縱。因此，歡迎加入我們的超市購物之旅，你會發現升級購物車是多麼容易。

　　但……在我們出發之前，你要先列出要購買的所有物品，並盡最大努力遵守清單。正如你將在下面看到的，超市在設計讓你購買非清單上的物品這方面非常拿手。如果你列出一個聰明的清單，你會買到很多有營養的食物；研究顯示，列出清單的人更容易做出健康的選擇。正如艾森豪老將軍的名言：制定計劃很重要。

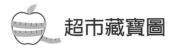 ## 超市藏寶圖

是否曾經列過購物清單，然後結賬時發現購物車中的商品大約是你打算購買的兩倍？或者去超市買牛奶和麵包，然後買了一盒奇怪的巧克力棒？超市是數據化的捕蠅草，旨在引誘我們進入，然後讓我們身處在無可避免的消費主義懷抱中。他們的佈局設計很巧妙，不斷在玩弄我們的大腦。想想看：

農產品總是在前門旁邊。為什麼？因為當你看到時，你會立即對以健康為中心的購物計劃充滿信心。事實上，你對這些水果和蔬菜感覺非常好，以至於你不介意在經過走道時在購物車裡多放幾盒零食。

牛奶和雞蛋總是在後面。超市難道不知道我們幾乎每次購物都會買乳製品嗎？他們的目的就是希望我們在找到想要的東西前，必須先穿過一區色彩鮮豔的零食迷宮，這樣才能好好誘惑我們。此外，你還可以沿著牆找到肉類和海鮮。

商店中間區域是「水桶腰區」。商店的周邊才是最有營養食物的區域，而中央走道——容易迷路和混淆的地方，包含大部分精製食品。這就是購物清單真正可以拯救你的地方：當你潛入中間區域時，你要堅持只購買清單上的東西，並仔細閱讀商品標籤。

結賬通道是最後的誘惑。方便外帶的食物通常會放在這裡，所以即使你在任務期間購物時只選擇健康食品，你也很可能會在最後一刻失算。

超市標籤終極的技巧

好的，現在讓我們沿著中間走道走下去。媒體和善意的營養專家不斷告戒我們要留意卡路里。當從貨架上挑選一種產品時，我們可能會查看哪個產品的卡路里最低，然後將其放入購物車。或者我們可能會被「清淡」、「節食」或「低脂」的標籤吸引。

但少吃卡路里並不是全身重置的目標。當然，我們想減少空卡路里 —— 用富含維生素、礦物質、蛋白質、纖維和健康脂肪的食物取代營養價值低的食物。但是過分強調卡路里是一種誤導。事實上，全身重置的核心有三大支柱：

- 多吃蛋白質
- 多吃纖維
- 少吃糖

顯然，健康飲食不只是這三個準則 —— 例如，多吃各種農產品，並且攝入大量有益心臟健康的脂肪。但是在確定包裝食品的品質時，這三個因素可以讓你在超市通道中全身而退。

方法如下：當你評估任何產品時，先看蛋白質的公克數和纖維的公克數，將它們加總，然後看糖的公克數，比較哪個數字較高，蛋白質＋纖維總數，還是糖數？

大多數包裝食品都含有糖分。但有些真的是用糖來砸你的，因而犧牲了蛋白質和纖維。另一方面，最健康的是選擇含有比糖更高的蛋白質和纖維總量。

簡化營養成份表

1. 膳食纖維
目標是女性每天 20 至 25 公克，
男性每天 30 公克

營養成份表

本包裝含 8 份
每一份　　　　　含 2/3 杯（55 公克）

每一份
卡路里含量　　　　　　　**230**

	每日參考值百分比
脂肪 8 公克	10%
飽和脂肪 1 公克	5%
反式脂肪 0 公克	
膽固醇 0 毫克	0%
鈉 160 毫克	7%
碳水化合物 37 公克	13%
膳食纖維 4 公克	14%
糖 12 公克	
包含 10 公克添加糖	20%
蛋白質 3 公克	
維生素 D2 微克	10%
鈣 260 毫克	20%
鐵 8 毫克	45%
鉀 240 毫克	6%

* The % Daily Value (DV) tells you how much a nutrient in a serving of food contributes to a daily diet. 2,000 calories a day is used for general nutrition advice.

3. 鈉
美國心臟協會建議
每天不超過 2,300
毫克。

**4. 維生素 D、鉀、鐵
和鈣**
每個標籤上都需要列
出這四種營養素及每
日參考值，不過許多
食品標籤還會列出其
他的營養素。

2. 總糖和添加糖量
特別留意添加糖；女性盡量將每
天的總量控制在 25 公克以下，
男性每天控制在 36 公克以下。

5. 蛋白質
請記住，我們的目標是女
性每天 75 至 100 公克，
男性每天 90 至 120 公克。

例如，評估早餐麥片。以下是一些健康的早餐穀物，蛋白質＋纖維的總量比糖量多：

- 高纖蜂蜜微甜穀物脆片

  蛋白質4公克+纖維10公克=14公克

  糖9公克

- 家樂氏高纖原味麥麩早餐穀物

  蛋白質4公克+纖維10公克=14公克

  糖6公克

- Cheerios一般早餐麥片

  蛋白質5公克+纖維4公克=9公克

  糖2公克

不幸的是，市面上的大多數穀物都不符合這個標準。即使同品牌也要小心。例如，一般 Cheerios 與蜂蜜堅果 Cheerios 之間的比較：

- Cheerios蜂蜜堅果早餐麥片

  蛋白質3公克+纖維3公克=6公克

  糖12公克

許多產品很天然、富含蛋白質和纖維，你可能會認為它們符合這個原則。但永遠不要低估食品製造商將好東西變成壞東西的能力。例如，烤豆。富含蛋白質和纖維的豆類怎麼可能是不好的選擇呢？讓我們來一探究竟。

- 布希牛排館獨家配方烤豆

  蛋白質7公克+纖維5公克=12公克

  糖19公克

- 亨氏肯塔基風波旁威士忌糖蜜烤豆

  蛋白質7公克+纖維5公克=12公克

  糖18公克

- 漢諾威鄉村風烤豆

  蛋白質7公克|纖維6公克−12公克

  糖14公克

　　讓我們來看看以下這些製造商也有生產許多較健康的豆類產品。例如：

- 漢諾威白芸豆（Hanover Great Northern Beans）

  蛋白質7公克+纖維7公克=14公克

  糖0公克

　　關鍵是養成閱讀標籤的習慣，查看這三個數據，以協助你在外觀相似的產品之間做出選擇。

　　例如，你正在選購碳水化合物來搭配早晨的雞蛋。以下有三套看起來幾乎相同的產品，但事實並非如此。

　　讓我們從玉米餅開始：

- Mission花園菠菜香草捲（Mission Garden Spinach Herb Wraps）

  蛋白質6公克+纖維1公克=7公克

  糖1公克

- Mission碳水化合物平衡菠菜捲（Mission Carb Balance Spinach Wraps）

  蛋白質6公克+纖維15公克=21公克

  糖0公克

這兩種都能將你的墨西哥煎蛋包裹得很好，但在製作過程中，碳水化合物平衡款使用較多的纖維與更少的糖。

那如果只吃一些切片的烤麵包呢？

- 2片阿諾德鄉村風燕麥麵包

  蛋白質10公克+纖維2公克=12公克

  糖6公克

- 2片阿諾德12種全穀物麵包

  蛋白質10公克+纖維6公克=16公克

  糖4公克

兩者似乎都不錯，但12種全穀物麵包含有更多的蛋白質和纖維，以及更少的糖。為什麼不選擇這個呢？

不如來一個英式鬆餅？讓我們來看一下：

- 湯瑪斯肉桂葡萄乾英式鬆餅

  蛋白質4公克+纖維2公克=6公克

  糖8公克

- 湯瑪斯全麥英式鬆餅

  蛋白質5公克+纖維3公克=8公克

  糖1公克

兩種鬆餅的蛋白質和纖維含量相似，但肉桂葡萄乾的糖分是另一種的八倍！

這個詞是什麼意思

如果你想評估任何既定的食品，忽略所有無意義的詞和行銷術語，會讓你更清楚如何做出選擇。例如：

- **雜糧**：只是意味著有很多不同類型的碳水化合物，但這並不代表它們是全穀物或健康的。
- **節食**：低熱量產品通常含有較少的營養物質和較多的填充物。避免使用帶有「節食」標籤的產品，並根據你在營養標示上看到的內容進行選擇。
- **高級**：充其量這意味著「更貴」。
- **天然**：鳥糞也很天然。「天然」只是一個毫無意義的行銷術語，美國政府對此並沒有明確的定義。
- **手工製作**：似乎暗示有一群被囚禁藏匿在工廠的義大利祖母們。除此之外，這個詞非常含糊。
- **自製**：只有當義大利祖母被迫住在工廠裡的情況才會如此。這簡直太殘忍了！

另一方面，有一些詞比較明確，代表你正做出更健康的選擇。例如：

- **低鈉**：這是政府規定的術語，表示每份產品的鈉含量低於 140 毫克。另一方面，「減鈉」僅意味著該產品的鈉含量至少比原始產品少 25%——這代表著它的鹽含量可能仍然很高。
- **低脂**：這意味著每份脂肪含量為 3 公克或更少。但同樣，「減脂」意味著該產品的脂肪含量至少比原始產品低 25%，而且這些產品的糖分含量往往會更高。
- **清淡**：FDA 允許製造商使用這些術語，如果食物的脂肪、卡路里或鈉比類似的食物少。但就像「低脂」一樣，要小心以添加糖來補償。
- **100% 全穀物或 100% 全麥**：尋找全穀物標章（Whole Grain Stamp），其中會標示出全穀物佔碳水化合物的百分比。100% 標章意味著它是全穀物，每份至少含有 16 公克。50%+ 標章意味著至少一半是全穀物，每份至少含有 8 公克。全穀物基本標章的產品至少都含有 8 公克的全穀物。

應用這個數學公式，你甚至可以在意想不到的地方找到健康的選擇。例如，你能想像有健康的糖果棒嗎？以下有三種：

- Green & Black's有機黑巧克力，含85%可可（10小塊）
  蛋白質3公克+纖維4公克=7公克
  糖4公克

- 瑞士蓮Lindt極醇系列85%黑巧力（4小塊）
  蛋白質5公克+纖維6公克=11公克
  糖5公克

- Ghirardelli 86%黑巧克力（2½小塊）
  蛋白質2公克+纖維4公克=6公克
  糖3公克

這些是濃郁的黑巧克力，未必每個人都喜歡。但如果你透過這個簡單的數學公式來檢視，你會發現一些最意想不到的食物竟然稱得上是「健康」的食物。

這並不意味著全部含有纖維和蛋白質量高於糖的食物都對你有好處，例如，以此為藉口大吃鹹薯條和培根。不過，當你在產品之間進行選擇，或者試圖確定包裝食品是否為最佳選擇時，你可以運用這個快速的計算法作為依據。

 ## 認識添加糖

在我們離開那些中間走道之前再停一站。從二○二○年開始，美國農業部要求所有包裝食品不僅要標示總糖量，還要標示「添加糖」。

添加糖是指通常在食品本身中不存在的物質，而是由製造商添加的。一杯牛奶含有一定量的天然糖（稱為乳糖）；加入一些巧克力混合物後，你的牛奶就含有添加糖。

對於那些希望完全知道食物中有哪些營養或不營養成分的人來說，這項要求是向前跨出一大步。我們許多最營養的食物——尤其是水果和乳製品——都含有適量的天然糖分，這是大自然鼓勵我們食用它們的方式。「添加糖」一詞是指製造商透過添加許多不同類型的甜味劑（幾乎沒有營養價值）來「改善」我們的食品。以下只是一些範例，你可能會在最喜歡的食物中發現到的添加糖：

沒營養的甜頭

龍舌蘭糖漿	右旋糖	楓糖漿
無水葡萄糖	甘蔗汁蒸發晶糖	糖蜜
甜菜糖	果糖	煎餅糖漿
糙米糖漿	濃縮果汁	糖粉
紅糖	水果蜜	原糖
甘蔗晶體	葡萄糖	米糖漿
椰子糖	高果糖玉米糖漿	蔗糖
糖果糖	蜂蜜	糖
玉米甜味劑	轉化糖	甘蔗糖漿
玉米糖漿	乳糖	食用白糖
玉米糖漿固體	麥芽糖	托比那多糖
結晶果糖	麥芽糖漿	白砂糖

讓我們來看看「添加糖」如何讓一個健康食品變了質。先從簡單的開始：

- Choban低脂原味希臘優格（每份3/4杯）

  卡路里130

  總糖分4公克

  添加糖0公克

  纖維0公克

  蛋白質17公克

  這是一種非常單純的食物，只有低脂優格，沒有任何添加物。而且，正如你看到的，它含有來自牛奶本身的 4 公克天然糖分。

  現在，當製造商添加糖時成品又是如何？

- Chobani低脂希臘優格芒果口味（每份2/3杯）

  卡路里130

  總糖分14公克

  添加糖9公克

  纖維0公克

  蛋白質11公克

  哇，發生了什麼事？在優格和芒果之後，營養標籤上的第三種成分是「蔗糖」。正因為如此，你已經越過界線進入了不太健康的領域。

  另一方面，如果你切一份 1/3 杯芒果，並將其添加到原味優格中，你就是添加 8 公克天然糖和一公克纖維。因此，你的蛋白質＋纖維含量仍然超過你的糖含量。

- 低脂原味希臘優格加1/3杯芒果

  卡路里165

  乳糖4公克+芒果糖8公克=總糖量12公克

  添加糖0公克

  纖維1公克

  蛋白質17公克

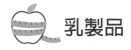 ## 乳製品

如果你有健康意識，你可能會本能選擇你最喜歡的低脂乳製品。有時你甚至可能會掙扎或與家人爭論究竟脂肪該降低多少：咖啡加脫脂牛奶還會好喝嗎？脫脂原味優格還能吃嗎？還是你應該選擇含乳量1% 或 2% 的低脂品項當折衷方案？

該停止這些看法了。因為事實上，除了卡路里減少外，低脂乳製品並不會為你帶來其他任何的好處：例如，一項研究發現，攝入三份乳製品的人罹患心臟病和中風的風險低於那些只攝入一份的人[1]——不管他們吃的是全脂還是減脂。事實上，關於乳製品所含的脂肪對心臟健康的影響至今仍有許多相互矛盾的研究。我們已知的是，無論你選擇哪一種乳製品，鈣和維生素 D 很難從其他食物中獲得，而這對你的整體健康至關重要。

這並不意味著你應該喝鮮奶油和融化的奶油：一杯全脂牛奶含有8 公克脂肪，而一杯奶油含有 184 公克脂肪。這並不代表冰淇淋算是一種健康食品——冷凍乳製品甜點通常含有不健康的添加糖，不管脂肪含量如何。但這確實意味著，如果你喜歡全脂乳製品，你可以跳過脫脂——特別是如果這可以刺激你多吃茅屋起司、希臘優格、一片起司或一杯牛奶。

當然，很多人不能喝牛奶或其他含乳糖的乳製品。如果你剛好是這類的族群，千萬不要誤以為所有的乳製品替代品都是一樣的。這些產品大多數的蛋白質含量非常低，根本稱不上是真正的「替代品」。如果你要使用非乳製品來替代，請選擇豆漿或豌豆蛋白混合物，這兩者的蛋白質含量約為普通牛奶的 3/4；而且一定要選擇強化鈣的品牌，

最理想的情況是還有強化維生素 D。

奶類導覽

每杯（無糖）

	卡路里	蛋白質	脂肪	鈣
脫脂牛奶	101	10 公克	0 公克	300 毫克
全脂牛奶	149	8 公克	8 公克	300 毫克
豌豆奶	70	8 公克	4.5 公克	451 毫克
豆漿	105	6 公克	3.5 公克	300 毫克
燕麥奶	101	4 公克	1.5 公克	19 毫克
大麻籽奶	46	2 公克	3 公克	29 毫克
杏仁奶	90	1 公克	2.5 公克	451 毫克
椰子奶	76	0.5 公克	5 公克	459 毫克

 # 肉類、家禽和海鮮

　　盤中有肉代表繁榮；像蘋果派、超人和雪佛蘭敞篷車一樣，純正美國風餐盤上就是要有肉。

　　但是肉太多也不是一件好事。當你在廣受歡迎的連鎖餐廳點一份 660 公克的牛排時，實際上你獲得的蛋白質是身體所需和可利用的四倍以上。（記住，我們一次只能處理大約 30 到 40 公克蛋白質。）所花的錢、攝入的卡路里都白白浪費了。這就是為何在家烹調肉類不僅是一種實惠的選擇，而且也是一種更健康的選擇。

紅肉

美國農業部要求大多數市面銷售的紅肉要標記極佳級（prime）、特選級（choice）或上選級（select）。所有這些等級聽起來都不錯，但代表什麼呢？排名與肉本身含有多少脂肪或大理石花紋有關。但無論肉的等級如何，蛋白質、維生素和礦物質的含量都差不多。

- **極佳級：** 具有豐富大理石油花，這意味著肉非常美味多汁，但脂肪含量也高於其他等級。
- **特選級：** 大理石油花比極佳級少，但有相對較多的脂肪斑點。
- **上選級：** 比高等級更精瘦，但肉質仍然柔軟，脂肪含量較低。通常標示的名稱為「圓腿肉」、「肩肉」或「牛腰肉」。
- **精瘦：** 脂肪含量最低。

瘦肉

表示低脂的關鍵詞：
牛排： 後腿腱、後腿板肉、沙朗、上腰肉、里脊肉
豬肉： 里脊肉、上腰肉、沙朗、里肌肉、肋排
羊排： 羊腿、羊肩排、腰肉

因此，如果你在乎的是美味口感而不是成本，那麼選擇較高等級的肉類自然很合理。但如果你想要瘦一點、更實惠的肉類，上選級可能是最好的選擇——尤其是當你用醃泡汁調味或將其混合到另一道菜時。野牛或鹿肉等野味肉品非常瘦，且富含鋅和鐵。根據你的所在地理位置，你或許可以在市場上找到野味肉類，或者上網訂購，你可以

不必爲了吃這些肉類而大費周章狩獵。

今日，你比以往任何時候都更能找到富含蛋白質的肉類替代品。

漢堡營養素比較

營養資訊	牛絞肉 瘦肉 80%； 肥肉 20%	Beyond Burger	Impossible Burger	Morning Star Black Bean	Boca Burger
分量	100 公克	113 公克	113 公克	67 公克	71 公克
卡路里	270 卡路里	290 卡路里	240 卡路里	110 卡路里	100 卡路里
飽和脂肪	6.7 公克	5 公克	8 公克	0.5 公克	1 公克
蛋白質	26 公克	20 公克	19 公克	9 公克	13 公克
鈉	75 毫克	450 毫克	370 毫克	320 毫克	350 毫克

家禽

雞肉是經濟實惠的瘦肉首選。但與提供多種不同等級和切塊的紅肉不同，雞肉的選擇非常有限：雞胸肉或雞腿肉。

當然，食品營銷人員不喜歡簡單明瞭。因此，你會在雞肉包裝上看到其他術語，其中許多會讓你相信你的晚餐最近曾在青翠自然的農田上奔跑。事實上很可能少了點田園般的氣息。以下是解碼雞肉包裝的方法：

風冷式：屠宰雞的標準做法是在加工過程中浸泡在冰冷的水中，以便將細菌降至最低。當浸泡在冷水中時，家禽可能會吸收高達其體重 12% 的水，這會稀釋雞肉的味道，沒錯！是有點噁心啦！（另外，這意味著你有 12% 的錢花在水，而不是雞肉。）「風冷」意味著處理過程

跳過這一步，直接將雞肉放入冰箱冷藏。這使得雞肉更慢冷卻，因而肉質更嫩，水的飽和度更低。（你可以進一步查詢「無滯留水」一詞。）

　　自由放養：從技術上而言，「自由放養」的鳥類必須能夠到戶外，但美國農業部並沒有嚴格定義「戶外」。因此，「範圍」可能只是雞舍中的一個小洞，雞隻可以從中將頭伸出去。

　　有機：一隻真正的有機雞是用有機飼料飼養的，可以進入牧場。選購時尋找美國農業部有機標章，這可以保證讓你買到宣傳上的東西。

海鮮

　　海鮮可以提供瘦肉蛋白，而且許多類型的海鮮都含有健康的omega-3 脂肪酸，這有助於改善大腦和心血管健康。另一方面，你可能聽過很多關於魚類含汞和其他污染物的可怕故事，以至於你擔心這些「沒有腳的肉」是否真的是一種健康的選擇。事實上，大多數商業海鮮的污染物含量相對較低，每週食用都在安全範圍內，只有少數某些魚類要特別留意。

　　當你沿著海鮮貨架走道時，無論是新鮮的還是冷凍，請考慮以下清單，該列表改編自《伯克利健康》（Berkeley Wellness）時事，根據其omega-3 含量對海鮮進行排名。以粗體突顯的魚類污染物含量非常低，每週可以吃幾次。其他則適中，即使每週吃一次也仍在安全範圍內。

超過 1,500 **毫克** omega-3：
　　野生鯡魚（大西洋和太平洋）、養殖鮭魚（大西洋）、野生鮭魚（國王鮭）、野生鯖魚（太平洋竹莢魚）。

介於 1,000 至 1,500 毫克 omega-3：

罐頭鮭魚（粉紅鮭、紅鉤吻鮭和鉤吻鮭）、罐頭鯖魚（竹莢魚）、野生鯖魚（大西洋）、野生鯖魚（大西洋和西班牙）、野生鮪魚（藍鰭鮪魚）。

介於 500 至 1,000 毫克 omega-3：

野生鮭魚（紅鉤吻鮭、銀鮭、鉤吻鮭和粉紅鮭）、罐頭沙丁魚、罐頭鮪魚（長鰭鮪魚）、野生劍魚、養殖鱒魚（彩虹）、野生和養殖牡蠣、野生和養殖貽貝。

介於 200 至 500 毫克 omega-3：

罐頭鮪魚（清淡）、野生鮪魚（鰹魚）、野生鱈魚（阿拉斯加）、野生岩魚（太平洋）、野生和養殖蛤蜊、野生螃蟹（帝王蟹、首長黃道蟹和松葉蟹）、野生龍蝦、野生鯛魚、野生石斑魚、野生比目魚、野生大比目魚（太平洋和大西洋）、野生海鱸、野生魷魚（油炸）、炸魚條（裹麵包屑）。

低於 200 毫克 omega-3：

野生扇貝、野生和養殖的蝦、野生龍蝦（北方）、野生蟹（藍蟹）、野生鱈魚、野生黑線鱈、養殖羅非魚、養殖鯰魚、野生鬼頭刀、野生鮪魚（黃鰭鮪魚）、野生深海橘鱸、魚漿產品（仿蟹）。

孕婦、可能懷孕的婦女和幼兒應該避免：

大目鮪魚、鯖魚、旗魚、深海橘鱸、鯊魚、箭魚、馬頭魚（來自墨西哥灣）

資料來源：seafoodhealthfacts.org／與《伯克利健康》

你可能已經閱讀過有關海洋過度捕撈的問題，以及不良的捕魚操

作如何威脅海洋生態環境。進一步的海鮮選擇請查看 seafoodwatch.
org/recommendations。

如何購買美味有益大腦健康的油脂

特級初榨橄欖油已被證實可以降低膽固醇值、血壓以及阿茲海默症、
中風心臟病死亡的風險。橄欖油中的多酚橄欖油刺激醛也被證實可以清除
老鼠的阿茲海默症斑塊。這是特級初榨橄欖油是全身重置首選橄欖油的主
要原因。以下是如何選擇正確產品的提示：

1. **尋找「特級初榨」**。最頂級，並且含有最高濃度的抗病毒多酚。
2. **選擇深色瓶裝**。橄欖屬於水果類，橄欖油算是果汁。與任何果汁一樣，
   暴露在光線下會破壞其中的多酚。深色玻璃或罐頭可為珍貴的營養物
   質提供更好的保護。為了進一步保護，請將橄欖油存放在陰涼、黑暗
   之處。
3. **檢查瓶裝上的製作日期**。要找到最新鮮的油，尋找最佳食用期，通常
   是裝瓶後的 18 到 24 個月，並且不要購買超乎你需求的大瓶裝容量，
   因為一旦你打開瓶子並將油暴露在氧氣中，它就會開始變質。
4. **一口啜飲**。橄欖油的味道越強，其保護力就越強。如果你感到喉嚨後
   部有輕微的嗆辣，這代表油含有極高的橄欖油刺激醛。

小練習

　　即使你喜歡食物，喜歡購物，或許你並不喜歡採買食物。很奇怪，對吧？然而，根據美國農業部的數據，我們現在花在這方面的時間比以往任何時候都多──經常採買食物的人，每天平均花大約 46 分鐘，這比十年前增加了 6%。讓我們協助你在下一次採買時──無論是在超市、大賣場還是上網，都能更輕鬆且更健康。

　　列出你經常採買的三種超市產品，然後像南希・茱兒（Nancy Drew，少年業餘偵探，為小說中的虛構角色）一樣：看看你可以如何替換，好讓你在享用相同食物時可以攝入更多的營養成分。例如，嘗試全麥或「豆類」義大利麵食版本（一種由鷹嘴豆、小扁豆或其他豆類製成的高蛋白義大利麵），而不是常見的義大利麵，以增加全穀物的攝入量。或者找一種類似少糖、更多的纖維或更多的蛋白質的包裝──或包含以上所述！

以 _____

取代 _____

以 _____

取代 _____

以 _____

取代 _____

全身重置購物清單：以及一些不在你清單上的「健康食品」！

絕不說「絕不」。偶爾來一根糖果棒、一片培根或一碗卡通早餐穀物麥片傷不了你的。但是有了這份美味食物的購物清單，你不僅會吃得心滿意足，同時還能強健體魄，減輕體重或預防與年齡相關的體重增加。

農產品部分

用各種五顏六色的農產品裝滿你的購物車 —— 多嘗試一些從未吃過的農產品！以下是一些建議。（新鮮、冷凍和罐裝都可以，只要無添加糖即可）。

水果

有益全身健康	
蘋果	瓜類
酪梨	油桃
香蕉	柳橙
莓果類	柳橙
櫻桃	桃子
果乾類（葡萄乾、杏桃乾、無花果乾）	西洋梨
葡萄柚	鳳梨
奇異果	李子
芒果	楊桃
無益全身健康	
水果製品如水果軟糖捲或水果醬	
浸漬糖漿的水果罐頭	
添加糖的果乾，如 Craisins 蔓越莓果乾	

蔬菜

有益全身健康	
朝鮮薊	香草（如羅勒和歐芹）
蘆筍	綠葉蔬菜（如芝麻菜、綠葉甘藍、羽衣甘藍、蘿蔓萵苣、菠菜、瑞士甜菜）
甜菜	
小白菜	韭菜
綠花椰菜	洋蔥（黃色、白色、紅色）
甘藍菜苗	豌豆
孢子甘藍	甜椒
高麗菜	馬鈴薯（甜和白）
胡蘿蔔	甜豆
白花椰菜	南瓜
芹菜	蕪菁
茄子	茴香

乳製品（不限脂肪含量）

有益全身健康
茅屋起司
蛋
原味希臘優格或優格中蛋白質含量高於糖
硬質或軟質起司
克菲爾 Kefir
瑞可達起司
無益全身健康
添加糖的茅屋起司和綜合水果杯
現成盒裝蛋液

肉類和家禽類（選擇瘦肉）

有益全身健康	
漢堡肉	豬肉
雞肉	火雞肉
羊肉	鹿肉
無益全身健康	
醃製或加工肉類	
炸雞塊和其他沾麵包粉的雞肉	

海鮮（著重在富含 omega-3 的魚類，新鮮、冷凍和罐裝）

有益全身健康	
鯡魚	鮭魚
鯖魚	鱒魚
貽貝	鮪魚
牡蠣	
無益全身健康	
omega-3 脂肪酸含量低的魚類（鯰魚、仿蟹、吳郭魚）	
沾麵包粉的魚條	

植物蛋白和乳清蛋白（這些物品在不同商店位於不同區域，如果找不到，你可以直接詢問店家）

有益全身健康
毛豆（通常在冷凍區）
100% 堅果和種籽醬
堅果類（杏仁、腰果、開心果、核桃）
植物性高蛋白漢堡肉替代品（通常與冷凍食品或肉類放在一起）
種籽（奇亞籽、亞麻籽、大麻籽、南瓜籽和葵花籽）
烤麩

豆漿或豌豆奶
天貝
豆腐
無益全身健康
蜜餞堅果
低蛋白漢堡肉替代品
添加糖堅果醬
燕麥、杏仁、椰子或其他低蛋白乳品

脂肪

有益全身健康
特級初榨橄欖油
堅果和種籽油
噴式烹調橄欖油
綠或黑橄欖
無益全身健康
市售現成瓶裝沙拉
棕櫚油
一般橄欖油

麵包

有益全身健康
100% 全麥麵包和皮塔餅
100% 全麥英國鬆餅
玉米或全麥製成的玉米餅
無益全身健康
標有「小麥粉」而非 100% 的全麥麵包
白麵包
白麵粉製成的玉米餅

早餐穀物脆片

有益身體健康
高蛋白穀物，如 Kashi Go Rise、Special K 蛋白質或 Kay's Naturals
無添加糖燕麥片
全麥穀物（每份至少含 3 公克纖維和少於 5 公克糖）
無益全身健康
調味加糖燕麥片
格蘭諾拉麥片棒

點心和堅果

有益全身健康
黑巧克力（含 70% 或更高的可可）
雜糧餅乾（每份含 2 公克或更多克的纖維）
堅果（杏仁、腰果、開心果、核桃）
帕馬森起司脆餅
爆米花
無益全身健康
棒棒糖
焦糖爆米花
含糖量超過蛋白質 + 纖維
薯片

義大利、穀物和米（這些分別可在盒裝、微波單獨料理包和散裝區找到）

有益全身健康
大麥
糙米
蕎麥
庫司庫司非洲小米

法老小麥
全麥義大利麵
全豆麵食（如鷹嘴豆和扁豆）
藜麥
無益全身健康
白米

罐頭和現成包裝食品

有益全身健康
罐裝或乾燥豆類（黑豆、黑眼豆、鷹嘴豆、扁豆、斑豆）
鷹嘴豆泥
現成包裝食品（蛋白質＋纖維含量高於糖）
無益全身健康
含糖量高於蛋白質＋纖維的烘豆
含糖量高於蛋白質＋纖維的現成包裝食品

飲品

有益全身健康
咖啡
無糖康普茶
氣泡水
茶（香草和含咖啡因）
添加天然物質的風味水（零熱量）
無益全身健康
含糖的能量飲或咖啡
含糖或健怡蘇打水
含糖的茶飲

調味品和香料

有益全身健康
辣椒醬和莎莎醬
泡菜
發酵冷藏酸菜
香料
醋類：蘋果醋、義大利香醋、香檳醋、紅酒醋
無益全身健康
灑鹽罐

冷凍食品（尋找含有鈣和蛋白質的甜點，且上層有堅果和漿果等健康的食材）

有益全身健康
冷凍水果
冷凍優格
冰淇淋
全麥鬆餅
無益全身健康
蛋糕、餅乾、糕點和布丁
白麵粉製成的鬆餅

第 9 章

盡情享受外食

在最愛的餐廳要吃或不吃什麼
（沒錯，包括速食！）

　　在理想的世界裡，最好每一餐都是家常菜，或者由將你健康放在首位的廚師精心準備。在現實世界中，嘴饞在所難免，有時一時興起隨心所欲想吃就吃，或者和最好的朋友在老地方聚餐敘舊。

　　這就是許多傳統飲食計劃失敗的原因。如果你在城裡奔波，餓得頭昏眼花，而當地的速食店沒有提供適合你的零碳水化合物、椰子油、花椰菜和章魚的時尚飲食，只能說你的「運氣」不好，這意味著你必須「打破」你的飲食習慣，感覺上好像又失敗了，這就是為何人們經常放棄時尚飲食一個常見的原因。

　　這種情況不會出現在全身重置的飲食方案中。你無需擔心特殊或禁忌的食物，你只要確保獲得所需的蛋白質和纖維。雖然你在外出用餐時無法總是控制卡路里或鈉，但你幾乎可以在任何餐廳達到「全身重置」營養指南的建議。只需專注於攝取至少 25 至 30 公克蛋白質和 5 公克纖維。即使在那些已成為不健康飲食代名詞的速食店，你也會訝異其實你還有許多選擇。

　　我們搜索一些廣受歡迎連鎖餐廳的菜單，找到最佳的全身重置組

合。當然，其中許多商店甚至不提供純水果以達到我們每天 4 到 6 份的分量，因此將蘋果或柳橙放在你的包包內或放在你的車裡作為零食，總是有好處。如果你在這裡看不到你的首選，別擔心！許多餐廳通常有富含蛋白質的綠色沙拉或簡單的烤雞肉或魚肉配蔬菜和糙米。一些受歡迎的快餐店之所以榜上無名，主要是因為菜單上沒有任何富含纖維的選擇。同樣，如果你在書中沒有出現的連鎖店購買漢堡，請自行添加水果沙拉（如果菜單上有）或以自己隨身攜帶的蘋果或柳橙作為即食甜點。在大多數情況下，這將使你的膳食更完善，並確保同時滿足蛋白質和纖維的需求。記住：全身重置是關於更多的營養，而不是更少的食物！

（提示：菜單可能會隨時改變；通常有季節性品項輪換和換舊添新。大多數連鎖餐廳會在網上提供所有商品的營養資訊，其中許多還包括營養計算，好讓你知道如果你改變選擇，你會得到的營養有哪些變化。

Applebee's

- 6盎司上選級沙朗+火烤時蔬+小份凱撒沙拉

  41公克 蛋白質 | 5公克 纖維 | 580卡路里

- 肯瓊香料烤鮭魚+大蒜青豆+火烤時蔬+無脂義大利調味料

  40公克 蛋白質 | 8公克 纖維 | 580卡路里

Arby's

- 香烤水牛城雞翅+圈圈薯條（1口大小）+配菜沙拉

  32公克 蛋白質 | 7公克 纖維 | 680卡路里

- 烤雞沙拉+墨西哥起司辣椒一口酥（5顆）+配菜沙拉

  35公克 蛋白質 | 6 公克纖維 | 610卡路里

Au Bon Pain

- 經典燕麥片（小）+希臘香草優格&野生藍莓霜淇淋（10.2盎司）

  29公克 蛋白質 | 8公克 纖維 | 490卡路里

- 雙蛋切達起司瘦火腿小麥貝果

  26公克 蛋白質 | 7公克 纖維 | 350卡路里

- 1/2份鮪魚沙拉三明治+瑞士甜菜火雞辣湯（大份/16盎司）

  26公克 蛋白質 | 21公克 纖維 | 450卡路里

- 馬雅雞百匯

  31公克 蛋白質 | 7公克 纖維 | 670卡路里

Boston Market

- 火雞胸肉（一般）+培根孢子甘藍+玉米麵包

  39公克 蛋白質 | 7公克 纖維 | 560卡路里

Buffalo Wild Wings

- 牛腩炸玉米餅+涼拌捲心菜

  32公克 蛋白質 | 6公克 纖維 | 630卡路里

- 六支傳統翅膀配招牌醬汁+胡蘿蔔和芹菜配脫脂田園沙拉醬

  32公克 蛋白質 | 5公克 纖維 | 515卡路里

Burger King

- 花園雞肉沙拉配脆皮雞+1/2 包 Ken's Lite蜂蜜香醋醬

  25公克 蛋白質 | 3公克 纖維 | 500卡路里

（這份餐點你需要再加一份水果，以補充至少 2 公克纖維，選項清單請參考第 337 頁）

Chick-fil-A

- 烤蛋白+向日葵雜糧貝果

  33公克 蛋白質 | 5公克 纖維 | 560卡路里

- 雞肉蔬菜起司卷

  42公克 蛋白質 | 13公克 纖維 | 350卡路里

- 西南香辣沙拉

  33公克 蛋白質, 8公克 纖維質, 450卡路里

Chili's

- 玉米餅雞肉湯（碗）+午餐組合屋沙拉+田園沙拉醬（1.5盎司）

  24g 蛋白質 | 4公克 纖維 | 660卡路里

- 6盎司沙朗+鮮酪梨醬+清蒸綠花椰菜

  38公克 蛋白質 | 8公克 纖維 | 410卡路里

Chipotle

- Sofritas墨西哥捲餅碗配淡香菜青檸糙米、黑豆、墨西哥綜合蔬菜、新鮮蕃茄莎莎醬、蒙特雷傑克起司

  27公克 蛋白質 | 14公克 纖維 | 645卡路里

- 牛排沙拉配淡香菜青檸糙米、清淡黑豆、清淡蒙特雷傑克起司、蕃茄紅辣椒莎莎醬、辣椒蜂蜜醋汁醬

  31公克 蛋白質 | 7.5公克 纖維 | 625卡路里

Cracker Barrel Old Country Store

- 餅乾桶鄉村男孩早餐

  27公克 蛋白質 | 9公克 纖維 | 660卡路里

- 經典早餐+火雞香腸

  35公克 蛋白質 | 6公克 纖維 | 600卡路里

- 檸檬火烤虹鱒+蕪菁綠葉沙拉

  67公克 蛋白質 | 8公克 纖維 | 580卡路里

Denny's

- 蔬菜煎蛋捲+時令水果+英式鬆餅

  34公克 蛋白質 | 6公克 纖維 | 750卡路里

- 科布沙拉配野生阿拉斯加鮭魚和清淡義大利調味料

  53公克 蛋白質 | 6公克 纖維 | 790卡路里

Dunkin'

- 猶太西南素食活力早餐三明治

  25公克 蛋白質 | 5公克 纖維 | 420卡路里

IHOP

- 2份煎蛋+全麥吐司+火雞香腸（2根）

  30公克 蛋白質 | 5公克 纖維 | 410卡路里

- 雞肉和蔬菜沙拉

  38公克 蛋白質 | 9公克 纖維 | 600卡路里

- 55+火雞和瑞士三明治+自製沙拉配1/2包香醋汁

  45公克 蛋白質 | 8公克 纖維 | 670卡路里

Jack in the Box

- 墨西哥雞肉皮塔配莎莎醬+配菜沙拉+低脂香醋汁

  28公克 蛋白質 | 6公克 纖維 | 375卡路里

- 火烤雞肉沙拉+低脂香醋汁

  26公克 蛋白質 | 7公克 纖維 | 500卡路里

KFC

- 脆皮上校三明治（水牛城）+燒烤豆

  35公克 蛋白質 | 8公克 纖維 | 690卡路里

- 祖傳雞胸肉（帶骨）+涼拌捲心菜

  40公克 蛋白質 | 6公克 纖維 | 560卡路里

McDonald's

- 優質西南沙拉配烤雞肉

  30公克 蛋白質 | 6公克 纖維 | 320卡路里

Olive Garden

- 火烤雞肉馬格麗特披薩（搭配帕馬森起司大蒜花椰菜）

  65公克 蛋白質 | 6公克 纖維 | 540卡路里

- 香草烤鮭魚配綠花椰菜

  49公克 蛋白質 | 9公克 纖維 | 495卡路里

Outback Steakhouse

- 清蒸龍蝦尾（5盎司）配新鮮混合蔬菜和調味米飯）+地瓜

  32公克 蛋白質 | 10公克 纖維 | 750卡路里

- 黑格斯敦沙朗（6盎司）+清蒸綠花椰菜

  44公克 蛋白質 | 5公克 纖維 | 360卡路里

- 牛排沙拉

  57公克 蛋白質 | 7公克 纖維 | 750卡路里

Panda Express

- 蔬菜春捲（開胃菜）+蜂蜜核桃蝦+超級綠色蔬菜

  22公克 蛋白質 | 9公克 纖維 | 640卡路里

- 菜豆雞胸肉+半份炒飯+超級蔬菜

  31公克 蛋白質 | 10公克 纖維 | 540卡路里

Panera Bread

- 發芽穀物貝果（加培根）夾酪梨、蛋白和菠菜

  22公克 蛋白質 | 5公克 纖維 | 420卡路里

- 綠色女神科布沙拉配雞肉（整盤）

  41公克 蛋白質 | 8公克 纖維 | 530卡路里

- 鄉村酸麵包夾火雞肉+十全蔬菜湯

  32公克 蛋白質 | 4公克 纖維 | 470卡路里

Popeyes

- 炸雞胸肉（1份）+玉米棒（1份）

  35公克 蛋白質 | 6公克 纖維 | 590卡路里

- 炸雞腿（2塊）+洋蔥圈（1份）+青豆（1份）

  34公克 蛋白質 | 7公克 纖維 | 653卡路里

- 鯰魚排（2片）+紅豆和米飯（1份）

  29公克 蛋白質 | 7公克 纖維 | 707卡路里

Starbucks

- 豐盛藍莓燕麥片+菠菜、山羊起司和自由放牧蛋白早餐捲

  25公克 蛋白質 | 8公克 纖維質 | 510卡路里

- 辣椒雞肉捲盒餐

  29公克 蛋白質 | 8公克 纖維質 | 630卡路里

Subway

- 新西南雞肉俱樂部潛艇堡*

  34公克 蛋白質 | 5公克 纖維 | 550卡路里

- 火烤牛肉潛艇堡*

  25公克 蛋白質 | 6公克 纖維 | 290卡路里

- 火雞培根酪梨醬潛艇堡*

  49 公克 蛋白質 | 9公克 纖維 | 511卡路里

* 所有潛艇堡營養成分均以 6 吋全麥麵包加生菜、蕃茄、青椒和黃瓜為依據。

- 牛排俱樂部沙拉

  45公克 蛋白質 | 6公克 纖維 | 480卡路里

Taco Bell

- 火烤雞肉營養滿分總匯（雞肉）

  26公克 蛋白質 | 7公克 纖維 | 470卡路里

- 墨西哥牛肉餡餅+黑豆加米飯

  31公克 蛋白質 | 8公克 纖維 | 690卡路里

Texas Roadhouse

- 加州雞肉沙拉

  78公克 蛋白質 | 11公克 纖維 | 740卡路里

- 達拉斯菲力牛排（6盎司）+火烤青辣椒+奶油玉米

  50公克 蛋白質 | 6公克 纖維 | 560卡路里

- 火烤蝦仁沙拉

  65公克 蛋白質 | 6公克纖維 | 730卡路里

- 德州香辣牛肉湯（1碗）

  35公克 蛋白質 | 6 公克纖維 | 490卡路里

Wendy's

- 蘋果山核桃雞肉沙拉

  39公克 蛋白質 | 7公克 纖維 | 460卡路里（每包調味料增加60卡路里）

- 香辣牛肉湯（大份）+半份西南酪梨雞肉沙拉

  43公克 蛋白質 | 14g纖維 | 550卡路里（每包調味料增加80卡路里）

- 帕瑪森凱撒雞肉沙拉

  49g蛋白質 | 5g纖維質 | 400卡路里（每包調味料增加80卡路里）

　　下次出去吃飯前先做好準備：列出三家你最喜歡的餐廳經常吃的食物，然後寫下你可以在每家餐廳安排的完美全身重置餐點。（使用本章的建議，或者透過查看你的首選相關網站的營養部分找到自己的組合。）別忘了，你可以從家裡帶一份水果或一小包堅果以添加纖維和／或蛋白質，以「取巧」的方式獲得完美的全身重置餐點！

當我在 ＿＿＿＿＿＿＿＿＿＿＿＿＿＿＿＿＿＿＿＿＿＿＿＿＿＿＿

我要點 ＿＿＿＿＿＿＿＿＿＿＿＿＿＿＿＿＿＿＿＿＿＿＿＿＿＿＿

當我在 ＿＿＿＿＿＿＿＿＿＿＿＿＿＿＿＿＿＿＿＿＿＿＿＿＿＿＿

我要點 ＿＿＿＿＿＿＿＿＿＿＿＿＿＿＿＿＿＿＿＿＿＿＿＿＿＿＿

當我在 ＿＿＿＿＿＿＿＿＿＿＿＿＿＿＿＿＿＿＿＿＿＿＿＿＿＿＿

我要點 ＿＿＿＿＿＿＿＿＿＿＿＿＿＿＿＿＿＿＿＿＿＿＿＿＿＿＿

第 10 章

扔掉你的過時飲食書籍
為何以前的備用方案失效了

一九八五年，當時五十歲的威爾福德・布里姆利（Wilford Brimley）在經典電影《魔繭》（Cocoon）中飾演一名退休老人，發現自己恢復了活力。

二○二二年，即將滿六十歲的湯姆・克魯斯演出他的第七部《不可能的任務》電影，並親自上場做許多特技，飾演身手非凡的祕密特務伊森・杭特（Ethan Hunt）。

這兩則好萊塢軼事說明了一個重要的事實：我們與上一代不同，我們對我們這個年齡層應該是什麼樣了，感覺如何和行為舉止有著截然不同的看法。

還記得「人生四十才開始」這句話嗎？這句話可以追溯到一九三○年代，因心理學家沃爾特・皮特金（Walter Pitkin）的勵志暢銷書而普及。今日，四十歲感覺更像是暖身而已，當我們來到這個里程碑時，我們仍然還在打基礎。四十多歲以後才火力全開，任何看過珍妮弗・洛佩茲（生於 1969 年）在 2020 年超級盃中場秀搖滾演出，或欣賞布萊德・彼特（生於 1963 年）在《從前，有個好萊塢》（Once Upon a Time in . . . Hollywood）中作為特技演員露出腹肌，或者喜歡梅莉・史翠普（1949

年生）在《媽媽咪呀！回來了》（Mamma Mia! Here We Go Again）從欄杆上滑下來場景的人，我們知道，我們不需要進入類似繭的外星蛋來恢復我們年輕的力量。我們所需的只是關於如何餵養和照顧我們身體的知識，以及堅持下去的動力。

但是……對於我們這個年齡層的人來說，明智的營養指南和有效的體重管理計劃仍然很少見。為什麼？

 ## 亂源之始

一九八〇年發生了很多事情：六〇年代理想主義的守護神約翰‧藍儂被謀殺，現代保守運動的守護神羅納德‧雷根當選總統。CNN 開播迎來 24 小時新聞時代，我們都被伊朗人質危機、聖海倫火山爆發，以及美國奧運曲棍球隊實現了幾乎不可能的「冰上奇蹟」的電視報導所吸引。

與此同時，另一個分水嶺悄然進入美國社會：美國農業部 (USDA) 和衛生與公眾服務部 (HHS) 兩個政府機構聯合發佈一本 20 頁小冊子，名為《營養與你的健康：美國人的飲食指南》。

這個指南非常簡單，列出了五種主要的食物類別（水果和蔬菜；穀物；肉類、家禽、魚和蛋；豆類和奶製品），我們對最初七項飲食指南中：「吃多樣化食物」、「避免過多的糖」之類的建議沒有太大的異議。

從那時候起，美國農業部和 HHS 每五年都會發佈一套修訂後的指南，而且每一年的指南都越來越長，越來越複雜。最初的食物群變成食物金字塔，然後變成食物盤。雖然你可能從未讀過《美國人的飲食指南》，但可以確定的是它會影響你的生活。教育者、營養學家和政

策制定者使用這個指南提出建議，並指導聯邦政府資助食物計劃（還記得「蕃茄醬是蔬菜」的學校午餐爭議嗎？），而製造商更新他們的包裝標籤（和健康聲明）以反映最新的建議。每次更新，從學校到老年中心的機構都會調整他們的菜單，而你在超市包裝上看到的營養成分列表也會更新。（正如我們在第八章提及的，這些信息是有效的工具，有助於我們確定哪些包裝食品可以放入我們的購物車。）

但正如本書簡介中提及，當今的膳食指南包含各個年齡層每日攝入量 (RDA) 的具體推薦分別爲：幼兒、青少年、年輕人以及二十歲、三十歲和四十歲的人口，按性別劃分精心規劃到五十歲。但是飲食指南只包含我們生命前半世紀不斷變化的營養需求，到了五十歲後突然一切變得非常模糊，這意味著往後的十年、再十年，我們將不再有明智選擇所需的詳細資訊。

忽視我們的飲食指南

鑑於我們不斷變化的身體和不斷變化的營養需求，我們知道在中年階段有三大領域與這些指導方針出現分歧，這就是爲何全身重置如此重要的原因。

蛋白質

飲食指南爲十八歲以上的人分配相同的 RDA —— 女性每天大約 46 公克蛋白質，男性每天大約 56 公克蛋白質。但正如我們在第一章提及，我們不斷變化的身體流失肌肉的速度變快，而消化蛋白質的效率變低。

因此，這些數值對於希望在二十多歲、三十多歲和四十歲出頭保持整體健康的人來說可能是明智的建議，但隨著年齡增長，這些數值已遠遠低於我們身體所需的數值。「我很肯定這些蛋白質的 RDA 對老年人來說太低了」凱瑟琳・塔克（Katherine Tucker）告訴我。塔克是美國國家科學院、工程院和醫學院食品和營養委員會的成員，該委員會負責開發 RDA。她說，政府的飲食指南要趕上當前的研究還需要幾年的時間。另外，飲食指南也沒有說明攝取蛋白質的時間點和科學數據，指出每餐攝入足夠蛋白質對老年人的重要性。

因此，讓人困擾的《2020-2025 年膳食指南》問題可能會在未來很長一段時間存在。蛋白質建議量仍然很低，而我們這個年齡層的人將繼續與體重增加和肌肉流失有關的問題中掙扎。

纖維質

膳食指南建議 50 歲以上的女性要將纖維質的攝入量從每天 25 公克減少到 22 公克，男性從每天 31 公克減少到 28 公克。但為了減重，根據最近一項針對代謝症候群患者（包括高膽固醇、高血壓和高血糖，以及過多腹部脂肪等健康因素）的研究，每天吃 30 公克纖維質幾乎與減少糖、脂肪、鹽和酒精一樣有效。另外一項研究顯示，每 1,000 公克卡路里額外增加 10 公克纖維，生物老化時間預估會減少約 4.3 年。楊百翰大學的研究人員觀察 5,600 多名美國成年人的研究中發現，纖維的攝入量與更長的端粒兩者有關聯性，端粒是有助於保護你的 DNA 免受損傷的核苷酸鏈，並可能以此預估你的壽命[1]。

減少纖維的建議量在某種程度上是由於膳食指南中減少卡路里的

建議量，其中女性和男性在五十歲以後每天減少約 200 卡路里，但減少卡路里不代表著減少營養！相反，我們應該改用水果和蔬菜含量較高的飲食來彌補新陳代謝減慢（正如我們在第二章中提及，許多人對此仍然不解），這自然會增加纖維的攝取量。許多人在攝入太多纖維時會出現腹脹或其他副作用，但在大多數情況下，每天 30 公克應該不是問題。

維生素

隨著年齡的增長，我們吸收和利用維生素 B 群的能力也會產生變化，主要是因為我們的消化系統發生變化 —— 胃酸的製造量減少，從而降低我們從食物中提取這些維生素的能力。我們越來越難吸收維生素 B_{12}，而缺乏維生素 B_6 也很常見。因此，理論上，我們必須多吃這些營養物質才能獲得與三十歲時相同的益處。但指南並未建議增加維生素 B_{12} 攝取量，儘管一項全國性調查發現有超過 16% 的老年人血液中的維生素 B_{12} 濃度較低。美國農業部稍微增加了維生素 B6 的攝入量，從男性和女性每天 1.3 毫克增加到五十歲以上女性每天 1.5 毫克，五十歲以上男性每天 1.7 毫克。

幸運的是，有一些針對五十歲以上人口的明智指南。《長青族飲食指南》（MyPlate for Older Adults）由塔夫茨大學與 AARP 基金會聯合創建，刪除美國農業部指南中大部分的預測，並展示如何在每餐中按比例進食。這是一個很好的標準膳食視覺指南，正規的每日膳食指南只提供營養總量，但長青族的飲食指南則是將這些營養分解成可能在用餐時吃的實際食物。只要記住根據《長青族飲食指南》的建議基礎，確保每餐（尤其是早餐）攝入 25 到 30 公克蛋白質，這樣就不會出錯了。

為什麼大多數的飲食計劃無法讓減肥一勞永逸

雖然政府對蛋白質和纖維的指南可能不甚理想，但飲食行業提供了無數額外、有時令人困惑、經常相互矛盾、甚至完全瘋狂的營養建議。大多數流行的飲食計劃——即使對健康的整體貢獻相對可靠，也無法提供解決我們身體隨著年齡增長而變化的方法。

從阿金斯到原始人到邁阿密飲食法，大多數都是為大眾而創造的。但他們沒有考慮到成熟體質的需求。接下來，我們要探討過去幾十年一些最有影響力的飲食，並解釋為何我們身體需要一些不同的營養。

 ## 生酮飲食和間歇性斷食

也許你認識一個吃一大堆培根但認為吐司很邪惡的人；也許你有朋友過了晚上七點後就不吃東西，因為時間已超過他們的「進食階段」。

這些行為都與流行的減肥計劃有關，這些計劃有一個共通點：讓你的身體進入生酮狀態，也就是將身體的引擎從糖燃燒器切換到脂肪燃燒器的代謝狀態。不過，對大多數人來說，生酮狀態每天都會自然發生。馬里蘭大學皮尤基金會營養與代謝學者、醫學助理教授帕梅拉·皮克（Pamela Peeke）醫學博士說，在間隔大約六個小時不進食（此時我們可能已經入睡），身體自然會開始使用脂肪作為能量來源。

「生酮飲食」試圖透過限制一個人吃的蛋白質的量（比碳水化合物多 15% 左右）和每天攝入不超過 50 公克的碳水化合物（相當一份米飯和豆類、幾顆蘋果和二穗玉米）來誘使身體長時間進入生酮狀態。

生酮飲食是一個很好的例子，對某些人有效，但絕對不適合中年

以上的族群。生酮飲食最大的風險是剝奪身體建立和維持肌肉質量所需的蛋白質，透過限制卡路里中只有 20% 的蛋白質，你將無法保持肌肉質量，並最終要為回復的體重增加以及跌倒和骨折的長期風險做好準備。此外，碳水化合物 —— 水果、蔬菜、豆類和全穀物，是我們獲得大量營養素的來源，包括蛋白質、維生素、礦物質和植物營養素，然而，在這個階段減少這些營養素並不是一個好的飲食建議。

什麼是「防彈咖啡」？

有沒有見過有人喝普通咖啡摻雜一點奶油和一些油？所謂的防彈咖啡及其背後的概念與生酮狀態非常相似：早上只喝咖啡和一些脂肪可以讓身體在中午前進入生酮狀態，但卻剝奪了身體所需的蛋白質，這種飲食理念可能會加速與年齡相關的肌肉流失。

雖然一些研究表明生酮飲食對減肥有效，部分原因是因為，正如埃德蒙頓阿爾伯塔大學營養學副教授卡拉・晉拉多（Carla Prado）所說：「飲食非常單調。你吃的不多，所以就吃得少。」政府研究人員設計了一項研究，當維持卡路里攝入量不變時，他們發現生酮飲食與碳水化合物的均衡飲食相比沒有任何優勢。另外，人們在進入生酮狀態時失去的大部分是水的重量，至少在最初階段是如此。原因如下：儲存在體內的糖（糖原）會與水結合，所以當你開始減少碳水化合物時，你的身體會利用糖作為能量並釋放水分。

看起來是脂肪減少，實際上是水分快速流失。另一個與生酮有關的趨勢：間歇性禁食，它有許多不同的風格和間隔方式：有些要求在一週

的平日大幅降低卡路里攝取量（所謂的 5:2 飲食法，五天進食，兩天節食）也就是在禁食期間攝取不超過 500 卡路里，在其他進食期間則正常飲食。另外還有限時斷食法，每 24 小時期間你的進食時間只限於 4、6 或 8 個小時內。在大多數情況下，我們的想法是跳過或至少將早餐和 / 或午餐延後，然後在晚上 8 點之前或更早不再進食。最後，對於真正想玩「飢餓遊戲」的硬漢玩家來說，還有 24 小時的完全禁食法。

一項針對老鼠的研究發現，間歇性斷食對健康和衰老有一些特殊的效益，但這些效益並未出現在中年及以上的族群。然而，在體重管理方面，間歇性斷食只是限制卡路里的另一種方法。無論選擇哪一種方案，實際上並無神奇之處。（我曾經看過間歇性斷食者一次吃掉一天的食物。）。根據針對 11 項不同試驗的回顧，間歇性斷食與傳統卡路里限制飲食法兩者的效果不相上下[2]。

更糟糕的是，《美國醫學會雜誌》(JAMA) 上的一項小型研究發現，與傳統飲食相比，間歇性斷食讓人難以持續[3]。理由如下：飢餓信號可能會分散注意力，更別提還得忍受飢餓！況且飲食不只是為身體「加油」，它們也是一種社交活動，無論是在早餐桌與伴侶共度，在午餐時與同事交流，還是在一天結束時與朋友共進晚餐，想想看，有多少人願意為了減掉幾磅而放棄他們的人際關係？

而且失去人際關係的同時，你可能還會失去肌肉：二○二○年發表的另一項 JAMA 研究發現，限時斷食法「可能會加劇肌肉流失」[4]。

話雖如此，根據皮克的說法，至少在大多數日子裡，限制一個合理的停止進食時間點自有其道理。「今日五十歲及以上的族群，他們的飲食習慣一團糟」皮克告訴我。「我們在想吃時就吃，養成了壞習慣，如熬夜追劇，直到深夜還在吃零食。」在她進行的一項研究[5]中，

當人們將進食的時間縮短到每天只有 12 小時——比如說，早上 8 點開始吃早餐，晚上 8 點吃完最後一頓飯，結果他們在四週內自然減掉大約 5 公斤。原因是在兩餐之間，你讓身體有 12 個小時的休息時間，這個過程很自然地延長了生酮狀態——無須嚴格的限制，也不必將健康的碳水化合物和保護肌肉的蛋白質視為敵人。皮克建議，也許在行程可允許的情況下，可以將 12 小時不進食調整為 10 個小時進食和 14 個小時不進食的方案。

底線：我們整天都需要蛋白質，然而這些方法往往不可行。不過，只要你將斷食的時間限制在每天 12 小時或更短，除此之外，還是讓生酮和斷食留給喜歡速成減肥的禁食者吧！

地中海飲食法

地中海飲食一直被《美國新聞與世界報導》評為世界上最健康的飲食，理由很充分：根據二〇一八年的一項研究，它可以降低罹患心臟病的風險和冠狀動脈心臟病患者總體的死亡率。同樣重要的是，它可以延緩心智敏銳度下降以及 β- 類澱粉蛋白沉積物的增生，β- 類澱粉蛋白沉積物是阿茲海默症的指標。

地中海飲食沒有一定的範例——如果有的話，法國、義大利、黎巴嫩和希臘餐館都會提供相同的食物。相反，它是一種以全穀物、水果和蔬菜、橄欖油和海鮮為基礎的飲食方式；適量的優格、雞蛋、牛奶和瘦肉，如家禽；減少紅肉攝取量；甜食和加工食品的攝取量往往遠比美國人少很多。

這聽起來很像全身重置？沒錯！兩種方法都提倡減少垃圾食品；

專注於健康油和高纖維水果、蔬菜和穀物；並且以瘦肉、乳製品和海鮮作為蛋白質的主要來源。事實上，主要的分別在時間點：在理想的情況下，你要採取地中海飲食法，同時確保在早上、下午和晚上攝入優質的蛋白質和纖維，以保持肌肉維持在最佳的狀態。

底線：遵循地中海飲食法有助於降低罹患心臟病和其他疾病的風險。不過，請確保全天攝入足夠的纖維和蛋白質。

 ## 得舒飲食法（Dash Diet）

別想歪了，這可不是那種在餐廳吃了一頓昂貴餐點，然後在還未結帳前就狼狽奪門而出的飲食。「DASH」代表：Dietary Approaches to Stop Hypertension，意謂停止高血壓的飲食法，由美國國立衛生研究院開發，旨在幫助人們在不使用藥物的情況下降低血壓。它的主要方法是降低鈉的攝入量，同時增加對心臟有益的鉀、鈣和鎂的攝入量，這些礦物質對於放鬆血管和中和鈉對身體的影響至關重要。

DASH 是另一個公認最佳的飲食法，與地中海飲食非常相似。DASH 強調水果、蔬菜、堅果、種子、豆類和全穀物；允許適量的乳製品和瘦肉，儘管比地中海飲食少一點海鮮，並將甜食限制在每週五份或更少。根據阿茲海默症協會的說法，與地中海飲食一樣，DASH 飲食有降低罹患心臟病的風險，並可能降低罹患老年癡呆症的風險。

當梅奧診所整理出一份關於 DASH 飲食的每日菜單樣本時，它看起來很像全身重置飲食，含有 90 公克蛋白質、39 公克纖維和大量有益心臟健康的單元不飽和脂肪。但是 DASH 飲食並沒有強調全天攝入蛋白質的重要性，這對於我們不僅想要健康的心臟，還想要健康的肌

有史以來最愚蠢的飲食概念（是的，這些都是真的）

　　與體重拔河之戰會讓我們做出許多蠢事，且不乏樂於提供一些花俏解決方案唯利是圖的業者，他們明知無論這些方案聽起來多古怪，總是會有人買單。以下是一些荒謬但真的有人信以為真的方案，依難度和／或噁心程度降序排列。

　　嬰兒食品飲食。據說是由一位名人教練發起，這種飲食法建議你每天以罐裝嬰兒食品代替一天兩餐。這種飲食除了明顯缺乏風味或常識之外，也會嚴重影響你的社交生活──想必你應該不在日託中心吧！

　　弗萊徹飲食（Fletcherizing Diet）。這個方案由霍勒斯‧弗萊徹(Horace Fletcher)因肥胖而被拒絕健康保險後設計的，你可以隨時隨地想吃什麼就吃什麼。重點是：無論你吃進什麼，你都必須咀嚼直到食物完全變成液體，然後「喝」下去。試想一下，要將媽媽的燉肉嚼成肉汁需要咀嚼多少次。

　　粘土飲食。由一位以厭食症／暴食症聞名的女演員推廣，作法包括將粘土攪拌到水中喝下。據說這種飲食可以清除體內毒素，但這也會剝奪你的必需營養素。

　　空氣飲食。嗯，你能嚐到蘋果派嗎？巧克力布朗尼聖代？費城起司牛排？是的，你可以，如果發揮你的想像力，因為這種飲食法是假裝吃到食物，然而實際上，你吃到的只是空氣。

　　條蟲飲食。在暗網的某個角落，你可以訂購裝滿條蟲卵的膠囊。吞下它們，除了攝入寄生蟲外，你還會讓自己陷入無止盡的疼痛、噁心和腹瀉，以及可能的器官衰竭和癡呆症。我們都喜歡吃晚餐時有人陪，但在理想情況下，那個陪你的「同伴」應該不會在你的體內吧！

　　底線：如果涉及吃一些奇怪的東西，或者以一種奇怪的方式進食，那麼這都不是一種健康或可持續的體重管理方法。讓常識成為你的嚮導吧！

肉和骨骼的成年人來說，這是一個敗筆。

底線：正如 DASH 飲食的建議，降低高血壓的最佳飲食法是減少鈉和加工食品的攝取量，並且多吃水果、蔬菜和乳製品。如果你要留意鹽的攝入量，請在採購時閱讀食品標籤，並留意潛在的鈉來源。

當心隱藏的寶盒

更多的水果、蔬菜、乳製品、豆類和堅果會自動產生更多的鈣、鉀和鎂，這真的很棒！但是，減鹽──曾經被視為寶藏的鹽，真的很難。根據疾病控制和預防中心的說法，美國飲食最大的鈉來源不是鹽罐，也不是薯片和炸薯條。

而是來自麵包。

事實上，「麵包和麵包捲」是名列第一的鈉來源，「三明治」排名第三。披薩、冷盤、醃肉和湯品排在前五名。特別是白色三明治麵包的含鹽量往往很高：例如，一片麵包含有 230 毫克的鈉，這是飲食指南每天允許所有鈉攝取量的 10%。二〇一八年的一項研究指出，從 Whole Foods 到 Nature's Own 等數十個麵包品牌的鈉含量特別高。是的，你仍然可以享用三明治，但你在等待用餐時或許會重新考慮是否要買那些誘人的新鮮麵包卷，並以地瓜、糙米和全麥麵食來取代澱粉類。

 心智飲食（The MIND Diet）

心智飲食為地中海飲食和得舒飲食的綜合版，特別著重在促進大腦健康有效的食物。研究顯示，心智飲食可以有效減緩與年齡相關的

認知衰退，並且在最佳的情況下，讓你的大腦功能表現彷彿年輕7.5歲。

與全身重置飲食一樣，心智飲食強調綠葉蔬菜、漿果、堅果、橄欖油、海鮮和豆類。

底線：就像地中海和得舒飲食法一樣，心智飲食是一種健康的飲食法，和全身重置飲食法很像。但同樣的，你要留意攝取足夠的高纖維食物並全天攝入蛋白質。

 藍區飲食（The Blue Zones）

動起來、低壓力、保持友好人際關係、多吃蔬果。

藍區飲食法中的建議幾乎沒有任何爭議。藍區飲食法來自一些世界上人口壽命較長地區的研究——地中海地區，如希臘的伊卡里亞和撒丁島的奧利亞斯特拉地區、日本沖繩、加州的洛馬琳達和哥斯大黎加的尼科亞半島。在這些地方，人們都傾向於以植物為基礎的地中海式飲食。享受適度的運動，並保持密切的社交連結。

這種生活方式的結果令人驚訝：在基督復臨安息日會人口最多的洛馬林達，與一般的美國人相比，這些人的健康壽命平均多了 10 年。

底線：攝入更多植物性食物——這意味著更多的維生素、礦物質和纖維，幾乎是改善飲食最好的方法。但留意，「以植物為主」並不一定是「只限植物」。在採取全身重置飲食後，你自然會增加這些藍色區域食物的攝入量，同時確保全天都能獲得足夠的蛋白質以保持苗條和強壯。由於全身重置飲食沒有奇怪的進時限制、斷食或昂貴的特殊食材，因此，你可以採取藍區飲食法其中一項特別受歡迎的建議：與朋友和家人共享全身重置飲食法。

原始人飲食法

　　原始人飲食法背後的概念是，我們進化為狩獵採集者，因此我們應該以這種方式進食——專注於野味、魚類和野生的植物，同時避免加工食品和小麥等穀物：大米和玉米；豆類；扁豆和花生；乳製品，例如牛奶、優格和起司；以及其他現代農產品。

　　然而，事實上，現在市面上標榜「原始人飲食 Paleo」的商品，大部分與我們遠古祖先吃的東西幾乎沒有相似之處，野生植物和動物與今日超市裡的食品完全不同。事實上，如果你真的想遵循原始人飲食法，那就去你家後院，把一塊石頭翻過來，然後吃下爬出來的任何東西。因為儘管那些古代獵人可能在獵捕猛獸方面很拿手，但實際上昆蟲——尤其是蛆蟲、毛毛蟲和蚱蜢，可能佔他們多數的蛋白質攝入量。此外，你還需要多增加一些纖維攝入量：根據一些研究，原古人每天可能吃掉多達 100 公克纖維，因為野生植物往往比今日栽培的植物含有更高的纖維。

　　好吧！就算你真的能夠遠離超市，只靠狩獵或覓食為生，但遵循原始人的飲食習慣能幫助你活得更久、更健康嗎？這就很難說了，因為古人很少有人能夠活到晚年。但有趣的是，二〇一三年，一項對來自世界各地狩獵採集社會的 137 具木乃伊（平均死亡年齡：43 歲）進行的研究發現，其中有 1/3 出現動脈粥狀硬化的跡象。

　　底線：不吃加工食品和糖果？這還有點道理。不吃全穀物、乳製品和豆類等健康食品？這完全沒有道理。無數的研究顯示，這些食物在維持整體健康和控制體重方面非常重要。至於吃不吃蟲子……好吧！這就讓你自己決定吧！

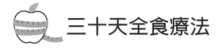# 三十天全食療法

在這三十天，你戒掉了糖（聽起來不錯）、酒精（還好）、穀物和豆類（呃喔！）和奶製品（喔！天啊！）

與其他「階段性」飲食一樣，三十天全食療法旨在通過大量減少碳水化合物來顛覆你的系統，同時戒除可能敏感的食物（如酒精、小麥中的麩質或乳製品中的乳糖）。在這段期間，你只吃瘦肉、雞蛋和海鮮；水果和蔬菜；和健康的脂肪來源，如堅果和酪梨。到了三十天結束時，你有希望減掉體重並確定與日後要避免的一些不健康食物。

與任何去除法的飲食一樣，特別是減少碳水化合物，三十天全食療法可能會讓你迅速減少幾公斤水的重量。任何限制你可以吃什麼或什麼時候可以進食的飲食法，至少在短時間讓你有種可以控制食物攝入量的感覺，但沒有科學證據指出這些方法可以讓減肥一勞永逸。

此外，去除乳製品、高纖穀物和豆類意味著你將大幅減少鈣、纖維和有益腸道健康的益生菌的攝取量，這些都是降低發炎、改善心臟健康和調節免疫功能的必要營養素。這也使得以植物為基礎的飲食幾乎不可行，因為三十天全食療法去除了大部分最有營養的植物性食物——傳統的健康食品，如豆腐、米飯和豆類。

底線：三十天全食療法是一種經典的速成飲食，你「嘗試一下」然後「結束」這不是一種可持續的飲食方式。如果你想去除某些食物群，藉此找出它們是否是導致腹脹或其他身體問題的根源，請先諮詢你的醫生。專家有時會建議逐一消除食物，而不是一次去除所有食物。

阿特金斯／邁阿密／低碳飲食法

阿特金斯和邁阿密飲食是最受歡迎的低碳水化合物飲食之一。由於我們今日吃的許多碳水化合物都是精製的（白米飯、白麵包、椒鹽捲餅、餅乾）、油炸的（薯片、玉米片、薯條）和加糖（餅乾、糖果、蛋糕、鬆餅），因此大幅減少碳水化合物的攝入量非常合理。但是當你減少水果、蔬菜和全穀物時，這些飲食法已漸漸失去意義，很不幸的，這兩種飲食法皆是如此。

阿特金斯和邁阿密飲食都有一種所謂的「階段」噱頭。例如，在阿特金斯飲食，首先你要將碳水化合物減少到每天僅 20 公克，其中大部分來自芹菜、黃瓜和蘆筍等蔬菜，同時每餐都吃蛋白質和脂肪，但去除大多數的水果、堅果和穀物。這個階段至少要持續兩週，之後你可以吃一些水果和種子，直到你達到最終減肥目標的 5 公斤以內，接下來飲食可以更有彈性。邁阿密飲食遵循類似的模式：前兩週不吃水果或穀物，過了最初的階段後，你可以添加一些水果和全穀物。

使用階段的飲食計劃旨在觸發快速、顯著的減重。但正如我們之前提及的，當你減少碳水化合物時，首先你的身體會釋放儲存的水分；大部分最初的體重減輕實際上只是流失的水分。研究指出，當人們以速成法減肥時，他們通常會在兩年內復胖大約一半的體重，並在五年內復胖大約 80% 的體重[6]。另一方面，全身重置飲食是一種生活方式，是一種長期生活方式的解方，目的不僅在改變你的飲食，還可以改變你的活力——身體、精神和情緒。

但更重要的是，當我們不吃全穀物時，我們會失去一些重要的維生素 B 群，由於消化系統的變化，我們的身體已經難以吸收這些維生

素。當我們不吃水果時，我們減少了數千種身體必需的植物化學物質攝入量，這些植物化學物質可以幫助我們消炎。去除全穀物和水果會導致我們的纖維攝取量下降，雖然像這種極度重視植物性蛋白質的計劃對我們這些注重保持肌肉質量的中年人很有用，但蛋白質只是我們對抗與年齡相關的肌肉流失戰鬥計劃的一部分。我們還需要搭配高纖維、高營養的食物來強化，這些食物有助於支持我們的免疫系統、減少發炎並扭轉過早衰老的趨勢，這些就是許多飲食方案可能無法達到的目標。

底線：「低碳水化合物」通常意味著「低營養」。你要以富含蛋白質的飲食爲目標，同時提供身體必需的維生素和礦物質，並要避免那些提供噱頭階段和快速、臨時效果的飲食。

如果你無法拒絕食物

一位五十多歲的朋友從小學開始就不斷嘗試各種減肥法，但始終無法持續，食物毫不留情地向她招手，她總是無法抗拒。最後，她聽説「匿名暴食者」（Overeaters Anonymous）（類似匿名酗酒者）並採取行動。「OA 沒有提供具體的飲食計劃」，她解釋道。「它只是幫助你停止瘋狂的進食行為，這是我有生以來第一次可以很理智地吃東西。」更多詳情請參考 oa.org 網站。

長期暴飲暴食、強迫進食、催吐和節食都可能是飲食失調的症狀。你要聯繫所在地的飲食失調協會尋求幫助，詳情請參考 nationaleatingdisorders.org 網站。

另一種選擇是與合格的專家合作，他們可以協助你制定適合你的飲食計劃。你可以在 eatright.org 網站搜尋面對面和線上指導的專家。

Noom 和認知行為療法

Noom 是一種減肥計劃應用程式，以認知行為療法的原則為基礎——其中你可以學習傾聽並談論你的消極想法。加入 Noom 需要付費（有時可免費試用，只要登入信用卡資訊）。一開始你要建立一個生活方式和心理檔案，藉此協助你克服導致體重停滯和暴飲暴食的情緒障礙。這種程式旨在協助你在減肥之旅中持之以恆並且感受到支持，這一點非常的重要。

然而，該計劃在食物方面的策略非常簡單：少吃高熱量食物，作法就是減少脂肪（透過吃低脂乳製品而不是全脂乳製品，或者選擇氣炸爆米花而不是炸薯條），或者吃含有更多水分的食物（葡萄而不是葡萄乾；沙拉而不是漢堡）。

其實這個策略還不錯，特別是如果你很積極選擇水果和蔬菜而不是漢堡和薯條。這種食療法強調可持續性而不是快速減肥，Noom 採取健康、長期的方式，旨在盡可能減少忽胖忽瘦的節食效應。但是Noom 飲食法有三個問題，因而不太適合中年以上的族群。

首先，焦點在體重。Noom 希望你每天量體重，重點是體型大小，而不是體態。因此，你無法判斷體重減輕是因為水分減少、肌肉組織流失，還是實際的脂肪減少。正如我們之前提及，體重數字只是減重故事的一小部分。

其次，沒有意識到隨著年齡增長身體會產生的變化。雖然在分析方面確實可以協助你解決食物問題，讓你專注於目標，並釐清任何飲食方面的誤解，但該計劃的規定非常明確：少吃卡路里。然而，由於蛋白質來源往往含有脂肪，且卡路里含量更高，因此很可能減少蛋白

質攝取量，結果就會變成，減肥＋少量蛋白質＝肌肉流失，而我們已經知道這對身體健康非常不利。

最後，雖然認知行爲療法已被證實可以有效治療暴食症，但它對一般人的減肥效果尚未證實。

底線：知道吃什麼是一回事。眞正落實吃你知道是健康的食物則完全不同。全身重置飲食是一種非常簡單的終生飲食法，可以透過減少飢餓和增加營養素來達到效果。但對於那些明知自己無法控制而盲目吃零食的人來說，認知行爲療法可能是一個有效的均衡飲食方案。

在本章中，你肯定留意到幾個熟悉的主題：首先，飲食指南和大多數現代飲食計劃都沒有考慮到中年及以上人們的特定需求。其次，許多減肥計劃都是以犧牲長期健康來達到短期的效果。難怪我們大半生都對該吃什麼、什麼時候吃以及如何吃感到困惑。

但是我們可以改變——選擇做一些對長期健康有益的事情。這不是一種時尚飲食，而是一項爲身體設計的營養和體重管理計劃，天天都能輕易做到，可以解決甚至逆轉老化的一些影響，同時預防體重增加，並且讓我們重回更苗條、更健康與更長壽的人生。

這就是全身重置飲食法。

小練習

當壓力或無聊來襲時，我們很難做出明智的食物選擇，這就是為何人們稱這些食物為「療癒美食」。

如果在壓力或無聊時吃東西是你的主要障礙之一，試著寫下你平時吃的「逃避美食」，然後在右邊列出更健康的選擇或如何提升。例如，如果你喜歡吃薯片，那你可以改吃玉米片配酪梨醬呢？或者，如果你傾向於吃一把椒鹽脆餅，那你可以嘗試胡蘿蔔條和鷹嘴豆泥，以獲得同樣的清脆口感。這個方案不是在於少吃食物，而是在於吃下更多的營養。

當我遇到壓力時的「逃避美食」　　　　　我的健康新選擇

_____　　　_____

_____　　　_____

_____　　　_____

放慢生活步調，專心進食，並且嘗試其他活動，如深呼吸、聽音樂和冥想，留意自己是否是因為壓力或無聊想吃東西，而不是因為飢餓。

第 11 章

新陳代謝的迷思
運動對減肥不利（真的！）
那為何還要運動呢？

　　真假？我有沒有看錯？運動不利於減肥？

　　沒錯！至少不是我們以為的那樣。運動不會「燃燒」卡路里！至少不是我們認為的那樣。它不會讓你戲劇性減肥，也不會「促進」你的新陳代謝。事實上，幾乎所有關於運動價值的說法都是錯誤的。

　　假設你是一個五十多歲的人，昨天你晚起了，之後趕著上班，在辦公桌前吃午飯，然後回家看一整晚的電視。如果是這樣的話，這一天，你的身體大約燃燒了 2,500 卡路里。今天，你起得很早，在跑步機上跑了半個小時，接下來整天工作，晚飯前還上了一個小時的瑜伽課。今天，你的身體燃燒了大約 2,500 卡路里。

　　所有的額外活動，對卡路里的燃燒絲毫沒有影響。

　　這怎麼可能？爬樓梯機器上的那些很酷的數位讀數告訴我們，在每次出汗過程中都燃燒了數百卡路里？的確！我們的身體在運動中消耗許多卡路里，但問題是我們日常的新陳代謝是固定的，如果我們在運動時燃燒更多的卡路里，我們的身體自然會有補償的機制。

　　「當你的運動量變大時，身體這時會降低體內燃燒卡路里的數量，

以執行其他功能，例如發炎或分泌激素」杜克大學進化學副教授，《燃燒》（Burn: New Research Blows the Lid Off How We Really Burn calories, Lose Weight, and Stay Healthy）一書的作者，研究員赫爾曼・龐徹爾（Herman Pontzer）解釋，「你每天燃燒的卡路里數量——你的新陳代謝，維持不變，不管你是否有做運動。」

　　這是真的。

燃燒卡路里、保持健康和減重

　　根據疾病控制和防治中心的數據，我們的身體每週至少進行 150 分鐘的中等強度有氧運動（或每週 75 分鐘的劇烈運動），身體的整體表現最好。這相當於每週 5 天進行 30 分鐘的適度運動或每週 4 天進行 20 分鐘的劇烈運動。而且這種活動量可以持續一整天。

　　30 分鐘聽起來很多嗎？事實並非如此。事實上，30 分鐘是……大約是嬰兒潮一代每天在智慧手機上花的平均時間的 1/10。

　　一般美國人每天看電視時間的 1/6。

　　事實上，你可以做本書大部分的建議運動，同時上 Netflix 追劇，跟著你喜歡的音樂搖擺、收聽有聲書或播客；或者找一個運動夥伴或團體——面對面或遠端，呼朋引伴大家一起變得更強壯。

　　龐徹爾的這些發現一部分來自於對原始文化的研究，例如坦桑尼亞的哈扎部落。哈扎人用簡單的工具狩獵為生，並用野草建造小屋；他們為了生存日以繼夜不停工作，科學家們認為他們必須消耗大量的卡路里。但是當龐徹爾測量他們的新陳代謝率時，他發現哈扎人平均一天燃燒的卡路里並不比美國成天窩在沙發上的人多。

也許你閱讀過關於旨在「促進」新陳代謝的運動甚至飲食。「說來說去，這些全是一派胡言。」龐徹爾說。從進化的角度來看：我們的新陳代謝取決於我們生存所需的卡路里數量。如果我們提高新陳代謝，我們就會增加飢餓的風險。因此，大自然會透過保持我們的新陳代謝率恆定來保護我們免受這種影響，就算我們藉由運動來燃燒卡路里。

不幸的是，隨著年齡的增長，這種情況開始改變，肌肉質量漸漸減少且脂肪增加，正如我們在本書之前提及，肌肉的代謝比脂肪更活躍。

還有更多消息，但不是好消息：如果我們確實面臨卡路里嚴重短缺，這時身體會自行降低新陳代謝率，導致我們燃燒更少的卡路里，好讓我們能免於飢荒的影響。這原本是身體自救的機制，除非「飢荒」是由人為減少卡路里的飲食而造成的。剝奪自己的卡路里攝入量，只會降低你的新陳代謝率——這反而為日後的體重增加埋下伏筆。

事實上，這正是我們遵循傳統飲食的結果，傳統飲食限制卡路里的攝取量，在許多情況下會導致肌肉流失。（這也是美國國立衛生研究院對十四名「減肥達人」參賽者進行的一項研究發現，其中十三名選手在六年內體重大幅增加的原因之一。平均而言，這些參賽者的靜息代謝率每天為 1,900 卡路里——低於他們開始節食前平均的 2,607 卡路里。）

這就是為何全身重置不會要求你大幅限制卡路里。從長遠來看，限制卡路里會導致體重增加！相反，我們只是稍微調整你的正常飲食模式，以更高的蛋白質含量（用於維持肌肉和減少飢餓感）、更多的纖維和高營養食物（對抗發炎）以及更少的垃圾食品。當你遵循全身重置飲食時，你每天攝入的卡路里可能會比消耗的卡路里略少，但只是少一點點——而且你攝入的卡路里仍然足以為持你的新陳代謝保持在正常、健康的速率。

為何運動很重要

如果運動無法燃燒額外的卡路里，為什麼我們還要多此一舉呢？

因為你是運動員，運動員總是在鍛練。

沒錯！就是你。

每天起床後，你要開始鍛練你的身體，就像湯姆・布雷迪（Tom Brady，被喻為「美式足神」）每天鍛練自己保持在四分衛的最佳狀態——練習投擲足球和閃避衝刺鏟球——所以，你也要每天鍛練你的身體做某些事情。

你和布雷迪都可能面臨來自平日生活中的重大危險。布雷迪可能會被線衛壓倒，或者因試圖衝刺到安全區時膝蓋受傷。另一方面，你面臨的危險可能不是那麼突然。久坐不動——無論是坐在辦公桌前、方向盤後還是舒適的椅子上——這些都會導致大腿後側等肌肉萎縮，同時增加罹患周邊血管疾病和血栓的風險。同時，你的背部椎間盤緩慢被壓縮，導致背部疼痛的風險增加。

久而久之，久坐會導致膽固醇、血壓和血糖升高[1]。事實上，研究顯示，久坐不動對健康的危害相當於肥胖和吸煙，而且我們已經知道老化會如何影響我們的肌肉力量，以及這對我們的整體健康有多麼危險。

這就是為什麼身為一名運動員，你需要鍛練你的身體。「我們所說的『鍛練』就是你的日常生活」紐約市私人教練、西奈山醫院肥胖和疾病干預計劃「Off the Scale」聯合創始人傑伊・卡迪洛（Jay Cardiello）解釋，「鍛練只是讓你在日常生活中適應不同的姿勢和不同的壓力源。如果你整天都坐在辦公桌後面，這就是你的活動領域，你

必須想辦法鍛練以應對日常的挑戰。」

以不同的方式鍛練你的身體──透過增加適度強度的運動，可以降低久坐的風險，就像訓練提高布雷迪的速度和敏捷性，並且減少他在足球場上受傷的風險。光是這些想法──不是爲了「減肥」就足以解釋爲何鍛練很重要，這些就是全身健身計劃的重要信息，我們將在下一章探討。

你的日常生活早已應用許多健身的元素──力量、爆發力、速度、耐力、靈活度等，而且你在白天運動得越多，你就會越健康。當你快跑趕上即將關閉的電梯、提著你的購物袋、拉開冰箱門、彎腰撿起掉落的東西，或者只是伸展背部時，你可以藉此測試自己的健康狀況。鍛練有助於讓你更輕鬆、更優雅地完成所有你想做的事情。

關於「鍛練」，我們指的是三種不同的面向：

第一種是肌力訓練，也稱爲阻力訓練，有助於建立和保持肌肉。

第二個是有氧訓練，這有助於保持你的心肺強壯。肌力和有氧訓練就像花生醬和果凍，它們對健康都很好，但兩者都做更是所向無敵。

高強度間歇鍛練（HIIT）是以上兩者的變化版，如果你的要求更高，這是一種結合肌力和有氧運動以獲得最大效益聰明的方法。

除了肌肉和心血管健康之外，你還要關注整體身體健康的第三個面向：平衡和靈活性，即使是鍛練狂熱者也經常忽略這個領域，但這可能在未來幾年爲你帶來一些顯著的益處。爲了讓你保持放鬆和專注，我們設計了一個名爲「全身平衡和伸展」的簡單程序，我們將在下一章中詳細介紹。

該方案不會佔用你一天的時間，也不需要任何特殊設備或訓練。但它有助於你承受日常生活的需求，讓你免於久坐帶來的酸痛，並且

預防數十種疾病。（在COVID-19危機期間，鍛練甚至與預防重病有關。）「全身健身計劃」有助於你的關節承受夜間散步或旅行時探索城市；和孫子們玩耍時跳上跳下；爬樓梯時不會氣喘如牛；它有助於你享受滑雪、打網球或打高爾夫球的樂趣，同時降低受傷的風險。一項又一項的研究[2]顯示，它還有助於預防認知能力下降並保持人腦敏銳。此外，運動對我們的微生物基因體也有正面的效益[3]。

說不完的運動好理由

不要坐以待斃。根據美國生理學會的數據，不運動是導致數十種疾病的主要因素。其中包括：

1. 加速老化和早逝	18. 深部靜脈栓塞
2. 心肺功能低下	19. 認知功能障礙
3. 加速肌肉流失	20. 抑鬱和焦慮
4. 代謝症候群	21. 骨質疏鬆症
5. 肥胖	22. 骨關節炎
6. 胰島素阻抗	23. 平衡問題
7. 糖尿病前期	24. 骨折和跌倒
8. 第二型糖尿病	25. 類風濕性關節炎
9. 非酒精性脂肪肝	26. 結腸癌
10. 冠狀動脈心臟病	27. 乳腺癌
11. 周邊動脈疾病	28. 子宮內膜癌
12. 高血壓	29. 多發性卵巢症候群
13. 中風	30. 勃起功能障礙
14. 鬱血性心衰竭	31. 疼痛
15. 內皮細胞功能異常	32. 憩息炎
16. 動脈血脂異常	33. 便祕
17. 止血	34. 膽囊疾病

一些研究發現運動，特別是高強度間歇鍛練與促進細胞活力有關。更多肌肉＋更少發炎＋更有活力的細胞＝更健康的新陳代謝。你可能無法「促進」新陳代謝，但運動可以預防新陳代謝隨著年齡增長而進一步減緩——因此，有助於預防疾病和與年齡相關的體重增加。

透過「全身健身計劃」，隨著你越來越強壯、更健康、更靈活，你會從裡到外感覺更好。除此之外，你也會感到更有活力和更快樂！對於每天僅 30 分鐘的鍛練來說，這可是一項可觀的回報。

此外，如果你真的不想接受改變日常生活的想法，你可能已經跳過這一章，忙於翻閱本書後半部一些美味的食譜。

但你沒有跳過這一章，你還在這裡，你是認真想改變，這真是太好了。

現在，你需要的只是一個計劃。我們將在下一章中探討。

小練習

為什麼要運動？因為運動有助於讓你實現未來的目標——無論這些目標是包括環遊世界、從事一項新運動，或者是跟上當前或未來的可愛孫子等。運動背後展現的是極致樂觀向上的心態。

因此，讓我們明確列出為何你現在要換上運動短褲的原因。列出三個需要你保持健康和靈活移動的目標：

1. _____

2. _____

3. _____

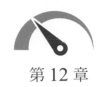

第 12 章

你的全身健身計劃

無需設備，不講藉口，將你的肌力和耐力提升到一個全新的水平

　　來吧！搖滾明星，讓我們動起來吧！現在每天爲自己騰出半個小時對你來說應該已不是難事，這就是你要做的事情：透過運動來照顧你的身心，而且感覺會越來越好，因爲活動筋骨是你在孩提時開心玩樂的方式，身爲成年人，當你玩得越多，你越能重拾赤子之心。

　　你不要擔心動作是否完全正確，每一場馬拉松都是從第一步開始，此刻的重點是養成撥出時間運動的習慣。從簡單、輕鬆、有趣的活動開始，並在第一週或兩週內確定一天中的鍛練時間，之後再專注於質量和強度。

　　不過，在我們開始之前：本章中的鍛練範圍從相對容易到非常具有挑戰性，尤其是高強度間歇訓練部分。在開始任何健身計劃之前，請諮詢你的醫生。如果你有嚴重的行動不便或心臟健康問題，你可能會覺得難度加倍。你要讓醫生知悉你的計劃，詢問這是否適合你當前的健康狀況，以及你需要做些什麼以確保你在顧慮最少的情況下，從運動中獲得最大的益處。

肌力／阻力、有氧運動和高強度間歇訓練（HIIT）的基本要素

全身健身計劃每個部分各有其效益，但一起搭配效果更是加倍：

- 減少進行較長時間重複運動時可能發生的運動過度傷害
- 達到更高的健身層級
- 燃燒儲存的碳水化合物、脂肪和氧氣，以打造整體更好的代謝健康
- 保持你的運動熱忱，避免倦怠

在一週內嘗試各種運動。改變你的鍛鍊方式，紐約特殊外科醫院生產績效主任波莉・德米勒（Polly de Mille）說，就像改變你的膳食一樣。也許有一天騎一次長程自行車，另一天在樹林裡散步；一天高強度間歇訓練，另一天游泳。目標至少兩天的肌力訓練。太極拳和其他

武術等運動對那些久未運動的人而言，也是一種提高力量、平衡和靈活度的好方法。

肌力／阻力訓練

如果我們告訴你，今日的你可能比你一生中任何時候都更強壯——即使你已經五十多歲了—你會相信嗎？

也許不相信。畢竟，我們被告知緩慢而穩定的衰老是年齡增長的一部分，但事實並非如此。我們身邊多的是五十多歲及以上，身體保持在最佳狀態的人，從哈莉‧貝瑞（Halle Berry）到亞馬遜創始人傑夫‧貝佐斯（Jeff Bezos），再到《創智贏家》（Shark Tank）中的名人和房地產大亨芭芭拉‧科科蘭（Barbara Corcoran），這要歸功於他們對健身和肌肉保養的熱愛。紐約城市大學雷曼學院運動科學副教授布拉德‧勳菲爾德，（Brad Schoenfeld）博士說：「肌力訓練對於保持生理年齡比實際年齡更年輕極為重要。」關鍵是要瞭解自己的身體，瞭解自己要從哪裡開始，並且從那一點持之以恆。肌力／阻力訓練是對肌肉施加額外壓力或「阻力」的練習。當我們的肌肉遇到阻力時，肌肉的纖維會變得更強壯，並在此過程中有助於保持骨骼和肌肉強健，同時降低罹患多種疾病的風險。（我們在第六章中提及肌肉如何預防心臟病、中風、糖尿病、癌症、傳染病以及幾乎任何可能的疾病。）

如果你對肌力訓練的第一個想法是你沒有健身房會員資格，覺得舉重讓你不舒服，並且不喜歡大塊頭男士像豬一樣咕嚕咕嚕的聲音，請不要擔心，你永遠不需要走進舉重室，甚至不需要拿起重物來進行阻力訓練。

「阻力訓練可以利用體重、啞鈴、壺鈴、阻力帶、洗衣精容器、大罐頭，甚至鑄鐵鍋。」賓州伊斯頓「Jiva Fitness」健康房認證私人教練兼共同所有人馬克·努丁（Mark Nutting）告訴我。瑜伽和皮拉提斯都是一種阻力訓練，因爲它們要求我們對肌肉施加壓力、延伸和強化。即使某些形式的耐力運動，例如健美操、登山自行車、划船和爬樓梯—任何挑戰肌肉的運動 —— 也可能包含阻力訓練。

當你的身體越來越「耐操」時，你就知道自己變強壯了 —— 關鍵在於漸進式提升，重要的是你在不久的將來有能力做更多的事情。不斷挑戰自己，無論是加上更重的重量或重複更多的次數（這稱爲漸進式阻力訓練，或 PRT，因爲你正在「逐漸」變得更強壯），或者將你的鍛練與全新和不同的練習混合在一起。

有氧訓練

有氧運動的英文名「Cardio」原爲「心血管」（cardiovascular）的縮寫，也稱爲「aerobic」有氧健身運動 —— 是指任何長時間強化心肺功能形式的運動。快走、跑 5 公里、游泳、騎自行車、跳舞、在橢圓軌道機、爬樓梯機或划船機等機器上鍛練 —— 這些都屬於有氧訓練。

隨著你的心率增加以滿足活動量的需求，這時全身的血液流量和含氧量會大幅增加，爲了適應這種訓練，你的心臟會變得更強壯、更有效率。每次心跳就能泵出更多的血液[1]，循序漸進，你的活動量會越來越大且不會覺得很困難，就像爬樓梯而不會氣喘吁吁。有氧運動可以降低靜息血壓、強化血管、降低壞膽固醇、改善血糖調節。你的心臟和肺系統會越來越好，免疫系統也會更強健[2]。

由於有氧運動的特性包括劇烈的運動，以便讓你的心率高於你的靜息水平，因此在當地公園漫步不算是有氧運動。雖然步行絕對是一項我們都應該多做的健康活動（包括每天去健身房的人），但除非你的心率和呼吸頻率加快，否則就不能稱為有氧運動。當你的活動量大到自己感覺到呼吸增加時，你就是在進行有氧鍛練。所以，從緩步到快步走、爬樓梯，在膝蓋和背部允許的情況下爬山，並穿插慢跑，任何增加心率的方法都可以讓你變得更強壯和更健康。這正是「訓練」的意義。你正在訓練自己的身體做更多的事情，讓身體擁有更強的能力。

高強度間歇訓練（HIIT）

HIIT 是一種結合緩慢、穩定和短時間快速、劇烈運動的鍛練。因為它可以同時進行有氧運動和肌力／阻力訓練，所以間歇訓練可以為你帶來最大的效益──效益最大化，但比完成兩次單獨訓練的時間更短。HIIT 將衝刺（想想短跑）與較長時間的低強度運動穿插在一起。

HIIT 似乎特別有效，尤其是對老年人而言，但如果你不是經常鍛練的人，這可能是一項挑戰。也就是說，請記住，「高強度」和「衝刺」對尤塞恩・博爾特（Usain Bolt，被喻為地球上跑得最快的人）的意義與對你的意義不同：你不需要全力衝刺，你只需要在短時間內更使勁地做運動。

我們將在本章後半段更深入介紹 HIIT，甚至為你做好準備。首先，讓我們先做好健身的準備。

湯姆・布雷迪（Tom Brady，被喻為「美式足神」），先站到一邊涼快吧！

熱身運動

當我們談論熱身時，我們並不是指在跑步機上漫長而緩慢地行進，我們指的是專家稱之為動態運動，一些簡單、輕快的動作。這些非常簡單的練習，包括在一定範圍內移動身體，每次 60 到 90 秒；很可能你過去經常做很多這樣的動作。每當你想擺脫身體壓力或振作精神時，這些熱身運動都很適合。

擺腿：一隻手扶著桌子或牆壁保持平衡，在你覺得舒適的範圍內擺動一條腿，向後、向前並左右來回。你不需要擺太高，只要在你的舒適區即可。一條腿擺動完後換另一條腿重複相同的動作。

手臂繞圈：將手臂伸向兩側，然後在空中畫圈。圓圈不需要很大，你只是在熱身。

手臂擺動：將手臂向兩側伸展，保持筆直，然後雙臂向左擺動，橫跨身體，盡量向後伸展；接下來再向右擺動，一樣盡量向後伸展，然後再回到正面。

弓步：雙腳分開與臀部同寬站立，單腳向前邁出一大步。降低臀部，感覺前腿頂部有一點伸展。然後向上推回到站立位置。換腳再重複相同的步驟。

下背扭轉：雙腳分開與臀部同寬站立，雙手放在臀部上。盡可能將身體緩慢扭轉向一側，雙腳平放在地板上，然後再扭轉回另一側。

貓伸式展：四肢著地，雙手分開與肩同寬，臀部在膝蓋上方。拱起你的背，將你的腹部向上提，保持一秒鐘。接下來將你的背朝向地板下壓，保持一秒鐘。

全身肌力／阻力鍛練

每週進行 2 到 3 次全身肌力／阻力鍛練，不要多過 3 次，因為身

體需要時間在兩次訓練的間隔中恢復。鍛鍊之前要熱身──請參考上一頁，之後用五到十分鐘進行全身平衡和伸展，請參考第 12 章〈全身平衡和伸展〉。

每項鍛鍊都包含一系列單一的練習──這意味著它只針對某塊肌肉（例如：腿部伸展），和複合練習──這表示涉及多塊肌肉和關節（例如：深蹲）。單一的練習更容易掌握並且非常適合初學者，而複合練習更有效，因為同時鍛鍊好幾塊肌肉。

「首先要確保你的作法正確」努丁說。確保你可以完全按照說明進行運動而不會有疼痛感。如果某項運動需要舉重，請先嘗試不帶重量，以確保這在適合你的運動範圍內。以下是努丁設計的鍛鍊進度。

根據美國運動醫學學院的說法，對於初學者和中級重量訓練，最好的肌力訓練法是做一到三組，每組八到十二次。它可以是一組相同的練習（這是最簡單的方法），也可以是一組三種不同練習針對同一組肌群進行鍛鍊。

首先，從以下選擇最能符合你當前運動的層級：初級、中級或高級。

❑ **初級**：你的生活方式主要是久坐不動，並且每週不會進行超過一次以上任何類型的劇烈活動。

❑ **中級**：你有運動的習慣，但很少從事涉及舉重、投擲或慢跑等活動。

❑ **進階**：每週你會積極鍛鍊或多次參與運動，熟悉基本的健美操和重量訓練。

一開始，先一組中的每個練習做八次。一旦你適應八次的重複且沒有疼痛感（尤其是肩膀和臀部等關節處），請嘗試將重複次數增加到十二次。

一旦適應了，接下來就是兩組中的每個練習做八次。然後進行兩組十二次重複。一旦你覺得可以勝任，你可以再進行三組每個練習八次，然後再增加到三組十二次。

當你熟練後，你可以做以下兩件事之一：如果你真的喜歡這種鍛練法，試著增加舉重的重量；再做一次三組八次的重複練習，然後再按照你的進度做三組十二次的重複練習；如果還有餘力，再舉重一次。

如果你準備好嘗試不同的運動，你可以進入下一個級別。

當你對每週進行三次高級鍛練充滿信心時，是時候你要再進一步了。這可能意味著你要諮詢私人教練、加入健身房或找尋線上和書店各種進階的資源，以協助你達到健身的目標。

初級

原地行軍：花五分鐘原地踏步。為了讓你的上半身和下半身都動起來，你要大幅擺動雙臂高舉於頭。當你在熱身時，將膝蓋抬高一點，讓你的原地行軍更有力量。

椅子深蹲：將椅子靠牆保持穩定。背對椅子站立，雙腳與肩同寬。向前抬起雙臂與肩同高。接下來坐在椅子上，雙臂向前伸展以保持平衡，雙腳向地板施力立即站起來，臀部向後推，膝蓋微彎，腿後側用力，夾緊臀部，同時挺胸，背部保持延伸。隨著你變得更強壯時，你可以增加難度，雙手交叉放在胸前，手持啞鈴。

隨著年齡的增長，深蹲對於上年紀想要行動自如的人非常重要，因為大腿的臀部和肌肉對我們全身肌肉的影響範圍很大。

重物划船：將椅子靠牆保持穩定。面向椅子站立，雙腳與肩同寬，與椅子保持能夠輕鬆伸手觸及到座椅的距離。右手握重物，雙臂筆直

下垂，雙手與臀部齊平，掌心朝向身體。背部伸直向前彎腰，背部與地板平行，左手伸直放在椅子座位上作為支撐。保持背部與地板平行，將你的右臂向地板伸展。接下來，保持右臂靠近身體，彎曲你的右肘，用上背部的肌肉將重物抬起靠近你的肋骨。之後慢慢放下回到起始位置。重複八次後，將重物移到左手，進行左側的鍛鍊。

過頭推舉：雙腳站立與臀部同寬或稍寬，膝蓋略微彎曲。不要拱

你需要什麼工具

本書許多練習都需要舉重，但你無需為此購買任何類型的設備。雖然最好準備一組輕型的啞鈴，如果家中沒有自由重量（啞鈴、槓鈴、胡玲等不限制使用者移動距離、角度、方向的器材），你可以準備以下替代品：

- 裝滿水或沙子的乾淨塑膠牛奶罐（裝越多就越重）。
- 可以輕鬆抓握的蔬菜、豆類或湯罐頭；若要增加重量，你可以將幾個罐頭放入帶有把手的紙袋或塑膠袋。
- 一袋米或寵物食品。
- 一袋洗衣粉或一大瓶洗衣精。
- 一本厚重書。
- 裝滿水的保特瓶。

你應該舉起多少重量？先從輕量開始——即使是一、兩磅也沒關係，特別是如果你從未舉重過。當你做最後一組練習重複最後一次時，你感到困難但仍然可以完成，你就知道自己的能力所在。隨著身體越來越強壯，你可以增加重量，但前提是你能保持正確的姿勢。一旦你可以升級至高級階段，或許你會想購買自由重量來健身。

你還需要一條毛巾、毯子或墊子來進行地板練習。

背。將你的手臂伸直到你的肩膀,彎曲你的肘部,使你的上臂與地板平行,肘部成 90 度,在你的耳朵兩側,然後將你的手掌轉向前方。將一隻手臂向上舉過頭頂;試著在肘部輕微施力完全伸展手臂,不要鎖定肘關節。保持身體挺直,不要偏向另一邊。返回起始位置,交換另一隻手臂重複動作。一旦你可以舒適完成這個動作後,雙手各握一個重物並交替進行過頭推舉的鍛練。

地板推舉:仰臥,膝蓋彎曲,雙腳平放,雙臂放在身體兩側,雙手各持重物。彎曲肘部,使前臂垂直於地板,手掌朝向你的雙腳。接下來,保持背部挺直,頭和肩膀靠著地板,用胸部和手臂的肌肉將重物向上推,直到手臂伸直。暫停片刻,然後回到起始位置。

呼吸

用力時呼氣(舉、推或拉),放鬆時吸氣。

臀部橋式:仰臥,膝蓋彎曲,雙腳平放。雙手平放在身體兩側,手掌朝下。將肩膀、頭部和腳保持在地板上,臀部向上推離開地板;試著讓身體從肩膀到膝蓋形成一直線,收緊腹肌,停留片刻,然後回到起始位置。

改良平板撐:四足跪姿。膝蓋在臀部下方,雙手在肩膀下方。彎曲肘部並降低身體,將前臂平放在地板上,手掌向下,並保持肩膀向後,以免胸部向內捲曲。現在慢慢將膝蓋向後移動,使膝蓋、臀部和肩膀形成一直線(你的膝蓋保持在地板上)。收緊你的小腹,肚臍拉向你的脊椎,夾緊臀部肌肉,背打直。保持這個姿勢呼吸,從 5 秒慢慢增

加到 30 秒。

　　農夫步行：收緊小腹站直，雙手各抓一個重物。雙臂打直放在身體兩側，手掌朝向臀部。挺直站立，抬頭挺胸，想像頭頂有一條繩子把你拉向天花板。接下來，手握重物在身體兩側，進行正常步伐行走 15 秒後休息一下，然後再重複。過程中盡可能保持軀幹穩定不晃動。

　　背部伸展：面朝下趴著，額頭靠在地板上，雙腿伸直，腳趾接觸地板。彎曲肘部，將手掌放在肋骨兩旁的地板上。接下來，保持頸部和背部挺直，用背部肌肉而不是手臂將頭部和肩膀抬高離開地面，停留三個呼吸後，慢慢放低身體回到起始位。

　　當你越來越強壯後，你可以嘗試進一步的訓練：

☐　像飛機一樣將手臂伸向兩側；抬起你的手臂和軀幹。

☐　雙手放在腦後，肘部張開，抬起頭和肩膀。

☐　雙臂伸直，手掌相對，拇指指向上方，抬起頭和肩膀，慢慢將右臂盡可能抬高。保持頭部和肩膀離開地板，完成後放下右臂，抬起左臂。慢慢換左側練習。

☐　同時將肩膀、手臂和腿抬離地面；將恥骨往下推向地板並拉長和伸展雙腿。

　　這個練習有助於維持我們的姿勢和強健脊椎，並抵消許多人在一天中大部分時間坐在螢幕前的前彎動作。

　　跪姿撐體：四足跪姿。背部放平，膝蓋在臀部下方，雙手在肩膀下方，收緊小腹，背部打直，夾緊肩胛骨，就好像它們之間夾著一支筆。現在，保持背部與地板平行，盡可能抬起左臂和右膝並向外伸展，就好像你在保持平衡的同時用手臂伸向前壁，用腳伸向後壁。停留一下，然後回到起始位置。現在抬起你的右臂和左膝，向外伸展，停留

一下，然後回到起始位置。

　　一開始，你可能難以在移動時保持平衡。這就是重點！當你的核心強化後，你會越來越穩定。

　　階梯提踵：站在樓梯底層的階梯上，雙腳跟懸空，重心放在腳尖。手扶欄杆支撐身體。腳跟向地板下壓低於台階的水平，然後踮起腳尖，小腿使力將全身向上推。

　　當你變得更強壯時，試著一次只做一條腿，每條腿做 8 次。

中級

　　負重椅子深蹲：將椅子靠牆保持穩定。背對椅子站立，雙腳與肩同寬。雙手握重量適中的重物放在胸前。坐在椅子上後，雙腳向地板施力立即站起來，臀部向後推，膝蓋微彎，腿後側用力，夾緊臀部，同時挺胸，背部保持延伸。

　　重物划船：將椅子靠牆保持穩定。面向椅子站立，雙腳與肩同寬，與椅子保持能夠輕鬆伸手觸及到座椅的距離。右手握重物，雙臂筆直下垂，雙手與臀部齊下，掌心朝向身體。背部伸直向前彎腰，背部與地板平行，左手伸直放在椅子座位上作為支撐。保持背部與地板平行，將你的右臂向地板伸展。接下來，保持右臂靠近身體，彎曲你的右肘，用上背部的肌肉將重物抬起靠近你的肋骨。之後慢慢放下回到起始位置。重複八次後，將重物移到左手，進行左側的鍛鍊。

　　過頭推舉：將椅子靠牆保持穩定。坐在椅子上，背挺直，雙腳平放地板。雙手各抓一個重物，彎曲你的肘部，使你的上臂與地板平行，肘部成 90 度，靠近耳朵兩側，然後將你的手掌轉向前方。將手臂向上舉過頭頂；試著在肘部輕微施力完全伸展手臂，將兩個重物舉高過頭。

區膝伏地挺身：四足跪姿，雙手放在肩膀下方，略寬於胸。保持肘部朝向身體，抬起你的腳離開地板，將身體向前傾，讓手支撐上半身。接下來，彎曲肘部，身體向下壓直到幾乎貼近地板，然後再撐起身體回到起始位置。

臀部橋式：仰臥，膝蓋彎曲，雙腳平放。雙手平放在身體兩側，手掌朝下。將肩膀、頭部和腳保持在地板上，臀部向上推離開地板；試著讓身體從肩膀到膝蓋形成一直線，收緊腹肌，靜止片刻，然後回到起始位置。

平板撐：面朝下躺，雙腿伸直，腳趾踩地。彎曲肘部與地板呈90度，將前臂放在地板上。保持頸部和背部挺直，手肘用力，將臀部和胸部抬離地面，重量就會落在前臂和腳趾上。保持三個呼吸 —— 或更多（當你變得更強壯），然後放鬆身體回到地板上。

農夫步行：收緊小腹站直，雙手各抓一個重物。雙臂打直放在身體兩側，手掌朝向臀部。挺直站立，抬頭挺胸，想像頭頂有一條繩子把你拉向天花板。接下來，手握重物在身體兩側，進行正常步伐行走15秒後休息一下，然後再重複。過程中盡可能保持軀幹穩定不晃動。

超人式：面朝下俯臥，腹部貼地，雙腿伸直，腳背腳趾平貼地板。向前延伸手臂。手臂與膝蓋打直，腹部和尾骨向內收緊。保持頸部和背部挺直，用背部肌肉將手臂、頭部和肩膀抬起。保持三個呼吸，然後放鬆回到初始位置。當你變得更強壯時，你可以在抬起肩膀的同時將雙腿抬離地板。

跪姿撐體：四足跪姿。背部放平，膝蓋在臀部下方，雙手在肩膀下方，收緊小腹，背部打直，夾緊肩胛骨，就好像它們之間夾著一支筆。現在，保持背部與地板平行，盡可能抬起左臂和右膝並向外伸展，

就好像你在保持平衡的同時用手臂伸向前壁，用腳伸向後壁。停留一下，然後回到起始位置。現在抬起你的右臂和左膝，向外伸展，停留一下，然後回到起始位置。

　　登階：站在樓梯底部，雙腳與臀部同寬，腳趾指向前方，手扶欄杆支撐。（你也可以使用一個穩定的平台。）左腿踩上階梯，盡量後腿不要施力，用左腿的力量抬起你的身體。左腳應該完全放在階梯上，臀部、膝蓋和腳踝對齊，你的膝蓋在腳趾之上，身體要平衡不要傾斜。右腿舒適懸在身後。停頓片刻，然後慢慢將右腿放到地板上，回到起始位置。重複這個動作，這次用右腿站起來，左腿放在身後。停頓片刻，然後回到起始位置。當你變得更強壯時，你可以換更高的台階，雙手握住重物，肘部彎曲，使重物與肩同高。

進階

　　徒手深蹲：雙腳與肩同寬，雙腳平放地上。雙手伸展到肩膀高度。慢慢彎曲膝蓋，臀部向後推，就像你坐在椅子上。當你的大腿與地板平行時，停頓片刻，然後用你的核心、臀部、腿筋和四頭肌以快於你蹲下的速度站起來。

　　深蹲時大腿不要低於平行線，或讓你的膝蓋超過你的腳趾，或身體向前傾，要保持背部正常弧度，不要低頭或仰頭，尾椎不要捲起來。

　　重物划船：將椅子靠牆保持穩定。面向椅子站立，雙腳與肩同寬，與椅子保持能夠輕鬆伸手觸及到座椅的距離。右手握重物，雙臂筆直下垂，雙手與臀部齊平，掌心朝向身體。背部伸直向前彎腰，背部與地板平行，左手伸直放在椅子座位上作為支撐。保持背部與地板平行，將你的右臂向地板伸展。接下來，保持右臂靠近身體，彎曲你的右肘，

用上背部的肌肉將重物抬起靠近你的肋骨。之後慢慢放下回到起始位置。重複八次後，將重物移到左手，進行左側的鍛練。

過頭推舉：站立時背挺直，雙腳平放地上。膝蓋略微變曲。雙手各抓一個重物（如瓶子或罐子，彎曲你的肘部，使你的上臂與地板平行，肘部成 90 度，靠近耳朵兩側，然後將你的手掌轉向前方。將手臂向上舉過頭頂；試著在肘部輕微施力完全伸展手臂，將兩個重物舉高過頭。

伏地挺身：面朝下，雙腿伸直，腳趾踩地板，肘部彎曲。手掌朝下放在胸部兩側地板上。收緊小腹以穩定背部。用手掌向上推，將胸部和腹部抬離地面，直到手臂伸直；身體應該從腳踝到頭部形成一直線。停頓一秒，然後放低身體，直到胸部高出地板一英寸。再次停頓後再向上推。

即使對於相對健康的人來說，這項運動也可能具有挑戰性。如果你對此動作有困難，請考慮先練習中級鍛練的撐膝伏地挺身，或在整個鍛練過程中結合兩種類型的伏地挺身。

單腿臀部橋式：仰臥，左腿伸直，右膝彎曲，右腳板平放地上，靠近臀部。將手臂放在身體兩側，手掌朝下。將肩膀、頭部和腳保持在地板上，用右腳跟向上推，將臀部和左腿抬離地板；你的身體從肩膀到膝蓋和左腳形成一直線，停頓片刻，然後回到起始位置。換腿，伸直你的右腿，左腿彎曲，左腳靠近你的臀部，重複這個動作。

平板撐：面朝下躺，雙腿伸直，腳趾踩地。彎曲肘部與地板呈 90 度，將前臂放在地板上。保持頸部和背部挺直，手肘用力，將臀部和胸部抬離地面，重量就會落在前臂和腳趾上。保持三個呼吸 —— 或更多（當你變得更強壯），然後放鬆身體回到起始位置。

農夫步行：收緊小腹站直，雙手各抓一個重物。雙臂打直放在身體兩側，手掌朝向臀部。挺直站立，抬頭挺胸，想像頭頂有一條繩子把你拉向天花板。接下來，手握重物在身體兩側，進行正常步伐行走15 秒後休息一下，然後再重複。過程中盡可能保持軀幹穩定不晃動。

　　雙腿抬起的超人式：面朝下俯臥，腹部貼地，雙腿伸直，腳背腳趾平貼地板。向前延伸手臂。手臂與膝蓋打直，腹部和尾骨向內收緊。保持頸部和背部挺直，用背部肌肉將手臂、頭部、肩膀和雙腳抬起，只有下腹部和臀部接觸地板，保持三個呼吸，然後放鬆回到初始位置。

　　跪姿撐體：四足跪姿。背部放平，膝蓋在臀部下方，雙手在肩膀下方，收緊小腹，背部打直，夾緊肩胛骨，就好像它們之間夾著一支筆。現在，保持背部與地板平行，盡可能抬起左臂和右膝並向外伸展，就好像你在保持平衡的同時用手臂伸向前壁，用腳伸向後壁。停留一下，然後回到起始位置。現在抬起你的右臂和左膝，向外伸展，停留一下，然後回到起始位置。

　　負重登階：站在樓梯底部，雙腳與臀部同寬，腳趾指向前方，手扶欄杆支撐。（如果你不需要扶手支撐，你可以使用一個穩定的平台。）左手持重物，自然垂在大腿側。左腿踩上階梯，盡量後腿不要施力，用左腿的力量抬起你的身體。左腳應該完全放在階梯上，臀部、膝蓋和腳踝對齊，你的膝蓋在腳趾之上，身體要平衡不要傾斜。右腿舒適懸在身後。停頓片刻，然後慢慢將右腿放到地板上，回到起始位置。重複這個動作，這次用右腿站起來，左腿放在身後。停頓片刻，然後回到起始位置。當你變得更強壯時，你可以換更高的台階。

全身有氧運動計劃

　　每週進行兩到三次全身有氧運動（如果你願意，可以進行更多次）。在熱身之前，花三到十分鐘透過放慢速度來降溫，直到心率和血壓恢復正常。過了五至十分鐘後再進行全身平衡和伸展。

　　正如我們之前提及，任何提高心率和呼吸頻率的運動都可以稱為有氧運動。跑步？是有氧運動。越野健走？是有氧運動。舞會？是有氧運動。熱舞搖擺？是有氧運動。如果你每週能夠做到 150 分鐘，我們真的要向你致敬啊！

　　線上課程（YouTube）、應用程式和社交媒體資源爆炸式增長使得在家進行有氧運動變得比以往更容易。許多健身房還提供遠端課程，一些城鎮和社群還提供免費遠程課程。你還可以將一系列 TikTok 舞蹈串在一起，痛快來一場有氧運動。

　　雖然希望你每週進行二到三次有氧運動，但如果你想要更多，那就盡情去做吧！肌力／阻力訓練要求你在每次鍛鍊後要讓肌肉休息一天以達到最佳效果，但如果你願意，你可以每週進行六天有氧運動。最棒的是，我們在設計這個方案時重點在於可以靈活運用，無論你選擇哪一種，這些都有助於身體逐漸恢復健康。

初級

　　如果你沒有做過任何類型的心血管健身運動，請先從初級開始。

　　快步走、騎自行車、游泳、參加初級舞蹈課，或任何其他有氧運動 20 到 30 分鐘，你還是可以輕鬆呼吸和自在說話。一旦你適應了這個 30 分鐘的鍛鍊，你就可以進入中級鍛鍊。

如果你可以輕鬆快步走、騎自行車、游泳或進行其他心血管健身運動，每週至少兩次且每次 30 分鐘，那麼你就是屬於中級鍛練。

30 到 40 分鐘快走、輕鬆跑步、中強度騎自行車、使用機器鍛練或以稍微費力的速度進行任何其他有氧運動 —— 你仍然可以進行交談，但具有挑戰性。一旦達到以這種速度進行 30 到 40 分鐘，你仍然可以勝任後，那你就可以進入進階鍛練。

進階

如果你能夠輕鬆跑步、健走或騎自行車，參加飛輪或有氧運動課程，或參加其他要求嚴格的心血管健身運動，每週至少兩次且每次至少 30 分鐘，那麼你就是屬於進階鍛練。

首先恭喜你：你的心肺健身基礎鍛練很紮實，請繼續保持！為了進一步提升你的鍛練，請考慮將高強度間歇訓練 (HIIT) 整合到你的每週鍛練中。我們將在下一段提及有關 HIIT 的更多信息。

核心訓練呢？

你的核心是指下半身周圍的肌肉，包括腹肌、下背部和臀部的肌肉。這些肌肉讓你保持平衡，保護你免於跌倒、背痛和傷害，並執行日常運動，例如彎曲、扭轉、抬起和伸手至頭頂。這就是為何我們將深蹲和農夫步行 —— 健身專家指出這兩者是最有效的核心運動 —— 作為全身健身計劃的常規訓練，並且加上胃和下背部的其他核心運動。

全身高強度間歇鍛練

研究指出，只需 10 分鐘的高強度間歇訓練——將短暫的高強度鍛練與較長時間的輕鬆訓練結合，就可以產生巨大的效益。而對於剛開始 HIIT 的人來說，每週可能需要三次一分鐘的高強度鍛練才能看到明顯的改善。

然而，讓人意想不到的是：這個方案已經證實對老年人的身體比對青少年的效果更好。

你可以將這個方法應用於任何類型的鍛練。如果你習慣跑步、游泳、健走、騎自行車或步行，HIIT 可以成為你鍛練的一部分。你可以將 HIIT 應用於舉重訓練、健美操，甚至皮拉提斯。我們將協助你完成肌力／阻力和有氧 HIIT 的鍛練。

HIIT 除了健身以外還有其他的好處。二〇一八年的一項研究發現，更高強度的鍛練可以減緩老年人免疫系統的衰退[3]，然而，這只是其中一項好處，HIIT 還有更多的益處：

為細胞充電。梅奧診所（Mayo Clinic）的研究人員發現，年齡在六十五至八十歲的人，在他們的步行或騎自行車計劃中納入 HIIT 後，身體產生更多的蛋白質供給能量給線粒體，從而有效地減緩細胞衰老。研究表示，年齡越大，影響也越大。

瘦小腹。另一項針對久坐女性的研究，比較 20 分鐘的 HIIT 和 40 分鐘的穩態運動發現，HIIT 受試者是唯一減掉脂肪的族群，而且主要是腹部脂肪。

保護你的心臟。在一項針對近 5000 名心臟病患者的研究中，研究人員發現，相較於傳統適度的鍛練，HIIT 在保護受試者未來免受心臟

病方面的威脅效益更大。

讓你保持更長時間的活動力。日本的一項研究，讓 696 名中年或以上的受試者參加一項包含 HIIT 鍛練的步行計劃。其中有 70% 的人在 22 個月後仍然持續進行鍛練。

提高睪丸激素。一項針對二十二名六十多歲久坐不動的男性研

我要如何督促自己確實鍛練身體？

人類非常擅長自我破壞，松鼠不會告訴自己，「要為冬天儲存堅果？不會的。」它們只是按照直覺行事。但我們傾向過度思考，因而導致我們可能沒做好照顧自己的事情。

好消息是，一旦養成健身的習慣，堅持下去就容易多了。《英國全科醫學雜誌》（British Journal of General Practice）的一項研究評論發現，培養新習慣且內化大約需要十週的時間。以下有一些技巧可以協助你進行一系列紮實的鍛練：

尋找運動夥伴。密西根州立大學運動機能學教授黛博拉・費爾茨（Deborah Feltz）說：「這會讓你有責任感，因為你不想讓他們失望，所以不會爽約，而且樂趣更多。」在她的研究中，費爾茨還發現其他好處：與夥伴一起鍛練的人會更認真，且花在鍛練上的時間幾乎是獨自鍛練的人的兩倍。你的夥伴甚至不需要在你身邊；即使是與你一起遠端鍛練的虛擬夥伴也可以幫助你提升鍛練效果。

做你喜歡的運動。鍛練並不一定意味著得在健身房出汗或無休止在跑步機上跑步。你可以在當地步道健走、參加舞蹈課或自願在當地動物收容所遛狗，這些都不錯。如果你選擇一項真正喜歡的活動，研究表明，隨著時間的推移，你會更容易堅持下去。

優先考慮便利性。一項研究發現，到健身房的距離越短，會員就越有可能去。另一項研究表明，居住在有人行道社區的人每天至少活動 39 分鐘的

究發現，定期鍛練和自行車 HIIT，使他的睪丸激素在十二週內增加了 17%。

與阻力訓練或有氧運動相比，這種類型的運動也可能活化大腦某些區域。當研究人員研究人們在運動過程中的 MRI 時，他們發現低強度時段似乎會觸發大腦中認知和注意力的部分，高強度時段則會激活

可能性比沒有人行道地區的居民高出 47%。「前一天晚上把你的運動服放在床邊，運動器材放在顯眼之處」《改變一切：個人成功的新科學》一書的合著者大衛·麥克斯菲爾德（David Maxfield）說。「如果你在一樓有一台跑步機或健身自行車，你使用它的可能性是放在地下室的兩倍。

獎勵自己。一些研究發現，為鍛練建立獎勵或其他激勵措施的人，更有可能堅持鍛練計劃。而且，當這些獎勵沒有了，人們通常退出計劃的可能性也越大。

以下是如何付諸行動的一些想法：

尋找一個挑戰的目標。5 公里或自行車公益慈善活動是保持動力和專注的好方法。大多數活動至少會提供一件 T-Shirt 給參加者，你可以在鍛練時穿上它，以不斷提醒自己的成就。告訴別人你正在為一些特別的活動而訓練，而不只是鍛練健身而已，這肯定很酷。

犒賞自己。設定每週一定次數的鍛練目標。如果你堅持一個月，給自己買一份禮物；或者每次鍛練時將兩塊錢投入一個罐子裡，到了月底再好好獎勵自己。

罰款：懲罰也是一招。每次不鍛練時罰自己 5 美元，並在月底將錢捐給慈善機構。或者考慮和朋友或同事打賭你會堅持這個健身計劃，如果你懈怠了，他們就是贏家而你是輸家。

記錄鍛練日誌。如果你沒有用數位儀器追蹤訓練進度，那你要試著將每週完成的鍛練記錄下來。我們往往會低估自己的個人成就，而記錄就可以提醒自己的完成進度。

與情緒處理有關的神經網絡。

　　警示：在間歇訓練中，熱身運動尤其重要。如果你做的是一些重複性動作，例如步行、跑步、騎自行車、游泳或橢圓機訓練，你可以從緩慢開始再提高速度來熱身。如果你進行的是健美操、肌力訓練、混合運動 HIIT，請參閱前面的「熱身運動」。

HIIT 適合你嗎？

　　在進行 HIIT 之前，確保你具有基本健身和活動能力。此外，儘管 HIIT 很吸引人，但它可能不適合所有人。有些人喜歡在戶外健走或騎自行車穿越城鎮的漫活時光；迷失在運動的節奏中和沉浸在解決問題和創造性思考中。HIIT 快速且激烈，需要專注與留意每一個步驟。在全力以赴運動後，你可能會感到振奮和前所未有的滿足感。你可以評估一下，看看什麼最適合你。

 ## 間歇訓練：要做多少才夠呢？

　　你可能只想每週做一次或兩次 HIIT，因爲恢復可能需要一段時間。

HIIT 肌力／阻力訓練

　　以下是一個整合 HIIT 和肌力／阻力訓練的示範。由於強度是關鍵，仍然先從初級開始，即使你認爲自己已經上手了。你可以使用本章中任何的阻力練習組合，但同時要進行一系列上半身和下半身的動作。

	初級 共 16 分鐘	中級 共 30 分鐘	高級 共 45 分鐘
運動間隔	30 秒	1 分鐘	1 分鐘
休息間隔	30 秒	30 秒	15 秒
運動次數	4	5	6
幾回合	1	4	6

有氧訓練

HIIT 鍛練也可以應用於有氧運動。以下是三個簡單的 HIIT 鍛練。這些鍛練的強度很高，如果你以前沒有做過 HIIT，你可能要先從初級鍛練開始訓練。

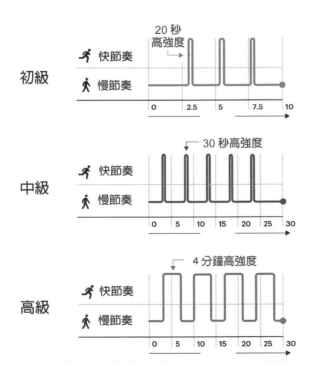

全身平衡和伸展

很多人以為勞動——從字面上看——的印象是，一定很費力且汗流夾背，不然就稱不上是「鍛練」。但事實並非如此，健身的兩個關鍵幾乎不需要氣喘如牛，但對我們整體的健康非常重要：透過伸展與平衡來達到身體的靈活度。讓我們來看看如何伸展與平衡 4。

透過伸展達到靈活度

隨著年齡的增長，關節的靈活性會降低；在五十五至八十六歲之間，女性的肩部柔軟度每十年下降 6 度，男性每十年下降 5 度。想像一下，從你可以將雙手筆直伸向空中並在頭頂上方，並且雙手可以觸碰在一起；隨著時間的流逝，你的肘部可能需要彎曲多一點，雙手才能碰在一起。有了靈活的關節，我們可以繫鞋帶、穿毛衣，伸手可及儲藏室的高架子。柔軟度與力量相輔相成；緊繃的肌肉無法產生快速有力移動時所需的爆發力。當運動範圍縮小時會阻礙我們步行的速度並增加跌倒的風險，同時還會增加背痛的機率，因為僵硬的肌肉往往無法獲得足夠的營養，進而導致「痛點」或脊椎周圍的酸痛點產生。

我們有兩種方法可以提高靈活度。

第一個是動態運動，包含在我們的熱身中。在每次鍛練前，早上的第一件事，或者長時間坐著之後，嘗試一些動態熱身。

第二是靜態伸展。靜態伸展包括保持伸展姿勢 30 到 60 秒。這種類型的伸展最好在有氧運動、肌力／阻力或 HIIT 鍛練之後進行，此時你的肌肉已經做好熱身，你可以做以下的伸展持續五到十分鐘。

肩角伸展：面向房間的角落站立，距離每面牆的距離略小於手臂的長度。雙臂在肘部彎曲呈 45 度，並將每個肘部壓在牆上。身體向角落傾斜，這樣才能感覺到胸部的伸展，保持 30 到 60 秒後放鬆再重複。

　　站立髖關節拉筋伸展：站在離牆壁約一英呎的地方，面向牆壁。將左臂靠在牆上以保持平衡。彎曲右膝，將右腳抬到身後，小腿與地面平行。現在，用你的右手，向下抓住你的右腳，輕輕將腳往上提，讓右大腿前部感到輕微的伸展。保持 30 到 60 秒，然後鬆開右腳慢慢踩回到地板。接下來，用你的右臂保持平衡，換到你的左腿伸展。放鬆並重複幾次。

　　臀部和大腿伸展：身體挺直，雙腳分開約兩個肩寬。將腳、臀部和肩膀向右轉。現在彎曲右腿並放低身體，使右大腿與地板平行，右小腿垂直。盡可能降低你的身體，直到你感覺到右大腿內側的肌肉伸展開來。保持 30 到 60 秒，然後伸直右腿回到起始位置。接下來換左側重複相同的動作。放鬆並重複幾次。

　　髂脛束伸展：你知道你的身體有自己的「彈力帶」嗎？實際上，其中兩個稱為髂脛束 (ITB)。ITB 是一條厚厚的組織帶，從你的大腿外側向下延伸，將臀部與膝蓋連接起來。當 ITB 變緊時，可能會導致臀部、膝蓋疼痛或兩者都有。若要伸展 ITB，請坐在地板上，雙腿伸直向前，背部挺直。將手放在旁邊的地板上以保持平衡。彎曲右膝，將右腳放在左膝外側的地板上。轉動你的頭和肩膀，臉朝向右側。抬起左臂並將其放在右膝外側。現在輕輕地把你的左臂壓在右膝蓋上，讓右膝更貼近身體；你會感覺到臀部和脊椎右側的伸展。保持 30 到 60 秒，然後換另一側重複相同的動作。放鬆並重複幾次。

　　躺姿 4 字伸展：仰躺，膝蓋彎曲。將右腳踝交叉在左膝上停頓一

下。現在伸出雙手，抓住膝蓋下方的左腿，輕輕將左腿拉向自己，保持上半身平貼在地板上。保持30到60秒。然後換另一側重複相同動作。放鬆並重複幾次。

平衡

　　根據世界衛生組織的數據指出，跌倒是僅次於交通傷害的第二大意外死因。美國疾病控制中心報告顯示，每年有超過65%以上的美國人會跌倒，跌倒是頭部受傷和臀部骨折的主要原因。因此，是時候留意平衡了，而不是任由上了年紀風險大增後才留意，千萬不要等到下雨了才修屋頂。

　　平衡是一種非常複雜的功能，需要體內許多不同的系統協調運作。為了保持平衡，我們需要力量，尤其是下半身和核心，以及靈活度，尤其是臀部和下背部。

　　隨著年齡的增長，這些變得更加重要，因為老化帶來更多的挑戰。前庭系統是一個複雜的感覺器官系統，協助我們偵測身處的空間感，但它會隨著年齡增長而下降，我們的反應也是如此。我們的視力，尤其是周邊視覺和偵測陰影細微變化的能力都會減弱。這就是為何在黃昏時走在不平坦的地面上要格外小心。藥物也會干擾我們的穩定性和平衡。基本上，當這些控制機制全部發生時，我們就會失去平衡。但我們可以針對這些方面進行訓練，好讓我們變得更強壯，為日後做好準備。

　　換句話說，不要輕忽健身計劃的這個部分。多年以後，你的身體會感謝你。

我們建議在每次鍛練中增加幾分鐘的伸展和平衡，因為這樣你才會記得做這些訓練。但事實是，你可以在任何時間做平衡練習──在鍛練之前、之後或之間。平衡練習不需要熱身，你甚至可以在一天內隨機進行，例如在排隊或上網或刷牙時！但請記住，與任何其他類型的健身訓練一樣，這一系列的練習旨在挑戰你的身體，刺激你的肌肉和大腦運作更靈活。以下是操作方法：

重心轉移：雙腳分開與臀部同寬站立，保持背部挺直，收緊小腹。現在只需將重心從一隻腳轉移到另一隻腳。當你這樣做時，保持小腹收緊；臀部盡量不要側向一邊或傾斜。當你轉移你的重心時，停頓並保持平衡，在你轉移到另一側之前，每側停頓 30 秒。隨著你變得更強壯，你可以嘗試以下進展：

將重心轉移到一條腿上，彎曲另一條腿，抬起膝蓋。一隻腳保持平衡。然後換另一側重複上述步驟。

面朝牆壁站立，將右手放在牆上支撐。抬起左腿。將右手從牆上移開，讓右腳保持平衡。現在閉上眼睛（靠近牆壁，以防你需要伸手支撐）。然後換另一側重複上述步驟。

單腿動態運動：雙腳分開站立與臀部同寬，右側有一面牆或一張桌子，大約一英呎遠。將重心轉移到右腳上。現在把你的左腿伸到前面，然後在不接觸地板的情況下回到中間位置，然後往側邊伸展再拉到後面，之後回到中間。如果你需要短暫觸碰地面以穩定左腳，你可以自己衡量。如果需要，你可以扶著牆壁或桌子保持平衡。現在轉身，讓牆壁或桌子在你的左側，換右腿做同樣的動作。隨著你的進步，當你用一條腿站立時，在前、側和後伸展的連續擺動過程中，你可以做到不需要在過程中將擺動的腳暫時觸碰地面以保持平衡。

原地行軍：當你抬起一個膝蓋時，將另一隻胳膊伸向頭頂（抬起右膝蓋和左臂，然後抬起左膝蓋和右臂）

蹺蹺板：直立站立，右邊有一張桌子或牆壁，大約一英呎遠。抬起右膝，使右大腿與地板平行。將肘部彎曲成 45 度角。當你將右腿向後推時，小心地向前傾斜；同時將右肘向前，左肘向後，模仿跑步動作。現在，當你的右肘向後移動並且左肘向前移動時，將你的右腿放在前面。如果需要，伸手扶著牆壁或桌子以保持平衡。重複這個動作五次，然後轉身讓牆在你的左邊，用你的左腿重複整個練習。

腳跟到腳趾走路：站在牆壁或廚房櫃檯旁邊，手扶櫃檯以保持平衡。將一隻腳放在另一隻腳的前面呈一直線，前腳的腳後跟幾乎碰到後腳的腳趾，身體保持平衡不晃動。試著把手從牆上或櫃檯上移開。當你感覺平衡了，試著慢慢向前走，前腳跟碰後腳趾。當你到達櫃檯尾端時，轉身並以前腳跟碰後腳趾的方式往回走。當你覺得容易時，以反向後腳趾碰前腳跟的方式向後走。

小練習

　　有多少次，你一早醒來有一個含糊的鍛練計劃，但到了晚上卻沒有達到你的目標就上床睡覺了？這發生在所有人身上。有時，從靜止不動過渡到運動可能是鍛練中最困難的部分。

　　讓我們採取一些措施來克服慣性。列出你最有可能不鍛練的三個原因。然後，寫下你可以做些什麼來克服這個障礙。一些很棒的建議包括招集夥伴，穿著舒適的健身服，就像安排會議或午餐的方式安排鍛練，以及與某人打賭你每週可以參加一定數量的鍛練。

我的鍛練　　　　　　　　　　　**我的克服策略**

_____

_____

_____

第 13 章

全身重置排除疑難雜症
常見問題和困境化解

唯有遇到挑戰，我們才能進步提升。這就是爲何如果沒有一百多名加入全身重置測試小組的美國退休人員協會員工的投入，我們永遠不可能創造出你手中的這本書。

他們的協助證明了該計劃的有效性，平均減重 2 公斤，其中有 1/3 的人在短短十二週內減掉 4.5 公斤或更多。但更重要的是，他們提出一些核心問題，讓我們更努力地思考與推動我們深入研究，並幫助確保全身重置不僅有效，而且容易執行。

以下是我們的測試小組提出的一些問題——可能也與你有關——以及一些其他的想法，這些想法將指引你完成全身重置改變生活的體驗。

Q 在前言中提及節食的次數越多，未來體重增加的可能性就越大。爲何全身重置比較保險呢？

A 大多數飲食往往很嚴格，有很多規則，你只能在某些特定的時間內遵守。有些是削減整個食物族群或讓你在一天中的某些時段不進食，這讓社交成爲一種挑戰。最糟糕的是，許多飲食還承諾快速減肥。

快速減肥可能對你不利。它會損害骨骼健康，加劇肌肉流失，並導致新陳代謝減慢和未來體重增加。事實上，節食比遺傳更容易造成體重增加：在一項非常有趣的雙胞胎研究中[1]，研究人員發現，當一對雙胞胎其中一個以節食減肥時，節食者逐漸增加的體重反而比不節食者更多。

另一方面，「全身重置」不是一種斷斷續續的飲食。這是關於養成習慣——比如全天吃蛋白質、注意纖維攝入量、讓蔬菜成為你的朋友，這有助於你預防未來的體重增加。其中一個目標是維持你的新陳代謝，並避免肌肉流失和我們大多數人在五十歲後每年體重增加 0.5至 1 公斤的情況。全身重置不是短期減肥而是為了終生健康、活動力和能量而設計的。

Q 全身重置是「低碳水化合物」飲食嗎？

A 不是。當我們說「著重蛋白質」時，很多人會聽到「吃低碳水化合物」，但這是一個錯誤。富含營養的碳水化合物是任何飲食計劃重要的組成部分，因為含有許多必需的維生素和礦物質，以及所有的纖維。

我們攝取過多的碳水化合物往往是精製澱粉類的碳水化合物——白麵包和餅乾、蛋糕、義大利麵和穀物。然而，重點在於「營養豐富」這個關鍵詞。全穀物、番薯、豆類——都是澱粉，但它們含有大量我們所需的維生素、礦物質和纖維。

我們的經驗法則是每天攝取的澱粉類碳水化合物至少一半來自全穀物，這意味著如果你每天吃六到八份澱粉，至少選擇四份未加工的澱粉。這也可為其他食物留下一些空間。大約 10% 的卡路里（介於

150 到 200 卡路里）可以來自「自選」的卡路里。平日參加生日派對、婚禮和晚宴時，倘若拒絕當前的美食恐怕對不起自己的靈魂！所以，如果三明治配巧巴達麵包最對味，那就好好享受吧！如果「運氣不好」生日蛋糕剛好沒有小片的，那我們怎能抗拒命運呢？不過，在其他時間要找機會攝取高纖維食物平衡一下。

Q 我需要擔心分量多少嗎？

A 你聽說過「分量失真」這個詞嗎？意指我們今日所謂的標準分量——通常一份澱粉或甜食，如義大利麵、麵包或蘇打水——在我們的祖父母輩看來是大分量的。根據美國國立衛生研究院的數據，上一代的貝果平均直徑為 3 英吋，今日是 6 英吋。一袋中等大小的爆米花過去大約是 5 杯分量；今日是 11 杯。標準蘇打水是 6.5 盎司，今天卻高達 20 盎司！

這使得控制體重變得更加困難。雖然我們可能攝入過量的水果、蔬菜和肉類，但最有可能過量的是精製澱粉和甜食——所有那些柔軟、耐嚼、酥脆、很鹹、含糖，我們所謂的「療癒美食」。由於這些食物的生產成本低廉，這正是食品營銷人員最有可能增加分量的項目，好讓我們覺得物超所值。

記住，你在餐廳吃到的食物通常不止一份，因此你吃到的分量可能遠比你以為的還要多。在 Chipotle（墨西哥捲餅餐廳）點一份米飯和豆類捲餅可能含有高達六份碳水化合物——三份來自玉米餅本身，另外四份則來自米飯和豆類。一把軟糖也是一份。CDC 的圖表改編自美國糖尿病協會，有助於你瞭解一份澱粉的分量。（你可以上 cdc.gov 網站，在搜索欄中輸入 carbohydrate choice list（碳水化合物選擇列表））。

例如，圖表告訴我們，一份英式鬆餅是半顆鬆餅；一份烤馬鈴薯是 3 盎司，大約是大顆馬鈴薯的 1/4；一份格蘭諾拉麥片是 1/4 杯；一份烤薯片大約是八片。

Q 早餐攝入 25 公克蛋白質很難 ——尤其我的醫生告知我不要每天吃雞蛋。那我該怎麼辦呢？

A 每顆雞蛋含有大約 6 公克蛋白質，因此當你難以達到目標時，它們是一個不錯的選擇。但是還有很多其他無蛋的方法可以達到 25 公克或以上，通常只需在你最喜歡的早餐中加入種子或堅果類即可。以下是一些簡單的高蛋白早餐：

- 1 杯茅屋起司（25 公克）
- 乳清蛋白果昔（大約一匙蛋白粉，通常為 20 公克或更多）
- 在 1 杯牛奶中（8 公克）加入 2 包即溶燕麥片（8 公克），搭配 1 盎司切碎杏仁（5 公克）和 2 湯匙大麻籽（7 公克）
- 1/2 個全麥貝果（5 公克），搭配 3 盎司燻鮭魚（15 公克）和 2 湯匙奶油起司（2 公克），外加 1 盎司南瓜籽（5 公克）
- 1 杯原味希臘優格（20 公克），搭配 2 湯匙磨碎的亞麻籽（3 公克）、1/4 杯混合堅果（6 公克）和漿果
- 早餐墨西哥捲：3/4 杯切碎豆腐（15 公克）加 1 盎司乳酪（5 公克）和 1/2 杯黑豆（4.5 公克）拌炒後（如同炒蛋），包裹在玉米餅（1 公克）中
- 2 湯匙花生醬（7 公克）和香蕉片（1.5 公克），放在 2 片全麥麵包（8 公克）上，並搭配 1 杯牛奶（8 公克）

Q 每天吃 25 到 30 公克纖維似乎很多。我要如何達到目標而不需要整天吃沙拉？

A 首先，沙拉未必是獲得更多纖維最佳的方式。許多人吃蔬菜沙拉時心想，「我有攝取纖維了」，但一杯生菜提供的纖維不到 2 公克。關鍵是在飲食中加入水果和蔬菜以及全穀物、豆類、堅果和其他植物性食物。每餐攝入 5 公克或更多，並確保每份點心也含有 2 公克纖維。以下的小改變對你的纖維攝入量會產生巨大的影響：

- 早餐：不要吃兩片白麵包吐司，而是改吃兩片全麥吐司 —— 1.4 公克 vs.3.8 公克
- 早餐：不吃奶油，改吃 1/4 酪梨 —— 0 公克 vs.3.4 公克
- 零食：不吃 5 片鹹味脆餅和乳酪，改吃一個蘋果和乳酪 —— 1 公克 vs.4.4 公克
- 零食：不吃格蘭諾拉麥片棒，改吃優格和 3/4 杯藍莓 —— 1.3 公克 vs.2.7 公克
- 午餐：不吃雞湯，改吃扁豆湯 —— 1.5 公克 vs.6 公克
- 午餐：不吃 1 盤司薯條，改吃 1/3 杯乾烤花生 —— 1.2 公克 vs.4 公克
- 晚餐：不吃 1/2 杯白米飯，改吃 1/2 杯糙米 —— 0.7 公克 vs.2 公克

總計：7.1 公克 vs.26.3 公克

Q 蛋白質補充劑是健康的選擇嗎？如果是，我應該使用哪種？

A 許多專家認為，乳清蛋白是蛋白質之王，至少對五十歲以上的人而言是如此。

乳清是牛奶的一部分，在製作起司過程中被丟棄的部分。在一項針對16名男性和15名女性（年齡在六十五到八十歲之間）的小型研究中，研究人員將參與者分為兩組。一組給予乳清蛋白，另一組給予另一種形式的蛋白質（膠原蛋白肽）。經過兩週的限制活動後，乳清蛋白組的受試者肌肉力量恢復得更快。

你可以試著將乳清蛋白粉與杏仁或一般牛奶混合製成低熱量、高蛋白飲品或用來增稠果昔（可加或不加優格）；或加到燕麥片中。

Q 我知道餐點富含纖維和蛋白質，不過似乎我吃太多了，這樣體重會不會增加？

A 請記住，全身重置不是典型的減肥計劃。它的首要任務是預防與年齡相關的體重增加和肌肉流失，協助你終生保持力量、健康和活動能力。因此，你可能會覺得自己吃很多，這是正常的。纖維和蛋白質讓你有飽腹感，許多參與試驗的成員都覺得他們吃很多，但體重還是下降了。

也就是說，你的身體和其他人的身體不一樣。有些人需要更多的食物，有些人需要少一點。如果你想少吃一點，或者你想加速全身重置減肥的效益，首先要注意你的澱粉質碳水化合物和分量。你甚至可能需要隔幾天就測量你的碳水化合物分量，以充分瞭解自己實際吃了多少，而不是以分量計算。例如，如果你通常吃一杯煮熟的米飯，那你可能需要試著降低至2/3杯。隨著時間的推移，像這樣積少成多的變化可以成就大結果。僅此一項調整就可以讓你每天減少60到100卡路里的熱量，光這些就足以讓你減肥了。

你吃的澱粉質碳水化合物至少有一半應該來自高纖維的全食物來

源，如糙米、番薯、豆類和燕麥片。檢查日常生活中是否有任何隱藏的精製碳水化合物是你可以刪除的，並確保吃大量的非澱粉類蔬菜（如綠葉蔬菜、綠花椰菜、白花椰菜和孢子甘藍）來維持你的纖維攝入量。

如果你確實發現自己的體重增加，很可能是你吃太多健康但熱量高的脂肪——例如橄欖油、堅果、堅果醬和酪梨。記住，當你在規劃每餐飯和點心時要留意分量。

Q 我有時發現自己不由自主地吃東西——拿起辦公室周圍的任何東西。我要如何停止這種吃不停的本能呢？

A 你以前聽過「瞎吃」這個詞——這是你在看電影時，電影還沒結束爆米花桶就見底了。問題是，大多數人每天都吃不停，是因為零食就在眼前，或者即使在吃飽後，我們仍然繼續吃一大堆食物。食物不只是關於飢餓，而是關於舒適、情感和情誼。

但是，如果我們能夠將正念的概念帶入飲食習慣，我們就可以學會去除那些累積瞎吃的卡路里。試著在吃飯時練習這三種正念練習。

首先，在你伸手拿食物之前，先意識到自己有多餓。最好的情況是饑餓時再進食，請參考（以下）饑餓量表：

1. 饑餓、虛弱、頭暈
2. 非常餓、暴躁、低能量、肚子咕嚕咕嚕叫
3. 有點餓，肚子開始咕嚕叫
4. 開始感到有點餓
5. 不餓也不飽
6. 有一點飽，愉悅的飽腹感
7. 有一點不舒服

8. 感覺吃太飽，肚子沒空間

9. 很不舒服，肚子痛

10. 太飽覺得想吐

如果你等到肚子餓了（1 或 2 級）再吃，你很有可能會吃太飽（9 或 10 級）。如果你在稍微餓（3 或 4 級）時吃東西，那麼當你感到適中飽足時（7 或 8 級）你會自然停下來。你要留意自己什麼時候沒有飢餓感，那是你吃飽的信號，所以要養成注意身體信號的習慣，並在收到訊號時停止進食。

其次，花時間完全品嚐你的食物。享受每一口，留意質感、味道、稠度，甚至香氣。細嚼慢嚥，每一口完全吃完後再吃下一口。放下叉子，喝一口水。我們往往在辦公桌前或螢幕前狼吞虎嚥吃太多東西，焦點全不在食物上。當你真正品嚐食物時，你可能會發現實際上你吃得不多——而且更能享受食物的美味。

第三，將食物裝盤。無論是正餐還是零食，都不要從容器或袋子取出直接吃，把食物放在盤子裡，這有助於你看到自己正在吃什麼和吃了多少，並且細嚼慢嚥好好品嚐。

Q 我喜歡記錄食物日誌的想法，這樣我才知道我真正吃下什麼。有什麼建議嗎？

A 你可以使用手機上的應用程式，參考手機應用商店的評分和評價。如果你更喜歡紙和筆，美國心臟協會提供一個可下載的食物追蹤表，你可以列印下來記在上面。

你可以考慮使用由加拿大營養師創建的「eatracker.com」等工具，該工具可以為你提供所需的營養資訊，同時協助你判斷分量。（美國農

業部在二○一八年停產名為《Supertracker》的自製版本。）

Q 全身重置建議每天吃兩到三份乳製品。對乳糖不耐症或難以消化加工乳製品的人有什麼替代品？

　　A 我們喜歡乳製品，因為它提供維持肌肉和骨骼所需的兩種營養素：蛋白質和鈣。大多數人很容易從其他來源獲取蛋白質，但你可能需要注意鈣的攝取量——五十一至七十歲的男性每天 1,000 毫克，七十歲以上的男性每天 1,200 毫克；五十歲以上的女性為 1,200 毫克。鈣對肌肉和骨骼以及維持健康的血壓很重要。乳製品中的亮胺酸含量也很高，這對於刺激肌肉蛋白質的合成非常重要。

　　如果你有乳糖不耐症，你可能要嘗試更容易消化的乳製品，例如優格、克菲爾和陳年起司。不含乳糖的乳製品和乳糖酶片劑也是一種選擇，可以使傳統的乳製品讓更多人能耐受。如果你完全排除乳製品，請嘗試以下非乳製品的選擇：

- 沙丁魚罐頭和鮭魚骨頭
- 大豆、用硫酸鈣製成的豆腐、大豆優格和天貝等豆製品
- 腰豆、白豆和海軍豆
- 綠葉甘藍、蘿蔔菜、芥菜、羽衣甘藍和白菜
- 鈣強化果汁、穀物、麵包、米漿和杏仁奶
- 奇亞籽和芝麻
- 杏仁

　　最好從食物中攝取大部分的鈣需求，但為了增加攝入量，請諮詢醫生關於服用鈣補充劑。

Q 你警告我們留意加工食品，但現成料理包或鮮食料理，真的有不同嗎？

A 參考一下：近期一項小型研究，受試者被安排未加工食品（水果、蔬菜、瘦肉和全穀物）或過度加工食品（烘焙食品、醃製肉類和休閒食品）的飲食。所有參與者的總卡路里、蛋白質和碳水化合物數量都相同，並允許他們隨心所欲地吃。過了十四天後，受試者被安排改吃另一種飲食。

研究人員發現，當面對過度加工食品時，受試者平均每天比給予全食物時多吃 500 卡路里。他們在過度加工飲食中平均增加了 1 公斤，而在全食物飲食中平均減掉了 1 公斤。

Q 提前準備食物有什麼訣竅嗎？我不是一個烹飪愛好者，所以料理時間越少越好。

A 提前準備食物是使健康飲食自動化最簡單的方法之一。如果你能在一個週末騰出幾個小時，你就能準備好一週所需的所有食材。如果你是每天帶午餐上班，那麼這個訣竅對你將特別有用。

事先煮好一些穀物。將幾杯藜麥、糙米或全麥麵食煮熟後儲存在冰箱中，作為下週餐點的基礎。你也可以在煮豆子或小扁豆時加入香料，這樣要吃時只要將豆子舀在穀物上放進微波爐按「重新加熱」即可。

用烤箱烤白花椰菜、綠花椰菜、孢子甘藍和番薯，加一些橄欖油、海鹽和新鮮的百里香或迷迭香。這些都可以放在冰箱中在未來一週備用。

在烤架或爐灶上，烤一些雞胸肉作為你的首選蛋白質，因為這些重新加熱很方便，幾乎可以搭配任何食材。之後，在你比較空閒的時間，你可以烹調一份牛排或一些魚類。

此外，確保你隨時備好新鮮水果和喜歡的乳製品——起司、優格、茅屋起司、牛奶。

最後，考慮一些市售的調味料。你可以直接吃原味事先煮好的蛋白質、穀物和蔬菜，也可以添加燒烤醬、莎莎醬、蕃茄醬、香蒜醬、泡菜、哈里薩辣醬、索夫利特醬或羅曼斯可醬，這些都可以在超市的罐裝和罐頭區找到，多嘗試一些新口味，看看什麼口味讓你心動。

Q 在情緒激動時，我經常暴飲暴食，這讓我在身體、情緒和精神上很崩潰。我該如何打破這個循環？

A 我們都會以自己的方式處理負面情緒，而且許多時候這些方式並不健康。情緒化進食是一個特別困難的議題，而且我們生活中不斷接收到這類的訊息：如果我們現在吃這個，立馬就會有好心情。最近的研究提出一些方法協助我們緩解這些渴望：

找一個人聊聊。如果你吃東西是為了控制難過的情緒，考慮找一個可以分享這些感受的人——一個不會因為你想藉由吃東西來處理情緒而批判你的人。告訴自己，你可以在談心後再吃東西也不遲。

用身體釋放難受的感覺。在二○一五年一項針對喜歡吃含糖零食的超重族群進行的小型研究發現，只要 15 分鐘的適度運動（在本例中為快走）就能大幅降低對含糖零食的渴望。

多喝水。我們經常將口渴誤解為饑餓。如果你渴望食物，試著喝一大杯水，看看這種渴望是否會在幾分鐘內消失。

Q 我先生的心臟科醫生建議他改吃植物性飲食。關於在無肉的情況下，我們要如何獲得足夠的蛋白質呢？

A「植物性」有很多意思；在許多情況下，這只是意味著少吃動物產品和多吃植物性食物。但這也可能意味著完全素食，甚至是嚴格素食。無論如何，全身重置可以根據你的需求做一些調整。

當只吃植物性食物時，重點在於結合食物以獲得完整蛋白質，這對於維持肌肉至關重要。藜麥、大豆（毛豆、豆腐和天貝）、高蛋白麥片、蕎麥（用它來做煎餅！）、南瓜籽、大麻種籽和發芽的穀物麵包，這些都是完整蛋白質的來源。

不然，以下是一個很好的經驗法則：混合全穀物（糙米、全麥麵包、燕麥）與豆類、堅果和種籽類（豆類、扁豆、花生和堅果醬、奇亞籽和葵花籽）。頂極義大利麵搭配蛋白質來源，如豌豆、核桃或烤松子等即是一頓完整的膳食，或者尋找含有鷹嘴豆、豆類和大豆等義大利麵條（而且美味），它們的蛋白質含量甚至高於普通小麥品牌的麵食。結合穀物和豆類的湯品，如義大利麵或紅豆和米飯，也能提供完整的蛋白質。

最後，嘗試植物蛋白粉，將其與牛奶替代品、半根香蕉和一些冷凍漿果混合，製成美味的果昔。尋找「完整」的蛋白質，即一種含有多種植物蛋白的蛋白質，而不是一種來自單一植物來源的蛋白質。其中特別要確保含有亮胺酸，這是一種有助於刺激肌肉生長的胺基酸，但植物性食物中經常缺少這種胺基酸，你可以在任何維生素或健康食品商店或網上找到植物蛋白粉。

Q 我在五週內減掉 1.5 公斤，雖然不算多，但我確實感覺更好、更有活力、更輕，而且我也更開心，這是副作用嗎？

A 幸福感可能是全身重置的副作用，尤其是在你提高運動水平的情況下。研究一致顯示，鍛練與積極正向的態度有關。

此外，幾種關鍵的全身重置營養素也與更輕鬆、更快樂的心情有關。葉酸是一種存於豆類和綠色蔬菜中的 B 群維生素，有助於提高幸福激素血清素的水平，並且在一些研究中已被證明抑鬱症患者缺乏這種維生素。研究人員還發現，在世上大量吃魚的人口地區，抑鬱症並不常見，因此研究人員推測魚類（以及亞麻籽、奇亞籽和核桃）中的 omega-3 脂肪酸可能有助於治療情緒障礙。

全身重置不僅和吃什麼東西有關，同時也和不吃哪些東西有關。食用大量油炸食品，特別是速食的人會攝入高劑量的 omega-6 脂肪酸，這種脂肪酸存在於油炸的植物油中。當你的 omega-6 與 omega-3 比例上升時，你患抑鬱症的風險也可能會增加。二〇一七年的一項研究發現，攝入大量糖分的男性患抑鬱症的風險也會比較高。

想要更快樂嗎？試著多到戶外走走：在一項研究中，研究人員發現置身公園 20 分鐘可以提高整體幸福感。

Q 我不是很喜歡水果或蔬菜，除了胡蘿蔔、柳丁和蘋果。在大部分時間裡，我能吃這些食物來獲得足夠的維生素和礦物質嗎？

A 這取決於：你最近攝入多少萜類化合物？是否攝取足夠的多酚？花青素和檸檬苦素？

維生素和礦物質備受關注，但植物營養素——食物中存在的數以萬計植物微量營養素，同樣重要。有些是抗炎，有些協助我們對抗微

生物，以及更多是在癌症預防中發揮作用或幫助保護我們免受糖尿病和心臟病的侵害。

　　每一種植物都有其獨特的植物營養素特徵，當我們只吃熟悉的食物（即使這些常客是柳橙或胡蘿蔔之類的超級明星），我們就無法獲得賦予身體力量的全方位營養。在你下一次採購之旅中，你可以選擇一種不時不吃的水果或蔬菜。如果你不喜歡菊芋、酸模、西洋菜、甜菜或黑眼豆，請嘗試看看。或者選擇一種異國情調的進口水果，如芭樂、荔枝、刺角瓜或金橘。根據口味對它們進行 1 到 5 的排名，看看你是否可以找到新的最愛來取代平時吃的蘋果。

Q 我整天坐著工作，我知道這對我不好。但我每週去健身房幾次，也盡量多走路。這樣可以嗎？

　　A 可以，只要你每隔一小時左右站起來活動筋骨。定期鍛鍊（特別是如果你遵循全身健身計劃）和簡單的四處走動就足以讓你的腿部大肌肉動一動。這裡有一個你可能不知道很酷的事實：每次你離開辦公桌動一動伸展肌肉時，它們都會分泌一種名爲肌肉激素的肽，當這些肽進入血液後有助於預防發炎。雙腿動得時間越多，肌肉釋放的肌肉激素也越多，因此對你在對抗疾病方面的助益也越大。

　　除了你的健身計劃之外，無論平日工作多麼緊張，你都不要讓自己久坐超過一個小時：

- 站起來接聽電話。這不僅能讓你站起來動一動，而且站著打電話是商人用來讓自己聽起來更強大、更膽大、更有活力的老把戲。這就是你！

- 盡可能使用站立式辦公桌。海明威就是站著寫出最偉大的作品。你可以在同一個位置收發電子郵件。
- 在辦公室內？傳達訊息給同事時，你可以走到同事的辦公桌前，而不是打電話或發電子郵件。
- 長時間講電話？將手機開擴音或使用耳機，然後站起來動一動。
- 定期伸展拉筋。將阻力帶放在身邊使用：雙腳站在阻力帶中間，雙手各握住阻力帶的一端。然後彎曲你的肘部，將你的手彎曲到肩膀上。你的雙腳間距越寬，你的阻力就越大。

第 14 章

超級全身重置食譜

適合全家人的美味餐點和點心

提高營養、減少空卡路里、吃得更健康有很多方法，不過最簡單最有效的方法就是四個字：自己料理。

正如你在本書不斷收到的訊息，在飲食中添加營養豐富的食物比減少卡路里更加重要。因此是你，而不是當地連鎖餐廳不認識的廚師要為你吃進身體的食物負責任。

當我們在餐館吃飯時，我們盤子裡的飽和脂肪和鈉含量往往更高。事實上，在家做飯是一種自動減少多餘卡路里的方式：根據伊利諾伊大學的一項研究，我們外出吃飯平均會比在家做飯時多攝取 200 卡路里，而且你已經知道每天減少 200 卡路里是預防與年齡相關腰圍變粗的目標。另一項研究發現，無論我們是否有意識地嘗試控制體重，只要我們在家做飯時所攝入的空卡路量自然會比較少。

在本章中，我們將介紹一系列符合全身重置營養指南的食譜。這意味著它們富含蛋白質和纖維以及維生素、礦物質和植物化學物質，並且具有最少的不必要空卡路里，因此可以讓你安心做到滿足身體的營養需求。食譜中包羅萬象，你可以找到熟食和非熟食早餐的食譜；果昔和蛋白質奶昔；午餐和晚餐主菜；配菜、沙拉和湯；醬汁和調料（適

合那些想要將烹飪和提升味蕾的人）；另外還有美味、營養豐富的點心。

　　這些食譜大多數都可以輕鬆換成素食版，只需用豆腐、天貝或其他植物性蛋白質代替肉類。如果你的飲食為無麩質或不吃乳製品，你也可以輕鬆替換。其中許多食譜已經是純素食、無麩質或無乳製品。但是，如果你不吃動物產品，甚至只是避免乳製品，你都要確保自己獲得足夠的蛋白質（尤其是胺基酸亮胺酸）。豆腐等大豆類食物是亮胺酸主要的蔬菜來源之一，芸豆、西洋菜、菠菜和蘿蔔葉菜也是。另外，你可以在健康食品商店中找到螺旋藻，這種藻類富含亮胺酸這種必需胺基酸。當然，你可以輕鬆遵循書中的飲食方案無需費心該選哪一個食譜。事實上，正如第九章提及，你可能每天都吃速食，但仍然可以設法達到你的營養指標。但是，每當你在傷腦筋要吃什麼時，其實最完美的餐點或點心就是自己動手作，不是嗎？

　　關於營養指數的簡單說明：

　　雖然每一份食譜已根據營養分析軟體（ESHA.com）列出各種營養指數，但確切的營養成分可能略有不同，實際上要取決於你的料理方法，使用的產品和品牌，以及分量的大小。

　　當一種成分有多個選項時，例如「切片杏仁或松子」或「雞肉或蔬菜高湯」，其中列出的營養指數是根據第一項。

　　一勺蛋白粉可提供約 20 公克蛋白質。食譜是假設採用動物性蛋白粉；使用植物基在亮胺酸和 B_{12} 的含量方面可能略有不同。

早餐

　　這是一天中最重要的一餐，也是大多數人草率的一餐。許多人以甜甜圈和咖啡開始新的一天，或者，你喜歡吃羊角麵包和卡布奇諾開啓新的一天。的確，這樣很美味也很方便。但缺乏維持肌肉、抗脂肪的蛋白質和抗疾病、抗飢餓的纖維。即使我們也認爲在燕麥片上撒藍莓是對的，也根本無法獲得足夠維持肌肉的蛋白質，無論你的早餐看起來多健康。記住：如果你早上沒有吃足夠的蛋白質，那你可能整天會處於肌肉分解的狀態。

　　本章中的每份早餐至少可以爲你提供 25 至 30 公克蛋白質和 5 公克纖維。雖然卡路里計數不是這個方案的重點，但還是要留意你的分量。女性早餐應攝入約 350 至 450 卡路里，男性約 500 至 550 卡路里，但記住這些只是粗略估計。你可以根據需要調整這些食譜，以配合你的卡路里和蛋白質需求量。

　　由於早上可能趕時間，我們從一系列免烹調的組合開始，你可以在幾分鐘之內就能完成。

免烹調早餐

　　想也知道你的抱怨，「我沒時間吃早餐。」這些食譜省掉了料理的時間，現在你可沒有什麼藉口了。

茅屋起司鬆餅

（素食）

如果你認為鬆餅不會出現在食譜上，那你就錯了！冷凍鬆餅相當於一片麵包；只要是全麥鬆餅，那就對了！

1 人份

1 張烤全麥鬆餅	¾ 杯低脂茅屋起司
1 杯覆盆莓	10 顆杏仁
1 茶匙大麻籽	1 茶匙磨碎的亞麻籽

步驟

1. 按照包裝上的指示烤鬆餅
2. 將茅屋起司、莓果、堅果和種子分層鋪在鬆餅上

營養指數：29 公克蛋白質 ｜ 14 公克脂肪 ｜ 36 公克碳水化合物 ｜ 10 公克纖維 ｜ 307 毫克鈣 ｜ 484 毫克鉀 ｜ 880 毫克鈉 ｜ 1.37 微克 B_{12} ｜ 2.12 公克亮胺酸 ｜ 32 毫克維生素 C ｜ 372 卡路里

仿紐約煙燻鮭魚貝果

傳統的週日早上，煙燻鮭魚貝果在紐約市很常見，但它的纖維含量非常低。以下是如何在享用早午餐的同時獲得所需的纖維：搭配一杯哈密瓜（或你選擇的水果）和《紐約時報》。（有些人喜歡加酸豆，雖然味道鮮美，但這會在高鈉的菜餚中添加更多的鈉。）

1 人份

- 2 湯匙奶油起司
- 2 片蕃茄片
- 1 杯切成立方體的哈密瓜或 1 片甜瓜
- 2 片 Wasa 餅乾
- 4 盎司煙燻鮭魚

步驟

1. 兩片餅乾上塗一層薄薄的奶油起司
2. 餅乾上放蕃茄片和鮭魚
3. 搭配哈密瓜一起吃

營養指數（包括甜瓜）：27 公克蛋白質 ｜ 15 公克脂肪 ｜ 49 公克碳水化合物 ｜ 10 公克纖維 ｜ 69 毫克鈣 ｜ 884 毫克鉀 ｜ 1,097 毫克鈉 ｜ 3.76 微克 B_{12} ｜ 0.21 公克亮胺酸 ｜ 35 毫克維生素 C ｜ 427 卡路里

趣聞

重點來了：哈密瓜是支持眼睛健康兩大植物營養素的主要來源：葉黃素和玉米黃素。

燕麥片

　　燕麥片是一種傳統的健康早餐，但絕大多數喜歡以燕麥片當早餐的人都不會達到他們早晨的蛋白質目標。為了幫助你充分利用早晨的燕麥，我們特別指定配料、用量和烹飪說明（例如用牛奶代替水煮燕麥），以確保你獲得足夠的蛋白質。

　　這三款燕麥片可以爲你提供不同的方式以達到每日早餐應有的蛋白質和纖維目標。

　　許多燕麥不含麩質，尋找包裝註明「無麩質」的產品。

強健肌肉之藍莓、杏仁和大麻籽燕麥

（無麩質／素食）

　　該食譜以傳統方式用水煮燕麥，但透過添加少量蛋白粉和大麻籽以提高蛋白質含量。

1 人份

½ 杯水	½ 杯裝燕麥片	½ 勺蛋白粉
1 杯藍莓	2 湯匙杏仁片	3 湯匙大麻籽

步驟

1. 用小鍋以中火將水煮沸，加入燕麥

2. 不斷攪拌，直到燕麥吸收大部分的水分，大約 5 分鐘

3. 加入蛋白粉攪拌

4. 最後在燕麥上放入藍莓、杏仁和大麻籽

　　營養指數：31 公克蛋白質｜23 公克脂肪｜54 公克碳水化合物｜11 公克纖維｜134 毫克鈣｜422 毫克鉀｜28 毫克鈉｜0.38 微克 B_{12}｜0.22 公克亮胺酸｜14 毫克維生素 C｜529 卡路里

趣聞

　　清掃動脈的好幫手：β-葡聚糖是燕麥中的可溶性纖維，可降低 LDL 中壞的低密度膽固醇和總膽固醇值，特別是糖尿病患者。

牛奶燕麥片搭配草莓、大麻籽和花生醬

(無麩質／素食)

如果你不想用蛋白粉，另一種在燕麥片中添加蛋白質簡單的方法是用牛奶煮燕麥。關於大麻種籽粉的營養效益不勝枚舉，它不僅可以提供大量的蛋白質（每湯匙超過 3 公克），而且還含有單元不飽和脂肪酸。

1 人份

1 杯低脂牛奶

½ 杯燕麥

½ 杯切片草莓

2 湯匙大麻籽

1 湯匙花生醬

步驟

1. 用中型鍋以中火將牛奶慢慢煮沸後加入燕麥

2. 不斷攪拌，直到燕麥片吸收大部分牛奶，大約 5 分鐘

3. 加入草莓，大麻籽和花生醬，將所有成分混合均勻即可

營養指數：25 公克蛋白質｜26 公克脂肪｜51 公克碳水化合物｜7 公克纖維｜348 毫克鈣｜742 毫克鉀｜201 毫克鈉｜1.15 微克 B12｜1.07 公克亮胺酸｜42 毫克維生素 C｜520 卡路里

隔夜牛奶燕麥片

（無麩質／素食）

　　早上很匆忙嗎？你可以用罐子準備這些隔夜燕麥片在第二天從容享用。這份浸泡一夜的牛奶燕麥可為你提供所需的蛋白質。你也可以用大豆或豌豆奶等植物性「牛奶」代替——只要確保是含有蛋白質（不要使用杏仁奶或米漿）。

1 人份

- 1 低脂牛奶
- ½ 杯燕麥片
- ¼ 杯新鮮黑莓
- 2 湯匙大麻籽
- 1 湯匙顆粒花生醬

步驟

1. 將所有食材放入碗中或罐中混合
2. 放入冰箱靜置一夜。早上你可以直接取出食用，或者如果你喜歡熱食，你可以用微波加熱 30 到 60 秒

　　營養指數：25 公克蛋白質｜23 公克脂肪｜51 公克碳水化合物｜8 公克纖維｜346 毫克鈣｜708 毫克鉀｜188 毫克鈉｜1.15 微克 B_{12}｜0.97 公克亮胺酸｜8 毫克維生素 C｜498 卡路里

提示和祕密

　　更少量的液體會使燕麥粥更濃稠，但相對蛋白質也會減少。如果你喜歡，你可以添加更多液體，並且嘗試混合不同的配料。

果昔和蛋白質飲品

攪拌機的功能不僅是製作各種飲品，它也是營養提升的強大工具，只要大約 60 秒就能提供美味如甜點般的飲品。果昔早餐不僅快速又方便，而且也是一天中任何時刻最佳的代餐。使用希臘優格或乳清蛋白粉可以快速為肌肉供給營養。如果你正在尋找純素的選擇，你可以使用純素蛋白粉和牛奶取代；我們推薦豆漿，因為其亮胺酸的含量高於其他乳製品替代品，或豌豆蛋白，它還含有一系列完整的胺基酸，研究指出它在增肌方面與乳清蛋白一樣有效[1]。（請參閱第 130 頁關於牛奶替代品的完整列表。）

每一種食譜都先加入液體成分，以便更容易混合。將成分混合在一起約一分鐘直到呈光滑狀。改變稠度或溫度可以加水或冰塊，或使用冷凍水果（冰塊和冷凍水果會產生更濃的果昔）。如果要加入冷凍香蕉，放入冰箱前請先去除果皮，否則果皮會很難剝除。水果在冷凍前可先切片；如果在冷凍後才切片，在切片之前，先將刀具以熱水燙過。

羽衣甘藍綜合果昔

（無麩質／純素）

　　雖然這個果昔食譜建議加入燕麥以製成一頓豐盛的餐點，但你可以將燕麥煮熟單獨食用，然後在不添加燕麥的情況下飲用果昔，或者去掉燕麥改為一片土司搭配酪梨取代。

1 人份

- 1 杯低脂牛奶
- ½ 杯原味低脂希臘優格
- 1 杯冷凍草莓切片
- ½ 根小香蕉切片
- ⅓ 杯燕麥片
- ½ 杯新鮮羽衣甘藍切碎

步驟

將所有配料放入攪拌機中，攪拌至呈滑順狀

　　營養指數：25 公克蛋白質｜7 公克脂肪｜56 克碳水化合物｜7 公克纖維｜487 毫克鈣｜1,028 毫克鉀｜152 毫克鈉｜1.74 微克 B_{12}｜1.4 公克亮胺酸｜99 毫克維生素 C｜374 卡路里

超級免疫果昔

（無麩質／純素）

在 COVID-19 疫情期間，美國退休人員協會與免疫專家進行研究，以尋找完美的果昔協助調節健康的免疫系統。事實證明，任何含有益生菌（來自克菲爾或優格）以及大量纖維和植物營養素（來自漿果、種子、蔬菜和／或堅果醬）的食譜都有助於支持免疫系統。這份果昔添加的蛋白粉可以增強蛋白質的含量。

1 人份

1 杯原味維生素 D 強化克菲爾

½ 根新鮮或冷凍香蕉（增加甜度和乳狀濃稠感）

1 杯冷凍草莓（或使用芒果或鳳梨代替，或綜合）

1 湯匙杏仁醬

1 杯新鮮菠菜葉

1 茶匙奇亞籽

1 勺乳清分離蛋白粉（你可以使用植物基代替）

步驟

將所有配料放入攪拌機，攪拌至呈滑順狀

營養指數：40 公克蛋白質 | 13 公克脂肪 | 43 公克碳水化合物 | 7 公克纖維 | 593 毫克鈣 | 1,249 毫克鉀 | 216 毫克鈉 | 1.54 微克 B₁₂ | 0.26 克亮胺酸 | 51 毫克維生素 C | 444 卡路里

趣聞

奇亞籽富含蛋白質、omega-3 脂肪酸和纖維以及鈣、鐵和植物營養素。沒錯，它們就是一九九〇年代風行一時的奇亞籽寵物造型植物！

希臘香蕉果昔

（無麩質／純素）

由於添加蘋果醬，這份果昔的碳水化合物含量實際上高於大多數其他食譜，非常適合在劇烈的晨間鍛練後食用。

1 人份

½ 杯水

½ 杯蘋果醬

⅔ 杯低脂原味希臘優格

1 小根香蕉

¼ 杯燕麥片

½ 茶匙香草精

¼ 茶匙肉桂粉

1 杯鮮羽衣甘藍

1 湯匙磨碎的亞麻籽

1 湯匙大麻籽

步驟

將所有配料放入攪拌機，攪拌至呈滑順狀。

營養指數：25 公克蛋白質 | 13 公克脂肪 | 65 公克碳水化合物 | 10 公克纖維 | 405 毫克鈣 | 634 毫克鉀 | 104 毫克鈉 | 0 微克 B_{12} | 0.34 克亮胺酸 | 36 毫克維生素 C | 466 卡路里

趣聞

重點切入：亞麻籽富含 omega-3 脂肪酸、纖維和蛋白質，不過很難消化，所以要選擇磨碎的亞麻籽以達到最大的效益。

「早餐甜點」果昔

(無麩質／純素)

　　這份早餐非常美味，讓人忍不住想預留一些作為甜點，但請相信我們，這份果昔在促進健康方面具有強大的威力。

1 人份

½ 杯低脂牛奶

½ 杯低脂原味希臘優格

1 湯匙無糖可可粉

1½ 湯匙花生醬

1 小根新鮮或冷凍香蕉

1 湯匙酪梨

2 茶匙大麻籽

少量冰塊（可依個人喜好增減）

少量肉桂粉

步驟

將所有配料放入攪拌機中，攪拌至呈滑順狀。

　　營養指數：25 公克蛋白質 ｜ 22 公克脂肪 ｜ 44 公克碳水化合物 ｜ 7 公克纖維 ｜ 308 毫克鈣 ｜ 989 毫克鉀 ｜ 198 毫克鈉 ｜ 1.16 微克 B_{12} ｜ 1.12 公克亮氨酸 ｜ 11 毫克維生素 C ｜ 440 卡路里

柳橙果昔

（無麩質／純素）

超級清爽，適合溫暖的夏日早晨或任何時候想來一杯淡淡的柑橘香飲品。

1 人份

½ 杯水

3 湯匙柳橙汁

1 杯低脂原味希臘優格

½ 杯冷凍桃子

½ 根香蕉（新鮮或冷凍）

2 湯匙磨碎的亞麻籽

1 勺香草蛋白粉

少量冰塊

步驟

將所有配料放入攪拌機中，攪拌至滑順狀。

營養指數：36 公克蛋白質｜13 公克脂肪｜45 公克碳水化合物｜8 公克纖維｜325 毫克鈣｜918 毫克鉀｜177 毫克鈉｜1.18 微克 B_{12}｜1.4 公克亮胺酸｜114 毫克維生素 C｜422 卡路里

鮮綠果昔
（無麩質／純素）

　　光看外表就知道這份果昔很健康；菠菜為這份蛋白質飲品增添綠意，但不要擔心，它依然很美味。

1 人份

½ 杯水

2 湯匙柳橙汁

½ 杯低脂原味希臘優格

1 杯冷凍菠菜

⅓ 杯藍莓（新鮮或冷凍）

¼ 杯新鮮奇異果（大約 1 顆）

2 湯匙磨碎的亞麻籽

1 勺香草蛋白粉

步驟

將所有配料放入攪拌機中，攪拌至呈滑順狀。

　　營養指數：33 公克蛋白質｜11 公克脂肪｜42 公克碳水化合物｜14 公克纖維｜511 毫克鈣｜692 毫克鉀｜337 毫克鈉｜0.59 微克 B_{12}｜0.78 克亮胺酸｜77 毫克維生素 C｜377 卡路里

　　效益：菠菜富含硝酸鹽，有助於肌肉放鬆和改善血液流動。

綜合漿果果昔

（無麩質／純素）

提升免疫系統！綜合漿果和石榴汁讓這份飲品充滿支持免疫力的維生素 C。

1人份

1 杯冷凍混合漿果

½ 杯低脂原味希臘優格

¼ 杯石榴汁

1 勺香草蛋白粉

2 湯匙大麻籽

⅓ 杯冰塊

步驟

將所有配料放入攪拌機中，攪拌至呈滑順狀。

營養指數：28 公克蛋白質 ｜ 14 公克脂肪 ｜ 35 公克碳水化合物 ｜ 7 公克纖維 ｜ 170 毫克鈣 ｜ 484 毫克鉀 ｜ 134 毫克鈉 ｜ 0.59 微克 B_{12} ｜ 0.6 公克亮胺酸 ｜ 10 毫克維生素 C ｜ 367 卡路里

趣聞

「高」效能：小小的大麻種籽富含高蛋白質：2 湯匙就能提供 6 公克蛋白質。（儘管與大麻同屬於大麻屬植物，但大麻種籽不會讓你輕飄飄產生幻覺。）

好心情果昔

(無麩質 / 純素)

　　菠菜和羽衣甘藍的綠葉富含葉酸，可以在早晨提振你的情緒。研究指出，體內這種維生素的含量高低與抑鬱症有關[2]。健康的身體，肯定來自健康的大腦！

1 人份

- ¾ 杯低脂原味希臘優格
- ¼ 杯（2 盎司）新鮮羽衣甘藍
- ½ 根中型香蕉
- 1 勺香草蛋白粉

- ¼ 杯（2 盎司）新鮮菠菜
- ½ 杯鳳梨
- 少許蜂蜜（¼ 茶匙）
- ⅓ 杯冰塊

步驟

將所有食材放入攪拌機中，攪拌至呈滑順狀

　　營養指數：30 公克蛋白質 | 6 公克脂肪 | 45 公克碳水化合物 | 6 公克纖維 | 359 毫克鈣 | 1,035 毫克鉀 | 224 毫克鈉 | 0.88 微克 B12 | 0.96 克亮胺酸 | 130 毫克維生素 C | 340 卡路里

夢幻果昔

(無麩質 / 無乳製品 / 純素)

豆腐不僅可以增加蛋白質（½ 杯含有 10 公克！），而且還可以創造一種奶油般的質感，就像奶昔一樣。冷凍香蕉可以增添冰淇淋般的稠度；香蕉最佳的冷凍時間為表皮呈鮮黃色帶有棕色斑點，以增加甜度。

如果你想用喝的而不是用勺子舀，你可以將植物奶的量增加到 ¾ 至 1 杯。如果你喜歡，你可以將大麻種籽與漿果一起混合，而不是灑在果昔上。

1 人份

基底

½ 杯無糖香草杏仁奶或其他植物奶

1 湯匙杏仁醬

1 湯匙無糖的可可粉（自選）

½ 杯（4 盎司）豆腐

1 根冷凍香蕉切片

上層

3 湯匙大麻籽

½ 杯（總量）冷凍覆盆子和藍莓，解凍或微波爐加熱，使漿果滲出汁液

步驟

1. 基底：在攪拌機中，按列出的順序混合所有成分。攪拌機先啟動低速，然後逐漸提高速度，直到所有東西都混合均勻呈滑順狀。你可能需要偶爾停止攪拌機，用橡膠刮刀刮側面和底部。如果果昔非常濃稠，你可以再添加一些牛奶讓果昔更滑順。

2. 將混合好的基底倒入碗中，並在上面灑上大麻籽和漿果即可。

營養指數：26 公克蛋白質 | 31 公克脂肪 | 42 公克碳水化合物 | 11 公克纖維 | 465 毫克鈣 | 876 毫克鉀 | 136 毫克鈉 | 0 微克 B_{12} | 0.37 克亮胺酸 | 19 毫克維生素 C | 507 卡路里

熟食早餐

當你心血來潮充滿鬥志，或者在週末肚子餓了想來點美食時，這些食譜都可以滿足你的營養需求和渴望美食的慾望。

鮮蔬炒豆腐
（無麩質、無乳製品、純素）

這是一個聰明的方法，將這份豆腐介紹給懷疑論者，他們認為這種純素營養方塊是一種破壞美國男子氣概的陰謀。事實上，豆腐是一種有效的蛋白質輸送系統，這份食譜將啟動早晨打造肌肉的基礎。

1 人份

1 湯匙特級初榨橄欖油	½ 杯蘑菇切碎
1 杯羽衣甘藍切碎	½ 顆紅甜椒切丁
¼ 杯洋蔥切丁	½ 杯嫩豆腐瀝乾搗碎
½ 茶匙大蒜粉（或新鮮蒜蓉）	2 湯匙營養酵母
鹽和胡椒粉適量	2 片全麥吐司（這份食譜含有土司因此不算是無麩質）

步驟

1. 將橄欖油倒入中型煎鍋以中火加熱。

2. 加入蘑菇、羽衣甘藍、甜椒和洋蔥，拌炒 5 到 7 分鐘，直到洋蔥呈半透明狀。

3. 加入豆腐、大蒜、酵母、鹽和胡椒粉，拌炒 3 至 5 分鐘。

4. 將豆腐混合物放在 2 片吐司旁或自選的穀物，如煮熟的燕麥、上一餐沒吃完的糙米或藜麥，甚至是剛烤好的馬鈴薯

營養指數（包含 2 片全麥土司）：30 公克蛋白質｜21 公克脂肪｜50 公克碳水化合物｜15 公克纖維｜685 毫克鈣｜878 毫克鉀｜370 毫克鈉｜24 微克 B12｜0.11 克亮胺酸｜118 毫克維生素 C｜494 卡路里

趣聞

多彩甜椒：紅色和綠色甜椒是同一種植物。但紅甜椒較甜 —— 維生素 C 含量是綠甜椒的兩倍，因為它們是熟成後才採收。

高蛋白煎餅
（無麩質 / 純素）

煎餅通常只是早餐時想吃蛋糕的藉口 —— 兩者幾乎沒有太大差別。但這些高蛋白煎餅可算是名副其實的健身好選擇，無論是靜態或好動的族群都非常適合。

1 人份（5 個薄煎餅，直徑約 3 英吋）

1 整顆蛋	1 顆蛋白	½ 杯脫脂希臘優格	½ 杯燕麥片
½ 茶匙小蘇打粉	½ 中型香蕉	½ 茶匙香草精	½ 杯冷凍藍莓
烹飪噴霧橄欖油	肉桂適量	蜂蜜調味（自選）	

步驟

1. 將所有配料放入攪拌機中，攪拌至呈滑順狀。
2. 混合至漿果中。
3. 在煎鍋中噴上烹飪油以中火加熱。
4. 將麵糊舀到熱煎鍋上，煎至金黃色後翻面，將另一面也煎至金黃色。
5. 撒上肉桂，如果需要，還可以撒上蜂蜜調味。（蜂蜜的卡路里不包括在營養指數中）

營養指數：31 公克蛋白質 ｜ 8 公克脂肪 ｜ 59 公克碳水化合物 ｜ 8 公克纖維 ｜ 486 毫克鈣 ｜ 739 毫克鉀 ｜ 208 毫克鈉 ｜ 1.29 微克 B₁₂ ｜ 1.1 公克亮胺酸 ｜ 7 毫克維生素 C ｜ 434 卡路里

提示和祕密

- 先將液體配料放入攪拌機中以便於混合，或將所有食材全放入碗中混合。
- 當表面出現氣泡且邊緣開始變乾，這時就可以將煎餅翻面。（翻面之前可以先看一下該面是否已呈金黃色）

超級玉米片
（無麩質 / 素食）

這種非傳統早餐的墨西哥煎蛋，可為全家帶來變化的樂趣。以下食材為一人份，你可以根據家庭人數增加分量。

1 人份

10 片墨西哥玉米片	¼ 杯低脂莫札瑞拉起司切碎
¼ 杯低鈉黑豆，洗淨瀝乾	½ 顆紅甜椒切丁
烹飪噴霧橄欖油	1 顆全蛋
1 顆蛋白	¼ 杯蕃茄切丁
¼ 顆酪梨切丁	1 湯匙切碎的香菜（自選）

步驟

1. 將烤箱預熱至 175℃。
2. 把玉米片放在烤盤上，你可以先鋪上一層鋁箔紙。
3. 在玉米片上撒上起司、豆類和紅甜椒。
4. 烘烤幾分鐘，直到起司融化。
5. 在烤玉米片的同時，在不沾鍋或噴上烹飪油的鍋中，用中火炒雞蛋。
6. 從烤箱中取出玉米片放在盤子上，之後在上面放上炒雞蛋、蕃茄、酪梨和香菜。

營養指數：27 公克蛋白質 | 24 公克脂肪 | 39 公克碳水化合物 | 10 公克纖維 | 266 毫克鈣 | 903 毫克鉀 | 500 毫克鈉 | 0.45 微克 B_{12} | 1.45 公克亮胺酸 | 107 毫克維生素 C | 485 卡路里

洋蔥水煮蛋香飯
（無麩質 / 素食）

水煮蛋是全熟的喔！

1 人份

烹飪噴霧橄欖油

¼ 杯切碎白洋蔥

3 顆水煮蛋，對半切開

⅓ 杯棕色印度香米飯，根據包裝說明
煮熟

1 杯菠菜

鹽和胡椒粉適量

¼ 顆酪梨切碎

步驟

1. 在不粘鍋或塗有烹飪噴霧的煎鍋中，用中火拌炒菠菜和洋蔥，並加鹽和胡椒調味。

2. 將米飯放入碗中，之後在上面放上炒過的蔬菜、煮熟的雞蛋和酪梨。

營養指數：25 公克蛋白質 ｜ 21 公克脂肪 ｜ 55 公克碳水化合物 ｜ 7 公克纖維 ｜ 108 毫克鈣 ｜ 624 毫克鉀 ｜ 207 毫克鈉 ｜ 1.47 微克 B_{12} ｜ 0.08 公克亮胺酸 ｜ 16 毫克維生素 C ｜ 483 卡路里

趣聞

不再熱淚盈框：洋蔥中的硫酸讓你流淚。為了避免這種情況，你可以試著在流動的水下切洋蔥或在切洋蔥前將其冷卻一下。

午餐和晚餐主菜

　　我們沒有區分午餐和晚餐的選擇，因為我們之前提及，你需要全天定時為身體注入高營養、中等熱量的膳食，而不是像大多數美國人吃一頓豐盛的蛋白質晚餐。因此，午餐的分量應該和晚餐差不多。（事實上，在理想的情況下，你的午餐實際上應該比晚餐多一些，因為我們希望在白天時多分配一些卡路里量。）

　　每一種食譜都是一份完整的膳食，可以滿足你的所有營養需求──至少25至30公克蛋白質和5公克纖維。在大多數情況下，我們將蛋白質食材和配菜搭配，以提供身體所需的一切。

　　如果一些步驟繁雜的食譜看起來很耗時或讓你不知所措，你可以盡早做好料理前的準備。

辣味南瓜配石榴沙拉

　　任何時候都能享用的超級大餐，而不用等到超級星期天。南瓜可為辣椒增添鵝絨般的濃稠感和獨特的甜味鹹味，從而成為肉類分量適中的美味菜餚。若要增加纖維量，你可以搭配全麥卷餅或全麥餅乾，以及石榴沙拉（或任何你選擇的沙拉或綠葉蔬菜）一起享用。

辣味南瓜
（無麩質）

4 人份

- 1½ 湯匙酪梨油（或花生油）
- 1 中顆紅洋蔥切丁
- 2½ 杯低鈉雞湯
- 1 杯蒙特里傑克起司切碎
- ¼ 茶匙肉桂粉
- 1 罐（15 盎司）低鈉紅芸豆罐頭，沖洗乾淨瀝乾
- ½ 杯新鮮完整香菜葉
- ¼ 磅火雞絞肉（93% 瘦肉）或雞絞肉
- 1 根小墨西哥辣椒切碎，配上一些籽
- 1 罐（15 盎司）純南瓜罐頭
- 1½ 湯匙辣椒粉
- ½ 茶匙海鹽或調味
- 1 罐（14½ 盎司）無添加鹽壓碎火烤蕃茄罐頭

步驟

1. 在湯鍋中倒入酪梨油以中大火加熱後，加入火雞肉、洋蔥和墨西哥辣椒，拌炒至火雞絞肉半熟，洋蔥變軟，大約 4 分鐘。

2. 慢慢加入高湯、南瓜、蕃茄（連同汁液）、辣椒粉、肉桂和鹽，用大火煮沸。

3. 將火調至中火，不加蓋煨煮 15 分鐘。

4. 攪拌豆子繼續加熱至軟爛，直到湯呈濃稠狀，大約 5 分鐘以上。可依照自己的口味調味。

5. 將煮好的湯舀到小碗中，撒上起司和香菜即可享用。

每份營養指數（使用火雞絞肉：包括裝飾）：25 公克蛋白質 ｜ 18 公克脂肪 ｜ 39 公克碳水化合物 ｜ 13 公克纖維 ｜ 291 毫克鈣 ｜ 1,201 毫克鉀 ｜ 793 毫克鈉 ｜ 0.38 微克 B_{12} ｜ 1.5 公克亮胺酸 ｜ 17 毫克維生素 C ｜ 392 卡路里

石榴鮮沙拉
（無麩質 / 無乳製品 / 素食）

4 人份

1½ 湯匙石榴汁（或其他果汁）　　1½ 湯匙蘋果醋

1 湯匙特級初榨橄欖油　　⅛ 茶匙海鹽

½ 茶匙黑胡椒粉　　½ 杯新鮮石榴籽或酸櫻桃乾

1 包裝（5 盎司）小芝麻菜或混合沙拉蔬菜

步驟

1. 將石榴汁、醋、酪梨油、鹽和胡椒放入大碗中攪拌後加入芝麻菜並攪拌均勻。

2. 撒上石榴籽即可食用。

每份沙拉營養指數：1 公克蛋白質 ｜ 4 公克脂肪 ｜ 18 公克碳水化合物 ｜ 1 公克纖維 ｜ 26 毫克鈣 ｜ 190 毫克鉀 ｜ 87 毫克鈉 ｜ 0 微克 B_{12} ｜ 0 克亮胺酸 ｜ 8 毫克維生素 C ｜ 106 卡路里

每份總營養指數：26 公克蛋白質 ｜ 22 公克脂肪 ｜ 57 公克碳水化合物 ｜ 14 公克纖維 ｜ 317 毫克鈣 ｜ 1,391 毫克鉀 ｜ 880 毫克鈉 ｜ 0.38 微克 B_{12} ｜ 1.5 克亮胺酸 ｜ 25 毫克維生素 C ｜ 498 卡路里

　　取代火雞或雞絞肉、低鈉雞湯，以及切碎的蒙特里傑克起司和香菜葉，你可以試試以下這些變化版：

- 草飼沙朗絞肉、低鈉牛肉湯以及上桌前以切達起司和歐芹葉裝飾。
- 一杯切碎雙孢蘑菇、低鈉蔬菜湯，以及上桌前以植物性起司和切片蔥裝飾

剩菜如何處理

　　製成辛辛那提風的辣椒醬，淋在全麥義大利麵條上。或者將辣椒淋在烤馬鈴薯上。

提示和祕訣

　　將辣椒粉、肉桂和鹽混合在一起，製成家常辣椒調味料。提前準備醬醋汁也可以節省許多時間。

開胃芝麻雞配鮮炒蔬菜佐橘香糙米飯

　　還有什麼比中式外賣更好吃的呢？那就是這份食譜了，而且很簡單——只需要將所有食材放在平底鍋上烘烤或火烤——不需要炒鍋！雞肉非常鮮嫩多汁，因為我們使用雞腿。你可以將蔬菜換成自己喜歡的蔬菜。搭配橘香糙米或任何蒸熟的全穀物，即便是 90 秒現成微波糙米包也可以。如果你是選擇純穀物，只要拌入一點橙皮就會有獨特且芳香的柑橘風味。

開胃芝麻雞配鮮炒蔬菜

（無麩質／無乳製品）

4 人份

- 2 湯匙芝麻油
- 1 湯匙米醋或蘋果醋
- 2 瓣大蒜切碎
- 1 份無骨去皮雞腿，切成 1 英吋立方體
- 2 顆大甜椒切片
- 3 湯匙減鈉日本醬油；如果你是無麩質飲食，一定要使用無麩質日本醬油

- 2 湯匙杏仁醬或花生醬
- 1 湯匙新鮮磨碎生薑
- ¼ 杯柳橙汁
- 5 杯新鮮青江菜切片
- 1 根小辣椒帶籽切碎

裝飾

- 2 湯匙火烤或烘烤芝麻
- ½ 杯新鮮整片香菜或蔥片

4 人份

1. 烤箱預熱至 230℃。
2. 將日式醬油、芝麻油、杏仁醬、醋、生薑和大蒜放入大碗中攪拌，直到混合均勻後倒入橙汁再攪拌一下。

3. 加入雞肉輕輕攪拌。加入青江菜、甜椒和辣椒攪拌均勻。

4. 將所有食材均勻平放在兩個大型烤盤上，放入烤箱烘烤至雞肉全熟，蔬菜呈褐色，大約 25 分鐘。

5. 撒上芝麻和香菜。如果需要，可添加日式醬油一起食用。

每份炒菜營養指數（包括裝飾）：29 公克蛋白質｜18 公克脂肪｜14 公克碳水化合物｜4 公克纖維｜138 毫克鈣｜561 毫克鉀｜706 毫克鈉｜0 微克 B12｜0.22 公克亮胺酸｜175 毫克維生素 C｜326 卡路里

提示和祕密

醬汁可事先備妥。將日式醬油、芝麻油、杏仁油、醋、薑、蒜、橙汁等裝入罐中搖晃均勻，置入冰箱存放可長達一週。蔬菜也可提前切好，或者從超市購買預先切好的蔬菜。

橘香糙米飯

（無麩質／無乳製品／素食）

4 人份

1 杯棕色印度香米

1⅓ 杯低鈉蔬菜湯（或水；非素食版本，可使用雞湯）

½ 杯柳橙汁

⅛ 茶匙海鹽或適量

2 茶匙柳橙皮（1 顆中等柳橙，大約可提供 1/4 杯果汁和 3 茶匙柳橙皮）

步驟

1. 將所有配料放入小平底鍋中混合，用大火煮沸。

2. 蓋上鍋蓋，轉小火繼續將米飯煮熟，大約 40 分鐘。

3. 關火悶 10 分鐘。

每份米飯營養指數：5 公克蛋白質｜2 公克脂肪｜38 公克碳水化合物｜3 公克纖維｜5 毫克鈣｜64 毫克鉀｜121 毫克鈉｜0 微克 B₁₂｜0 克亮胺酸｜17 毫克維生素 C｜172 卡路里

每份總營養指數：34 公克蛋白質｜20 公克總脂肪｜52 克碳水化合物｜7 公克纖維｜143 毫克鈣｜625 毫克鉀｜827 毫克鈉｜0 微克 B₁₂｜0.22 公克亮胺酸｜192 毫克維生素 C｜498 卡路里

變化版食譜

取代雞塊、青江菜和芝麻，你可以嘗試以下這些變化：

- 超硬豆腐或天貝，綠花椰菜小花和烤碎花生
- 現成熟蝦（在拌炒好前 5 分鐘加入）、切碎的蘆筍或青豆，以及烤杏仁片。

剩菜如何處理

將炒菜與米飯混合，然後簡單重新加熱。或者你可以用煎鍋或炒鍋淋上一點油做炒飯。

趣聞

快樂米香日！棕色印度香米最初生長在印度和巴基斯坦，這是一種長粒品種，具有獨特的堅果味，富含纖維，可以讓你有飽足感，同時也含有維生素 E、鎂、銅和葉酸。

健肌香蒜義大利麵配羅勒火雞肉丸

這份植物性「豆類麵食」是由鷹嘴豆或紅扁豆等富含蛋白質的來源製成，並以香蒜醬調味。因此，它是植物蛋白、纖維和健康脂肪超級三重奏。（你可以多嘗試不同類型的豆類義大利麵，找到你最喜歡的一種；就我個人而言，我認為鷹嘴豆最接近一般小麥義大利麵。）你可以使用任何你喜歡的時令非澱粉類蔬菜來搭配。上桌前，你可以搭配羅勒火雞肉丸和水果。此外，雞肉丸可以作為開胃菜、配菜，或者放在義大利麵上。

健肌香蒜義大利麵
（無麩質 / 素食）

4 人份

香蒜醬

1½ 杯新鮮羅勒葉	¼ 杯切碎核桃，最好煎烤一下
2 湯匙特級初榨橄欖油	2 瓣大蒜切碎
1½ 湯匙檸檬汁	⅛ 茶匙紅辣椒片壓碎
½ 茶匙海鹽	2 湯匙磨碎的帕瑪森芝士

義大利麵

8 盎司豆類義大麵，如紅扁豆或鷹嘴豆

1 湯匙酪梨油或高油酸葵花籽油

4 杯非澱粉類蔬菜，如綠花椰菜、聖女蕃茄和夏南瓜切片等混合蔬菜

¼ 茶匙海鹽

步驟

1. **香蒜醬：除了帕瑪森起司外，將所有食材用食品加工機打成泥。將帕瑪森起司加入醬泥中，攪拌直到所需的稠度後靜置一旁。**

2. 用大平底鍋裝滿 3/4 鹽水，以大火煮沸。根據義大利麵包裝說明，加入義大利麵煮熟（8 至 10 分鐘不等）。

3. 與此同時，在大型鑄鐵深鍋或其他不粘鍋，用中大火加熱酪梨油。加入蔬菜和鹽，拌炒至蔬菜清脆呈褐色，大約 6 分鐘。

4. 瀝乾義大利麵，在冷水下快速沖洗幾秒鐘，以中斷繼續煮熟的過程，然後再次瀝乾。之後，將義大利麵與香蒜醬放入乾燥的平底鍋或大碗攪拌均勻，並且根據你的口味調整醬料。

5. 將義大利麵裝盤，最後放上炒蔬菜即可上桌。

每份義大利麵營養指數： 15 公克蛋白質 | 17 公克脂肪 | 40 公克碳水化合物 | 5 公克纖維 | 75 毫克鈣 | 622 毫克鉀 | 502 毫克鈉 | 0.04 微克 B_{12} | 0.17 公克亮胺酸 | 29 毫克維生素 C | 362 卡路里

羅勒火雞肉丸

4 人份

¼ 杯新鮮羅勒切碎	¼ 杯全麥麵包屑
¼ 杯帕瑪森芝士磨碎	¼ 杯紅洋蔥粗切碎
1 顆大雞蛋	2 瓣大蒜切成蒜蓉
2 茶匙特級初榨橄欖油	¼ 茶匙再加 ⅛ 茶匙海鹽
⅛ 茶匙紅辣椒片壓碎或適量	6 盎司碎火雞肉（93% 瘦肉）

步驟

1. 烤箱預熱至 230℃，在烤盤上鋪上一層末漂白的烘焙紙。

2. 除了火雞肉外，將所有食材放入中等碗中攪拌均勻，之後再加入火雞肉攪拌。

3. 將混合物製成 12 顆肉丸，每顆大約 2 湯匙。將做好的肉丸放在烤盤上。

4. 將肉丸烤熟，大約 15 分鐘。在烘烤過程中要翻面一下。烤好的肉丸即可上桌。

每份肉丸營養指數：13 公克蛋白質｜8 公克脂肪｜8 公克碳水化合物｜1 公克纖維｜60 毫克鈣｜178 毫克鉀｜359 毫克鈉｜0.18 微克 B$_{12}$｜0.27 克亮胺酸｜2 毫克維生素 C｜150 卡路里

每份總營養指數：28 公克蛋白質｜25 公克脂肪｜48 公克碳水化合物｜6 公克纖維｜135 毫克鈣｜800 毫克鉀｜861 毫克鈉｜0.22 微克 B$_{12}$｜0.44 公克亮胺酸｜31 毫克維生素 C｜512 卡路里

變化版食譜

取代豆類義大利麵和核桃，你可以嘗試以下變化：

全麥義大利麵或義大利麵疙瘩和松子

櫛瓜麵（將櫛瓜刨成麵條狀）和開心果

剩菜如何處理

做成義大利麵沙拉。淋上檸檬汁刺激食慾，灑上切碎的核桃增添香脆感。

提示和祕密

豆類麵食通常可以在義大利麵區中找到。

提前做好香蒜醬裝罐，放入冰箱冷藏可長達三天。或者使用 ⅔ 杯任何香蒜醬，包括罐裝羅勒香蒜醬。

「今晚不做飯」墨西哥玉米餅 配南瓜籽佐酪梨醬

這是為那些喜歡吃但討厭做飯（或洗碗）的人準備的食譜！如果你手頭上沒有剩餘煮熟的蔬菜，你只需將兩個大甜椒切成丁，品嚐它們的清脆口感。你要吃掉當「碗」的羽衣甘藍葉子──它們不只是裝飾品。室溫下的德州墨西哥風味料理比冷藏過的更美味。將其與南瓜籽酪梨醬搭配，或者簡單將切片酪梨添加到碗中，你還可以將剩餘的羽衣甘藍捲起來沾酪梨醬直接吃。

「今晚不做飯」墨西哥玉米脆片碗

（無麩質／素食）

4 人份

8 大顆新鮮綠葉甘藍或其他大型深色綠葉蔬菜，如瑞士甜菜或羽衣甘藍

1 罐（15 盎司）黑豆或斑豆

2 杯冷凍玉米，解凍

1 品脫小蕃茄，對半切開

4 杯（包裝）烘烤或火烤非澱粉類蔬菜，如烤花椰菜

½ 小顆紅洋蔥，切細丁

1 杯切達起司切丁

½ 杯新鮮完整香菜葉

¾ 茶匙墨西哥煙燻辣椒粉 (chipotle chili) 或墨西哥塔可調味料 (taco seasoning)

½ 杯原味低脂希臘優格

½ 杯莎莎醬

步驟

1. 用冷水清洗羽衣甘藍葉後拍乾，切掉較粗的莖。
2. 以羽衣甘藍當作四份晚餐的碗。
3. 除了莎莎醬外，將所有食材平均分配在四片羽衣甘藍內。
4. 將莎莎醬放在羽衣甘藍旁即可上桌。

每份營養指數：22 公克蛋白質 ｜ 22 克脂肪 ｜ 63 公克碳水化合物 ｜ 12 公克纖維 ｜ 389 毫克鈣 ｜ 369 毫克鉀 ｜ 937 毫克鈉 ｜ 0.51 微克 B$_{12}$ ｜ 1.11 公克亮氨酸 ｜ 140 毫克維生素 C ｜ 509 卡路里

變化版食譜

你可以將 ¾ 茶匙墨西哥煙燻辣椒粉換為 ½ 茶匙煙燻辣椒粉 (smoked paprika)+⅛ 茶匙卡宴辣椒粉 +⅛ 茶匙辣椒粉的混合物

代替黑豆或斑豆，你可以使用解凍的冷凍玉米，以及剩餘的烤蔬菜，如花椰菜，並嘗試以下變化：

- 烤雞胸肉絲、冰鎮糙米或花椰菜飯、烤橙甜椒
- 將剩餘的烤草飼牛肉或豬肉切成小塊，烤玉米和烤青椒切塊

南瓜籽酪梨醬
（無麩質／無乳製品／素食）

4 人份

2 顆大酪梨去皮去核切塊	1½ 湯匙萊姆汁
¼ 杯紅洋蔥切丁	¼ 杯新鮮香菜粗切碎
½ 根小墨西哥辣椒帶籽切碎（自選）	½ 茶匙芫荽粉
¼ 茶匙海鹽或適量	¼ 杯去殼烘烤鹽味南瓜籽

步驟

1. 除南瓜籽外，將所有食材放入中型碗中輕輕攪拌均勻。

2. 在準備上桌時，將南瓜籽拌入酪梨醬內或撒在上面。

每份酪梨醬營養指數：5 公克蛋白質 ｜ 19 公克脂肪 ｜ 11 公克碳水化合物 ｜ 8 公克纖維 ｜ 22 毫克鈣 ｜ 518 毫克鉀 ｜ 173 毫克鈉 ｜ 0 微克 B_{12} ｜ 0.15 公克亮氨酸 ｜ 15 毫克維生素 C ｜ 210 卡路里

每份總營養指數：27 公克蛋白質 ｜ 41 公克脂肪 ｜ 74 公克碳水化合物 ｜ 20 公克纖維 ｜ 411 毫克鈣 ｜ 887 毫克鉀 ｜ 1,110 毫克鈉 ｜ 0.51 微克 B_{12} ｜ 1.26 克亮胺酸 ｜ 155 毫克維生素 C ｜ 719 卡路里

剩菜如何處理

將酪梨醬與沙拉混合作成點心，或作為三明治抹醬，或塗在早餐的吐司上。

提示和祕密

與其在綠葉「碗」中精心排列所有食材，你也可以將蔬菜切成一口大小塊狀，然後將所有食材攪拌均勻。

趣聞

超級南瓜籽：光是 1 盎司富含蛋白質的南瓜籽就含有打造肌肉每日建議攝取量 37% 的鎂含量。

綜合蔬菜炒蛋（搭配水果）

（無麩質／素食）

這份餐點在任何時候都能令人滿意——只要確保你有夠大的平底鍋裝下所有的配料！在享用這道美味佳餚時，你可以搭配一些當季新鮮水果，也許是一杯漿果。

4 人份

1 湯匙外加 1½ 茶匙酪梨油或特級初榨橄欖油

1 條帶皮大紅番薯，切成 ½ 英吋立方體（約 3 杯）

4 根蔥，切成薄片，分開綠色和白色部分

500 公克小蕃茄

9 顆大雞蛋，輕輕打散

1 杯切碎蒙特里傑克起司

⅓ 杯新鮮香菜切碎

½ 茶匙海鹽或適量

1 包裝（5 盎司）小菠菜

24 片玉米餅片

⅓ 杯莎莎醬

½ 杯新鮮草莓

½ 杯新鮮藍莓

步驟

1. 用一個大而深的鑄鐵鍋或其他不粘鍋（直徑至少 12 英吋），以中高溫加熱 1 湯匙油。之後加入番薯和蔥白，將蔥炒至呈褐色，番薯變軟，大約 10 分鐘。然後加入蕃茄拌炒，大約 1 分鐘。

2. 轉為小火，將蔬菜堆到煎鍋一側。把剩餘的油倒入煎鍋中心。然

後加入雞蛋、起司、香菜、蔥綠的部分和鹽煮熟，輕輕拌炒雞蛋直至軟嫩，大約 2 分鐘。

3. 關火，將菠菜拌入雞蛋和蔬菜中直到軟嫩，大約 1 到 2 分鐘。如果需要，你可以根據自己的喜好調味。

4. 上桌前，拌入玉米片或放在上面。將莎莎醬淋在上面或放在一邊。

5. 將草莓和藍莓洗淨搭配菜餚一起享用。

每份營養指數（包括1/2 杯新鮮藍莓和1/2 杯新鮮草莓）：25 公克蛋白質 ｜ 29 公克脂肪 ｜ 32 公克碳水化合物 ｜ 5 公克纖維 ｜ 327 毫克鈣 ｜ 440 毫克鉀 ｜ 833 毫克鈉 ｜ 1.24 微克 B₁₂ ｜ 1.85 公克亮胺酸 ｜ 36 毫克維生素 C ｜ 477 卡路里

變化版食譜

取代番薯、小蕃茄和蒙特里傑克起司，你可以嘗試以下這些變化：

- 紅皮或藍皮馬鈴薯、綠色青椒和切達起司
- 胡桃南瓜、紅甜椒和山羊或全素腰果起司

剩菜如何處理

將綜合蔬菜炒蛋塞進全麥玉米餅中，捲起來放入微波爐加熱，製成雞蛋捲餅。

提示和祕密

提前一天，用烤箱或微波爐將紅番薯烤熟並冷卻；料理前將其切丁，這樣只需拌炒大約 3 分鐘而不用 10 分鐘。

香烤鮭魚佐迷迭香烤胡桃南瓜

這份沙拉與城裡最好牛排館的沙拉相比一點都不遜色呢！如果你想來一頓速成午餐，你可以使用現成煮熟的鮭魚，但若想獲得最佳效益，請用新鮮的魚自己火烤。藉由使用較大的魚以提高蛋白質含量，或搭配迷迭香烤胡桃南瓜，做成一頓完整的膳食。（一定要事前準備，因為南瓜大約要烤 1.5 小時。）

香烤鮭魚
（無麩質）

4 人份

1 包裝（5 盎司）小芝麻菜	½ 顆小紅洋蔥，切成薄片
¼ 杯白香醋或香檳醋	3 湯匙特級初榨橄欖油，分開使用
¼ 茶匙海鹽	1 茶匙黑胡椒粉
10 盎司鮭魚片，切成 4 份	2 大顆黃甜椒，切成 4 或 5 大塊
¼ 杯藍起司磨成細粉狀	¼ 杯杏仁或松子切片，最好前烤一下

步驟

1. 以中高溫預熱烤架或烤盤。

2. 在大盤子上排好芝麻菜和洋蔥備用。

3. 在液體量杯或小碗中，將醋、2 湯匙橄欖油、鹽和胡椒攪拌均勻製成醋汁備用。

4. 用剩於的 1 湯匙橄欖油刷在鮭魚表面。

5. 將鮭魚（首先將肉面朝下）和甜椒一起火烤，必要時可分批烤，直到鮭魚烤熟，甜椒上有炭痕，每面大約 4 至 5 分鐘。

6. 將甜椒切成薄片，放在沙拉上。上面放上鮭魚，淋上所有香醋、
   藍起司和堅果，然後上桌。

每份鮭魚營養指數：20 公克蛋白質 | 26 公克脂肪 | 12 公克碳水化合物 | 2 公克纖維 | 147 毫克鈣 | 629 毫克鉀 | 374 毫克鈉 | 2.36 微克 B₁₂ | 1.43 克亮胺酸 | 176 毫克維生素 C | 350 卡路里

提示和祕密

提前製作香醋汁放入罐中置於冰箱冷藏以便隨時享用；製好的醬汁可儲存數週。

真的是野生的嗎？

「野生鮭魚」聽起來非常粗獷和浪漫，不是嗎？就好像海明威本人直接從阿拉斯加寒冷的海水中將銀色的鮭魚直送到你的盤子上？這種魚在營養上肯定不在話下，你可以從野生捕撈的魚中獲得更健康平衡的脂肪和更少的總熱量，但成本也相對更高。不過，非營利組織 Oceana 從八十二家餐館和超市收集鮭魚樣本進行 DNA 測試後，確定其中大部分都貼錯標籤，因為其中有 69% 是養殖鮭魚，但卻被當作更昂貴的野生鮭魚出售。在冬季並非野生鮭魚的旺季時，錯誤標籤的情況更是顯著增加。

變化版食譜

取代鮭魚片，你可以嘗試以下變化：

雞肉片或牛排

大朵雙孢蘑菇（撒上松子）

剩菜如何處理

任何剩餘的鮭魚沙拉都可以變成美味的三明治或捲餅，即使芝麻菜已經枯萎。

迷迭香烤胡桃南瓜

(無麩質 / 素食)

4 人份

1 顆大南瓜（3 磅）縱向對半切去籽（不用削皮）

1½ 茶匙特級初榨橄欖油

2 茶匙切碎新鮮迷迭香或 1 茶匙乾燥迷迭香

1½ 茶匙海鹽

1½ 茶匙黑胡椒粉

1½ 湯匙磨碎藍起司或烤松子（或混合）

步驟

1. 烤箱預熱至 190℃。

2. 用油刷南瓜切口的兩側，撒上迷迭香、鹽和胡椒粉。放在大型烤盤上，切開側面朝上，鋪上一層鋁箔紙蓋好。

3. 烘烤 45 分鐘。

4. 取出鋁箔紙繼續烘烤，直到南瓜變軟呈褐色，大約 40 至 50 分鐘。

5. 撒上藍起司（或松子或混合，如果有準備）即可上桌。

每份南瓜營養指數：5 公克蛋白質｜5 公克脂肪｜41 公克碳水化合物｜7 公克纖維｜185 毫克鈣｜1,218 毫克鉀｜934 毫克鈉｜0.04 微克 B$_{12}$｜0.26 公克亮胺酸｜71 毫克維生素 C｜200 卡路里

每份總營養指數：550 卡路里｜25 公克蛋白質｜26 公克脂肪｜53 公克碳水化合物｜9 公克纖維｜332 毫克鈣｜1,847 毫克鉀｜1,308 毫克鈉｜2.4 微克 B$_{12}$｜1.69 公克亮胺酸｜247 毫克維生素 C

沙丁魚綠沙拉

（不含乳製品）

這是典型的地中海飲食，結合麵包和蕃茄名為 panzanella 的沙拉。如果你不喜歡沙丁魚，你可以隨意替換另一種富含 omega-3 的魚類，例如鮭魚、鱒魚、鮪魚或鯖魚。這份沙拉也很適合搭配烤雞或牛排。

有些人喜歡生羽衣甘藍的味道，但有些人覺得很苦。為了讓生羽衣甘藍釋放苦味，可以在添加其他配料前，用一些調味料輕輕搓揉，其中醋或檸檬汁的酸性有助於分解纖維。

4 人份

¾ 杯酸種麵包，切成方塊	2 杯菠菜
2 杯羽衣甘藍，切碎	1 杯新鮮紅甜椒，切丁
1 杯黃瓜切片，去皮切成半月形	1½ 杯櫻桃蕃茄
12 顆橄欖	¼ 杯紅洋蔥切碎
½ 顆酪梨切片	3 湯匙鷹嘴豆，洗淨瀝乾
¼ 杯薄荷葉	16 盎司沙丁魚（新鮮或罐裝）

香醋

1 湯匙巴薩米可醋	1 湯匙檸檬汁
1 瓣大蒜，切碎或磨碎（1 茶匙）	¼ 茶匙乾燥奧勒岡
2 湯匙特級初榨橄欖油	¼ 茶匙紅辣椒片壓碎
鹽和胡椒粉適量	

步驟

1. 烤箱預熱至 180℃。
2. 將麵包塊烘烤 10 分鐘。（不要烤得太硬）。
3. 在烤麵包的同時做醋汁。用一個小碗將所有配料混合並攪拌均勻。

如果要製作更細滑的油醋汁，你可以使用攪拌機。

4. 除了沙丁魚外，用一個大碗將所有沙拉配料混合均勻。

5. 在上菜前至少 10 分鐘（這樣麵包才有足夠時間吸收醋汁），將調味料淋在沙拉上輕輕攪拌，直到所有食材混合均勻。

6. 在室外或室內烤架上，用中火烤沙丁魚，每面大約烤 2 分鐘，只要有輕微焦炭或烤架痕跡即可。將魚從烤架上取下，蓋上鋁箔紙保溫。（燒烤不是必需的，你可以直接從罐頭裡拿出沙丁魚。但你會發現這個外加的步驟會讓沙丁魚帶有煙燻酥脆感，讓菜餚更美味。）

7. 將沙拉和沙丁魚裝盤，你可以裝成家庭分享盤或個人餐點上桌。

每份營養指數：36 公克蛋白質｜ 29 公克脂肪｜ 37 公克碳水化合物｜ 6 公克纖維｜ 517 毫克鈣｜ 1,061 毫克鉀｜ 875 毫克鈉｜ 10.14 微克 B_{12}｜ 2.43 公克亮胺酸｜ 75 毫克維生素 C｜ 549 卡路里

提示和祕密

在前一天準備好麵包塊或使用變硬的麵包。

鮭魚沙拉
（不含乳製品）

大多數人只有在喝啤酒時才會吃到大麥，但加入這種高纖維穀物有助於讓這份富含蛋白質的沙拉轉變為快速且令人飽足的一餐。

4 人份

1 杯大麥	1½ 磅新鮮鮭魚，切成 2 英吋厚片
1 湯匙特級初榨橄欖油	½ 茶匙煙燻辣椒粉
½ 茶匙鹽	¼ 茶匙黑胡椒粉
4 杯（5 盎司）混合蔬菜，洗淨	2 杯甜豆去絲對半切後川燙
1 條中型櫛瓜去籽，使用削皮器或五合一備料器 * 切成絲帶狀	1 條中型英國黃瓜去籽，使用削皮器或五合一備料器 * 切成絲帶狀

* 如果你不想花時間製作櫛瓜和黃瓜絲帶，你可以把它們切成半月形或條狀即可，做成絲帶狀是為了擺盤好看。

醬料

½ 顆酪梨	2 根蔥，大致切碎
1 湯匙檸檬汁（大約 1 顆檸檬）	½ 湯匙新鮮蒔蘿，只取葉片
2 湯匙新鮮羅勒，切碎	2 茶匙蜂蜜
1 瓣大蒜	½ 杯水
鹽和胡椒粉適量	

步驟

1. 烤箱預熱至 180℃，將烤盤放入烤箱中。
2. 按照包裝說明烹調大麥。煮熟後靜置冷卻。
3. 用橄欖油、煙燻辣椒粉、鹽和胡椒調味鮭魚片。

4. 在加熱的烤盤上塗一層油後放上鮭魚片，然後放入烤箱直到鮭魚烤熟，內部溫度達到 62°C 左右，大約 15 分鐘。（加熱的烤盤可以讓鮭魚的表皮變酥脆。）

5. 在烤鮭魚的同時製作調味料：用食品加工機或攪拌機，將所有材料以高速混合直到略呈濃稠和奶油狀；你可以透過添加水來調整濃稠度。

6. 用一個大碗，將沙拉配料和大麥與醬料一起攪拌均勻。

7. 將鮭魚片放在沙拉上，可裝盤全家一起享用或個人獨享。

每份營養指數：39 公克蛋白質｜15 公克脂肪｜25 公克碳水化合物｜6 公克纖維｜88 毫克鈣｜1,039 毫克鉀｜507 毫克鈉｜7.06 微克 B_{12}｜0.05 亮胺酸｜26 毫克維生素 C｜390 卡路里

提示和祕密

提前烹煮大麥。事實上，一次可多做一些置於冰箱保存，以便在一週內其他餐點中享用；你可以拌入湯中，加入高湯調味或作為配菜——有各種不同的選擇。

趣聞

大麥：大麥有兩種不同的品種：去殼大麥和珍珠大麥。去殼大麥的蛋白質和纖維含量較高，因為是未精製。大麥含有麩質，所以如果你有乳糜瀉或對麩質過敏，你可以找其他替代品，如藜麥。

德國牛排和馬鈴薯沙拉

（無麩質／無乳製品）

　　也許你沒想到會在「節食」書中看到牛排和馬鈴薯，但這頓餐點富含蛋白質，非常適合作為夏季燒烤的選擇！

4 人份

1 杯冷凍青豌豆	1½ 磅小馬鈴薯（4 杯）對半切
1½ 磅側腹牛排，去除脂肪部分	1 湯匙特級初榨橄欖油
½ 茶匙鹽	¼ 茶匙黑胡椒粉
1 杯（約 15 至 16 顆）櫻桃蕃茄	½ 顆紅洋蔥（1 杯）切成細丁
3 杯豆瓣菜（如果你找不到豆瓣菜，你可以使用芝麻菜）	

醬料：

¼ 杯蘋果醋或紅酒醋	1 湯匙特級初榨橄欖油
2 湯匙新鮮歐芹，切碎	1 湯匙第戎芥末
¼ 杯韭菜，切碎	½ 茶匙煙燻鮭魚
鹽和胡椒粉適量	

步驟

1. 將烤箱預熱至 200℃，並將室外或室內烤架以中大火加熱。

2. 將豌豆放入沸騰的水中快速氽燙，大約 1 分半鐘後用漏勺取出。

3. 放入馬鈴薯煮軟，大約 15 分鐘；不要煮太爛，煮好取出後先在冷水下沖洗以停止繼續變熟的過程。

4. 當煮馬鈴薯的同時，在牛排四周抹上橄欖油、鹽和胡椒粉。

5. 將牛排放在烤架上烤 10 分鐘，直到內部溫度達到 62℃ 左右，大約 5 分熟，如果你想要更熟，你可以再烤久一點。

6. 在烤牛排的同時，將蕃茄放在烤盤四周烘烤直至起泡狀，大約 15 至 20 分鐘。

7. 將牛排從烤架上取出，靜置 10 分鐘，讓牛排外部較乾的部分吸收 肉汁，讓整塊肉變得更多汁。

8. 將沙拉醬的材料放入小碗中混合攪拌均勻。

9. 將煮熟的馬鈴薯、豌豆、蕃茄、洋蔥、西洋菜和醬料放入大碗中 混合，輕輕攪拌直至混合均勻。

10. 將沙拉與牛排裝盤，你可以裝盤成家庭分享盤或個人獨享餐。

每份營養指數：42 公克蛋白質｜ 21 公克脂肪｜ 38 公克碳水化合物｜ 8 公克纖維｜ 96 毫克鈣｜ 1,534 毫克鉀｜ 439 毫克鈉｜ 2.01 微克 B_{12}｜ 2.95 克亮胺酸｜ 60 毫克維生素 C｜ 512 卡路里

提示和祕密

你可以提前將沙拉醬和／或馬鈴薯做好，當天早些時候再清燙豌豆。

菲達起司海鮮盤

另一道經典的地中海菜。你可以用糙米、大麥、法老小麥、全麥皮塔餅或任何其他高纖維穀物或麵包代替傳統的全麥麵包。如果你不喜歡蝦，你可以用多肉的白魚代替，比如鱈魚、黑線鱈、鱸魚、比目魚、石斑魚或鯛魚。上桌前搭配一份簡單的蔬菜沙拉。

4 人份

3 湯匙特級初榨橄欖油，分幾次使用

1 杯紅蔥頭切碎

4 瓣大蒜切碎或磨碎

1 磅切碎的蕃茄（罐頭／無鹽）

1 茶匙蕃茄醬

鹽和胡椒粉適量

1 茶匙紅辣椒片壓碎

½ 乾燥奧勒岡

1 顆檸檬汁和果皮屑

¼ 杯橄欖（大約 16 顆橄欖）去籽對半切

1 磅大蝦（約 28 隻），去皮去腸泥

¾ 杯希臘羊起司磨碎

¼ 杯麵包屑

1 湯匙歐芹（裝飾用）

4 片烤全麥麵包（1 英吋厚）

步驟

1. 烤箱預熱至 190℃。

2. 用中火加熱鑄鐵鍋。（如果沒有鑄鐵鍋，你可以使用任何淺平底鍋，

然後再將食材轉移到烤盤上後放入烤箱烘烤。）

3. 以高溫加熱平底鍋後，放入 1 湯匙橄欖油，放入紅蔥炒至半透明狀，然後加入大蒜再炒約 1 分鐘。

4. 加入蕃茄和番茄醬攪拌均勻，煮沸後轉小火再煮 2 到 3 分鐘，讓醬汁變稠。

5. 加入鹽、胡椒粉、紅辣椒片、奧勒岡、檸檬汁、檸檬皮和橄欖攪拌均勻，再燉 2 到 3 分鐘。

6. 將蝦平均分散在鍋中，以便均勻加熱。在蝦和醬汁上撒上山羊起司和麵包屑，之後淋上剩下的 2 湯匙橄欖油。

7. 將鑄鐵鍋放入烤箱烤 10 到 15 分鐘，或者直到蝦子煮熟，食材呈金黃色且酥脆。

8. 撒上歐芹，將平底鍋直接上桌，搭配烤麵包可沾醬一起吃。

每份營養指數：26 公克蛋白質｜23 公克脂肪｜39 公克碳水化合物｜7 公克纖維｜490 毫克鈣｜636 毫克鉀｜1,406 毫克鈉｜1.74 微克 B12｜1.73 克亮胺酸｜29 毫克維生素 C｜466 卡路里

南瓜鑲火雞肉餡

（無麩質／無乳製品）

　　這份食譜本身就是一頓完整的佳餚，但多吃蔬菜也無妨，你可以隨意搭配簡單的沙拉。餐後你可以享用一杯美味的新鮮漿果作為甜點，以增加纖維攝取量。

4 人份

2 顆中型南瓜，末端切掉，橫向對半切去籽

2 湯匙特級初榨橄欖油，分開備用

1 湯匙楓糖漿

餡料

1 根中型胡蘿蔔去皮，切碎（大約 ½ 杯）

8 顆中型雙孢蘑菇，對半切

1 顆紅蔥頭切碎（大約 ½ 杯）

2 湯匙羅勒

3 瓣大蒜

1 磅火雞絞肉

1 杯煮熟糙米飯（按照包裝上指示烹飪）

鹽和胡椒粉適量

包裝（5 盎司）嫩羽衣甘藍切碎

步驟

1. 將烤箱預熱至 200℃。

2. 將南瓜切面朝上放入淺烤盤中，用 1 湯匙橄欖油和楓糖漿均勻抹在南瓜切面上。

3. 將南瓜烘烤 40 至 45 分鐘，直至變軟。

4. 在烘烤南瓜的同時，製作餡料：將胡蘿蔔、蘑菇、紅蔥、羅勒和大蒜放入食品加工機中高速攪拌，直到蔬菜切碎（不是泥狀）。

5. 用中火加熱大型煎鍋，將剩餘的 1 湯匙橄欖油倒後後，加入蔬菜混合物拌炒 2 到 3 分鐘。

6. 將火雞絞肉加入混合物中，繼續拌炒至火雞肉熟透。

7. 加入糙米、鹽和胡椒粉。

8. 當所有食材充分混合後，加入羽衣甘藍拌炒。

9. 將混合物均勻分配在四個煮熟的南瓜「碗」中。上桌前放回烤箱烤 5 到 10 分鐘

每份營養指數：36 公克蛋白質 | 19 公克脂肪 | 46 公克碳水化合物 | 6 公克纖維 | 156 毫克鈣 | 1,342 毫克鉀 | 580 毫克鈉 | 1.51 微克 B_{12} | 0.14 公克亮胺酸 | 51 毫克維生素 C | 485 卡路里

變化版食譜

你可以在烘烤前灑上磨碎的帕馬森起司粉，讓表面吃起來酥脆和充滿起司香味。

趣聞

關於楓糖漿：楓糖漿是糖的一種形式，不過它含有（儘管可忽略不計）微量營養素，包括鈣和鋅，這是高度加工玉米糖漿所沒有的優勢。

雞肉法老小麥配青江菜

(不含乳製品)

法老小麥是一種營養豐富的穀物，相較於白米，這是一個不錯的選擇。這份完整的餐點是以大麥為基礎製成一份綜合雞肉飯，並搭配富含維生素 A 和 C 的十字花科蔬菜青江菜。

4 人份

雞肉

1 雞胸肉薄片切成細條狀	¼ 杯照燒醬
法老小麥炒飯	2 茶匙特級初榨橄欖油
½ 顆中型洋蔥切碎	1 湯匙減鈉醬
¾ 杯冷凍豌豆	2 顆雞蛋
1 杯煮熟的法老小麥（按包裝上指示烹飪）	油 1½ 根中型胡蘿蔔，切成小塊狀（大約 ¾ 杯）

青江菜

1 茶匙特級初榨橄欖油	2 瓣大蒜，切成薄片
1 茶匙新鮮生薑，切碎或磨碎	鹽和胡椒粉適量
1 磅嫩青江菜，切成兩半，去掉尾端（分量或許看起來很多，但煮過後會縮小）	

步驟

1. 將雞胸肉用照燒醬醃製 20 至 60 分鐘。

2. 在醃製雞肉的同時，炒法老小麥：在平底鍋或炒鍋中用中火加熱橄欖油。油熱後，將洋蔥和胡蘿蔔拌炒至洋蔥呈半透明狀，胡蘿蔔變軟，大約 5 分鐘。之後加入冷凍豌豆煮至熟透。

3. 在炒蔬菜中間做一口井，打一顆雞蛋進去後煎 1 分鐘左右。當蛋白從透明變成白色時，開始攪散蛋黃，隨後將炒蛋拌入炒好的蔬菜中。

4. 加入煮熟的法老小麥攪拌，直到熟透後加入醬油拌勻。保持中火 1 到 2 分鐘，增添法老小麥酥脆的口感。

5. 在製作雞肉和白菜的同時，取出炒好的法老小麥用鋁箔紙覆蓋或放入烤箱保溫。

6. 料理青江菜：用平底鍋或炒鍋（使用煮法老小麥同一個鍋子或炒鍋）加入橄欖油以中火加熱。加入大蒜和生薑拌炒大約 30 秒，之後加入青江菜快炒至清脆仍帶有光澤狀即可。炒好後用鹽和胡椒調味並裝盤靜置一旁。

7. 使用與炒青江菜同一個鍋子，加入雞肉以中火炒 7 至 8 分鐘，偶爾攪拌直到雞肉完全煮熟並達到內部溫度 75°C。

8. 以家庭式分享盤或分裝成個人獨享盤上桌。

每份營養指數：36 公克蛋白質｜8 公克脂肪｜24 公克碳水化合物｜5 公克纖維｜149 毫克鈣｜265 毫克鉀｜1,057 毫克鈉｜0.22 微克 B_{12}｜0.38 公克亮胺酸｜54 毫克維生素 C｜309 卡路里

變化版食譜

可用魚、牛肉、豆腐或天貝等素食取代雞肉。

提示和祕密

事先煮好法老小麥，料理前只要從冰箱取出即可。

蕎麥涼麵

（無麩質 / 無乳製品 / 素食）

　　這份蕎麥麵食譜使用花生醬增添風味，使用豆腐增加蛋白質攝取量。豆腐具有獨特的口感，醬汁或醃料很容易入味。如果你願意，你可以用其他蛋白質來取代，例如天貝、蝦、扇貝、雞肉、牛肉、豬肉或魚，這些都很適合搭配這道美味的麵條。

4 人份

食用油噴霧

　　12 盎司硬豆腐，切成 ½ 英吋立方體

花生醬

　　¼ 杯花生醬

　　2 湯匙低鈉醬油（如果你是無麩質飲食，一定要使用無麩質醬油）

　　2 湯匙紅酒醋

　　1 湯匙芝麻油

　　1 湯匙香菜，切碎

　　1 湯匙蜂蜜

　　1 湯匙叁巴辣椒醬（sambal），一種由辣椒和大蒜製成的辣醬（自選）

麵

　　4½ 盎司 100% 蕎麥乾麵煮熟（依包裝説明操作）並冷卻

　　2 條波斯黃瓜 * 切成細絲（大約 1 杯）

　　1 根中等胡蘿蔔，切成細絲（¾ 杯）

　　5 根青蔥切絲

　　1 杯毛豆，煮熟去殼

　　1 顆中型紅甜椒，切薄片

　　1 湯匙墨西哥辣椒切碎（自選）

⅓ 杯香菜，大致切碎（裝飾用）

2 湯匙花生，壓碎（裝飾用）

＊波斯黃瓜皮薄外表有脊條狀，大多數可在大型超市買到

步驟

1. 在中型煎鍋上噴上食用油噴霧，用中火炒豆腐，直到表面呈褐色。

2. 將所有花生醬配料裝入小碗攪拌均勻，直到呈奶油狀。

3. 除了香菜和碎花生之外，將所有麵條食材放入大碗中攪拌均勻，之後加入豆腐。

4. 將花生醬加入麵條／豆腐混合物中，輕輕攪拌至所有配料入味。

5. 用香菜和碎花生裝飾，以家庭分享盤或分裝成個人餐點上桌。

每份營養指數：25 公克蛋白質｜22 公克脂肪｜43 公克碳水化合物｜6 公克纖維｜217 毫克鈣｜574 毫克鉀｜480 毫克鈉｜0 微克 B_{12}｜0.1 公克亮胺酸｜56 毫克維生素 C｜456 卡路里

阿根廷青醬火烤牛肉串

（無麩質／無乳製品）

透過這道牛排加高纖維穀物或澱粉（如糙米、法老小麥、大麥或小扁豆），同時搭配火烤或烘烤蔬菜（如蘆筍、綠花椰菜、櫛瓜或孢子甘藍），你的纖維攝取量可達到全身重置的標準。料理前先將木串浸泡在水中至少 30 分鐘。

4 人份

牛排

1½ 磅菲力牛排或沙朗，切成 2 英吋立方體

3 瓣大蒜（約 1 湯匙），切碎

½ 茶匙鹽

¼ 茶匙黑胡椒粉

½ 顆中型黃洋蔥，切成 2 英吋塊狀

1 顆中型橙色甜椒，切成 2 英吋塊狀

8 小顆雙孢蘑菇，整顆清蒸

阿根廷青醬

½ 杯香菜

½ 杯歐芹

3 瓣大蒜

¼ 茶匙鹽

¼ 茶匙黑胡椒粉

¼ 茶匙紅辣椒片壓碎

1 湯匙水

4 茶匙蘋果醋

2 湯匙特級初榨橄欖油

1. 牛排：牛排塊抹上大蒜、鹽和胡椒粉，醃制 20 分鐘。

2. 如果你是以火烤牛排，請打開室外烤架或將室內烤架調至中火；如果是烘烤，先將烤箱預熱至 175℃。

3. 製作阿根廷青醬：除橄欖油以外，將所有食材放入食品加工機混合，按 pulse 鍵幾次進行粗切。

4. 當食品加工機還在運轉時，慢慢倒入橄欖油攪拌，直到所有成分切碎，或將醬汁打成糊狀。

5. 組裝烤肉串：放置一塊牛排、一塊洋蔥、一塊甜椒和一整朵蘑菇，依此類推，直到每串上都有三塊牛排。

6. 將烤肉串放在烤架或烤箱中，每 4 到 5 分鐘轉動一次，直到所有面都呈棕色並焦糖化。

7. 將烤好的肉串放在盤子上，上桌前淋上阿根廷青醬

每份營養指數：40 公克蛋白質 ｜ 19 公克脂肪 ｜ 8 公克碳水化合物 ｜ 2 公克纖維 ｜ 81 毫克鈣 ｜ 849 毫克鉀 ｜ 543 毫克鈉 ｜ 2.05 微克 B12 ｜ 3.07 公克亮胺酸 ｜ 60 毫克維生素 C ｜ 369 卡路里

提示和祕密

你可以在許多超市的農產品區找到預先切好的燒烤生蔬菜串（洋蔥、辣椒、櫛瓜、蘑菇、蘆筍），通常是串好的。你甚至可以找到已經準備好的牛排或雞肉串，可能是未調味或已調味的肉串。

趣聞

漱口水？有些人將香菜的味道描述為「肥皂味」。這種味覺其實是來自遺傳！如果你繼承了抗香菜的基因，請試著在這份食譜中以同屬的歐芹來取代香菜。

雞肉蔬菜總匯
（無麩質／無乳製品）

　　這一鍋總匯含有豌豆，是豆科屬，可提供蛋白質、纖維、鉀、鎂和鐵。由於豌豆快熟，無需事先浸泡，所以要分開煮。料理前只需先分類和沖洗即可。如果你不想用豌豆，你可以找罐裝黃豌豆（通常在國際食品區）、小扁豆或木豆。使用前只需沖洗即可去除鈉。

4 人份

2 湯匙特級初榨橄欖油

1 顆大紅甜椒，切丁（1 杯）

4 瓣大蒜，切成薄片（大約 1½ 湯匙）

1 顆中型甜洋蔥，切丁（1¾ 杯）

2 中型胡蘿蔔，切碎（大約 1 杯）

1 湯匙新鮮生薑，磨碎或切碎

2 湯匙薑黃粉

½ 湯匙紅辣椒片壓碎

2 湯匙孜然粉

1 湯匙煙燻辣椒粉

4 份去骨去皮雞腿（1½ 磅）

鹽和胡椒粉適量

1 杯黃色裂莢豌豆

4 杯低鈉雞湯

1 湯匙新鮮香菜，切碎（裝飾用）

步驟

1. 在大平底鍋中倒入橄欖油以中火加熱，將甜椒、大蒜、洋蔥、胡蘿蔔和生薑拌炒 5 分鐘，偶爾攪拌一下。

2. 加入薑黃、辣椒片、孜然和辣椒粉,攪拌均勻。用中火煮 1 到 2
   分鐘,過程中不斷攪拌,使香料煮熟但不會焦掉。(烘烤香料會帶
   出天然油脂,使菜餚香氣更濃郁。)

3. 雞肉用鹽和胡椒調味。

4. 將雞肉放入鍋中煮 5 分鐘後翻面。(讓雞肉在醬汁中燉煮)

5. 將黃豌豆倒入鍋中,快速攪拌均勻。

6. 將雞高湯倒入鍋中煮沸。大約 2 分鐘過後轉小火蓋上鍋蓋,燉 40
   分鐘到一個小時。過程中不時檢查一下,如果醬汁很濃郁,可再
   加點雞湯或水。

7. 當豌豆完全煮熟時,用鹽和胡椒調味。上桌前以香菜裝飾,可全
   家一起享用。

　　每份營養指數:32 公克蛋白質 | 13 公克脂肪 | 52 公克碳水化合物 |
17 公克纖維 | 90 毫克鈣 | 1,126 毫克鉀 | 169 毫克鈉 | 0.24 微克 B_{12} | 0.1
公克亮胺酸 | 55 毫克維生素 C | 441 卡路里

沙卡蔬卡北菲蛋

（無麩質）

除了發音很有趣之外，沙卡蔬卡北菲蛋是一款充滿各種風味的早午餐，且蛋白質和纖維含量很高，可以搭配多穀物皮塔餅或全麥麵包沾醬一起吃。如果你不想從頭製作沙卡蔬卡醬，你可以在超市調味料區找到現成醬料。

4 人份

2 湯匙特級初榨橄欖油

½ 甜洋蔥（¾ 杯），切丁

3 瓣大蒜，切碎或磨碎

½ 顆紅甜椒（½ 杯），切丁

¼ 杯生藜麥，洗淨

鹽和胡椒粉適量

½ 茶匙紅辣椒片

½ 茶匙煙燻辣椒粉

1 罐（15½ 盎司）鷹嘴豆，洗淨瀝乾

1 罐（15 盎司）碎蕃茄

½ 杯雞湯

1 杯（15 至 16 顆）新鮮小蕃茄

8 顆大雞蛋

5 盎司（大約 ½ 杯）原味脫脂希臘優格

½ 顆檸檬汁（½ 湯匙）和檸檬皮

1 湯匙香菜，大致切碎（裝飾用）

2 湯匙韭菜，切碎（裝飾用）

1. 在大型鑄鐵煎鍋或淺鍋中，倒入橄欖油以中火加熱。當油變熱時加入洋蔥、大蒜和甜椒，拌炒 5 至 6 分鐘至變軟，偶爾攪拌一下。

2. 將藜麥加入鍋中煮 2 分鐘，過程中不時攪拌。之後加入鹽、胡椒粉、紅辣椒片和辣椒粉。

3. 加入鷹嘴豆、碎蕃茄和雞湯。煮沸 1 分鐘，然後用小火悶煮大約 35 至 40 分鐘，或直到藜麥煮熟，過程中偶爾攪拌一下。大約煮到一半時蓋上鍋蓋，如果過程中醬汁變得太濃，可再加一點雞湯稀釋（先從 ⅓ 杯開始）。

4. 在煮藜麥的同時，烤箱預熱至 190℃。

5. 將小蕃茄放在烤盤上，烤至蕃茄微微起泡，大約 5 分鐘。

6. 藜麥煮熟後，在混合物中堆 4 個小凹口，將雞蛋打入其中。隨後將煎鍋放入烤箱烘烤 5 至 7 分鐘或直到蛋黃達到所需的熟度。

7. 在煮雞蛋的同時，將優格、檸檬汁和檸檬皮攪拌均勻製作優格醬。

8. 將藜麥從烤箱取出。將烤好的蕃茄放在上面，用香菜和韭菜裝飾，然後將優格醬淋在煎鍋周圍。

　　每份營養指數：25 公克蛋白質｜19 公克脂肪｜38 公克碳水化合物｜9 公克纖維｜206 毫克鈣｜1,066 毫克鉀｜654 毫克鈉｜1.16 微克 B_{12}｜0.43 公克亮胺酸｜51 毫克維生素 C｜410 卡路里

提示和祕密

　　若要縮短烹飪時間，你可以使用市售的冷凍熟藜麥。

湯、沙拉和配菜

這些食譜不算是完整的膳食 —— 這意味著它們無法提供正餐時所需的所有蛋白質和纖維。你可以將它們視為正餐（燒烤、烘烤、炙燒）主菜外加的蛋白質升級版。此外，每一種都可提供額外的蛋白質和纖維含量，因此它們有助於讓你在點心時間補充能量，尤其是如果你偏好我們全餐中小分量的餐點。

非吃不可的北非風情濃湯

(不含乳製品)

4 人份

1 湯匙特級初榨橄欖油或酪梨油

4 杯（1¼ 磅）胡桃南瓜，切成 ½ 英吋立方體

1 小顆白洋蔥，切丁

3 大瓣大蒜，切成薄片

5 杯低鈉雞湯

1 茶匙海鹽或適量

1 杯全麥古斯米（北非小米）

1 包（5 盎司）　羽衣甘藍，切碎

步驟

1. 在大平底鍋中倒入橄欖油以中高火加熱。之後加入南瓜和洋蔥拌炒，直到洋蔥完全變軟，大約 8 分鐘。

2. 加入大蒜拌炒至香氣出來，大約 1 分鐘。

3. 加入高湯和鹽，用高溫煮沸後轉中火繼續加熱，不蓋鍋蓋，煮到直到南瓜變軟，大約 5 分鐘。

4. 轉小火，加入古斯米和羽衣甘藍，不用蓋鍋蓋繼續煮，直到古斯米煮熟，大約再 5 分鐘。

5. 根據你的喜好調味後即可享用。

每份營養指數：11 公克蛋白質 ｜ 6 公克脂肪 ｜ 38 公克碳水化合物 ｜ 6 公克纖維 ｜ 152 毫克鈣 ｜ 1,029 毫克鉀 ｜ 704 毫克鈉 ｜ 0.3 微克 B_{12} ｜ 0.1 公克亮胺酸 ｜ 76 毫克維生素 C ｜ 230 卡路里

生薑香料濃湯

（無麩質／純素和嚴格素替代方案）

這份湯品不只豐富，而且冷熱皆宜，還可獲得適量的維生素 A 呢！

6 人份

烹飪噴霧椰子油

1 杯洋蔥，切丁

1 湯匙去皮生薑，切碎

2 杯低鈉雞湯或蔬菜湯

1 磅胡蘿蔔，去皮切塊，外加 ¼ 杯胡蘿蔔薄片裝飾用

2 大顆帶皮西洋梨，切丁

1 片月桂葉

鹽和胡椒粉適量

¼ 杯蒔蘿裝飾

1½ 杯脫脂或低脂牛奶，或無乳製品的杏仁奶或低脂椰奶

步驟

1. 在大平底鍋中噴上烹飪噴霧油，用中火將洋蔥炒至半透明且變軟。

2. 加入生薑，再拌炒 1-2 分鐘。

3. 加入雞湯、胡蘿蔔塊、西洋梨和月桂葉，用文火燉煮，蓋上鍋蓋露出一點細縫，直到胡蘿蔔變軟。

4. 取出月桂葉。將所有混合物倒入攪拌機或食品加工機中，根據你的喜好打成你想要的濃稠度，之後用鹽和胡椒調味。

5. 將湯以小火重新加熱，趁熱食用，或靜置完全冷卻後放入冰箱 2 小時，然後用胡蘿蔔屑和新鮮蒔蘿裝飾即可上桌。

每份營養指數：5 公克蛋白質 | 2 公克脂肪 | 30 公克碳水化合物 | 5 公克纖維 | 104 毫克鈣 | 598 毫克鉀 | 142 毫克鈉 | 0.39 微克 B_{12} | 0.07 公克亮胺酸 | 11 毫克維生素 C | 146 卡路里

趣聞

萬用之薑：生薑以其能舒緩胃部不適和噁心的功效聞名，同時也有益口腔健康。其中薑辣素化合物有助於對抗口腔細菌，保持口腔清新與清潔。

比爾的馬里蘭螃蟹湯

(無麩質)

在我們的全身重置測試期間，比爾・霍金斯（Bill Hawkins）使用這個食譜來輔助他的鍛練。在 COVID-19 疫情封鎖期間，這份湯品是他全身重置方案的一部分。搭配水果沙拉或整顆水果可以增加纖維攝取量，同時讓這一餐成為一份完整的膳食餐點。

10 人份

1900 毫升雞肉或牛肉高湯（或每種各 950 毫升的組合）

3 磅罐裝蕃茄加蕃茄汁

1½ 芹菜杯，切片

1½ 杯黃洋蔥，切碎

⅓ 杯胡蘿蔔，切丁

¾ 杯青椒，切丁

4 到 6 湯匙老灣調味料「Old Bay Seasoning」

2 杯蕃茄泥

½ 杯奶油

⅛ 茶匙鹽

¼ 茶匙黑胡椒

1 至 2 磅塊狀蟹肉

步驟

1. 將高湯和切丁的蕃茄放入大鍋以中大火加熱。
2. 加入芹菜、洋蔥、胡蘿蔔、青椒和奶油。
3. 加入蕃茄泥攪拌。
4. 加入老灣調味料、鹽和胡椒粉。
5. 以小火煮沸後，蓋上蓋子，用文火慢燉 1 小時。
6. 加入蟹肉。
7. 再煮大約 10 分鐘即可上桌。

每份營養指數：18 公克蛋白質 | 10 公克脂肪 | 17 公克碳水化合物 | 4 公克纖維 | 168 毫克鈣 | 643 毫克鉀 | 2,336 毫克鈉 | 0.02 微克 B_{12} | 0.04 公克亮胺酸 | 27 毫克維生素 C | 239 卡路里

加勒比海風情雞湯

（無麩質／無乳製品）

在寒冷的日子裡，烹飪這道蔬食燉菜，隨著牙買加音樂搖擺，閉上眼睛，想像自己躺在海邊吊床上微笑，你知道這份雞湯的高纖維和蛋白質含量會讓你更靠近那件夢想中的泳衣，但可不包括 Mojito 調酒喔！

6 人份

2 根型胡蘿蔔，切碎

2 根中型芹菜莖，切丁

1 顆紅甜椒，切成大塊

½ 顆黃洋蔥，切碎

3 瓣大蒜，大致切碎

½ 顆小南瓜，切丁

½ 顆番薯，切成半月形 ¼ 英吋塊狀

1 根半成熟芭蕉，切片

1 杯低鈉黑豆罐頭，洗淨瀝乾

4 杯低鈉雞湯

海鹽適量

黑胡椒適量

3 片去皮去骨雞胸肉

1 茶匙橄欖油或辣椒／大蒜油

1 把（約 1 杯）菠菜

½ 把香菜（切掉根部）

步驟

1. 用一個大鍋以大火加熱蔬菜（菠菜和香菜除外）和雞湯。

2. 煮沸 15 分鐘，然後轉至中低火。

3. 在雞胸肉的兩面撒上鹽和胡椒粉。

4. 將橄欖油倒入炒鍋加熱，放入雞肉兩面煎至焦黃。

5. 將雞肉從鍋中取出，切塊加入湯中，煮 30 分鐘。

6. 用食品加工機或攪拌機，將菠菜、香菜和一杯湯打成泥。

7. 將打好的菠菜香菜泥放入湯中，再煮 15 分鐘。之後加入鹽和胡椒調味。

每份營養指數：23 公克蛋白質 ∣ 3 公克脂肪 ∣ 29 公克碳水化合物 ∣ 6 公克纖維 ∣ 62 毫克鈣 ∣ 1,028 毫克鉀 ∣ 184 毫克鈉 ∣ 0.12 微克 B_{12} ∣ 1.38 公克亮胺酸 ∣ 49 毫克維生素 C ∣ 231 卡路里

變化版

你可以使用各種南瓜或番薯，這不僅讓湯品更有口感，同時也增添風味和營養。

堅果番薯

（無麩質、無乳製品、素食）

完美富含纖維和風味的配菜，搭配蛋白質如火雞胸肉或火雞漢堡一起食用，即是一頓完整的晚餐。這份配菜也可成為感恩節美味的配菜！

4 人份

番薯

3 大顆番薯（1½ 磅）切塊（帶皮以獲得更多維生素和礦物質）

1 湯匙特級初榨橄欖油

½ 茶匙椰子油

1 茶匙肉桂粉

¼ 茶匙肉豆蔻粉

醬料

1 顆柳橙的汁和皮（大約 2 湯匙）

1 顆檸檬的汁和皮（大約 1 湯匙）

½ 茶匙新鮮生薑，磨碎或切碎

2 湯匙蜂蜜

1 湯匙特級初榨橄欖油

½ 湯匙紅酒醋

鹽和胡椒粉適量

裝飾

2 湯匙榛果，壓碎

¼ 杯新鮮石榴籽

步驟

1. **烤箱預熱至 200℃。**

2. 將番薯放在烤盤上。

3. 將橄欖油、椰子油、肉桂和肉荳蔻攪拌均勻，倒入番薯輕輕攪拌。

4. 將番薯烤 20 到 30 分鐘，直到番薯變軟而不是軟爛。

5. 在烤番薯的同時，製作醬料：用一個小碗將所有食材攪拌均勻。

6. 將番薯和調味料倒入大碗混合拌勻。（讓番薯吸收大部分的醬汁。）

7. 煮好後取出番薯擺盤，倒掉剩餘的醬汁，上桌前灑上壓碎的榛果和石榴籽。

每份營養指數：2 公克蛋白質 ｜ 10 公克脂肪 ｜ 33 公克碳水化合物 ｜ 4 公克纖維 ｜ 43 毫克鈣 ｜ 409 毫克鉀 ｜ 56 毫克鈉 ｜ 0 微克 B12 ｜ 0.13 公克亮胺酸 ｜ 8 毫克維生素 C ｜ 219 卡路里

趣聞

救火隊：肉桂可以透過阻斷身體釋放一種名為花生四烯酸的發炎化合物來減少炎症。這種美味的香料可以撒在各種食物上，從麵包到蘋果等，以及各種烘焙食品和美味的燉菜。

核桃香花椰菜苗

（無麩質／無乳製品／素食）

　　這種核桃奶油可為任何綠色蔬菜甚至烤胡蘿蔔或番薯增添光滑的色澤。你可以隨意用一般綠花椰菜、蘆筍、甘藍菜苗代替花椰菜苗。若要製成一份完整富含纖維的膳食，你可以搭配烤魚、雞肉或豆腐，以及糙米或烤馬鈴薯。記得事前先浸泡核桃一段時間。

4 人份

核桃醬

½ 杯無鹽生核桃

½ 茶匙鹽

⅛ 茶匙黑胡椒粉

2 瓣大蒜

½ 杯水

花椰菜苗

½ 茶匙鹽

14 盎司綠花椰菜（大約 5½ 杯）莖尾端去除

1 湯匙無鹽生核桃，壓碎

鹽和胡椒粉適量

步驟

1. **製作核桃醬：將核桃、鹽、胡椒和大蒜浸泡在水中至少 2 小時；浸泡過夜最好。**

2. 將所有核桃醬食材放入攪拌機，用高速攪拌至呈光滑乳霜狀備用。

3. 為了去除核桃生味，你可以將核桃奶油倒入小鍋以中火加熱。（生核桃醬不用煮也很好吃。）

4. 烹調花椰菜苗：用一個大鍋加入 4 杯鹽水煮沸。放入花椰菜苗快速汆燙 3 分鐘以保持菜苗呈鮮綠色和帶有嚼勁。

5. 將綠花椰菜苗裝盤，在花椰菜莖上淋上核桃醬，並撒上壓碎的核桃。

6. 上桌前灑上一點鹽和胡椒調味。

每份營養指數：6 公克蛋白質 | 15 公克脂肪 | 6 公克碳水化合物 | 4 公克纖維 | 127 毫克鈣 | 267 毫克鉀 | 905 毫克鈉 | 0 微克 B_{12} | 0.34 公克亮胺酸 | 21 毫克維生素 C | 163 卡路里

布魯塞爾沙拉配青蘋果醬

(無麩質／素食)

加入烤蝦、雞肉、魚或煮熟的雞蛋以增加蛋白質，使其成為一頓完整的膳食，而不只是配菜。如果你找不到酸櫻桃，你可以使用任何果乾，如葡萄乾、蔓越莓乾或藍莓乾。你也可以用葵花籽或杏仁片代替南瓜籽。

4 人份

沙拉

4½ 杯子孢子甘藍，切碎

2 杯綜合涼拌捲心菜（紅色和白色捲心菜搭配胡蘿蔔絲）

¾ 杯烤南瓜籽，無添加鹽

½ 杯去核酸櫻桃乾

½ 杯現磨帕瑪森起司

醬汁

2 湯匙特級初榨橄欖油

1 顆中型青蘋果，去皮去核，切成方塊

1 茶匙第戎芥末

3 湯匙蘋果醋

2 湯匙蜂蜜

1 湯匙水

鹽和胡椒粉適量

步驟

1. 將所有沙拉放入一個大碗中混合均勻。

2. 將所有醬料的食材放入攪拌機以高速攪拌至呈光滑狀。

3. 將蘋果醬料與沙拉混合均勻上桌。

每份營養指數：14 公克蛋白質 ｜ 21 公克脂肪 ｜ 42 公克碳水化合物 ｜ 7 公克纖維 ｜ 158 毫克鈣 ｜ 640 毫克鉀 ｜ 232 毫克鈉 ｜ 0.14 微克 B_{12} ｜ 0.89 公克亮胺酸 ｜ 96 毫克維生素 C ｜ 381 卡路里

不吃不可的柑橘沙拉

（無麩質／素食）

清爽多彩的沙拉。搭配你最喜歡的蛋白質和全麥澱粉，使之成爲美味清淡的一餐。這種沙拉可爲簡單的烤白魚或烤雞添加熱帶風味，加入藜麥可增添口感和蛋白質含量。

4 人份

1 磅煮熟的甜菜，切成塊

1 顆紅寶石葡萄柚，分瓣（¾ 杯）

1 顆粉紅葡萄柚，分瓣（1 杯）

1 顆中型柳橙，分瓣（¾ 杯）

2 湯匙無鹽開心果，烤熟並研磨

¼ 杯軟山羊起司，壓碎

1 茶匙新鮮薄荷，切碎

醬汁

½ 湯匙切碎的紅蔥（½ 顆）

1 湯匙紅酒醋

½ 湯匙柳橙汁

½ 湯匙特級初榨橄欖油

1 湯匙蜂蜜（或椰棗糖漿、龍舌蘭糖漿或其他甜味劑）

鹽和胡椒粉適量

步驟

1. 烤箱預熱至 190°C。

2. 將甜菜放在鋪有烘焙紙的烤盤上，烤 10 至 15 分鐘。

3. 當甜菜烘烤的同時，將所有調味料食材放入食品加工機或攪拌機

以高速攪拌，直到調味料呈光滑狀，蔥完全泥化。

4. 當甜菜烤好後靜置冷卻，準備一個中等碗將甜菜與調味料一起拌入。

5. 將甜菜裝盤，柑橘排在甜菜周圍和上面，以形成顏色的對比。

6. 撒上開心果、碎山羊起司和薄荷。

每份營養指數：5 公克蛋白質 ｜ 6 公克脂肪 ｜ 34 公克碳水化合物 ｜ 6 公克纖維 ｜ 101 毫克鈣 ｜ 146 毫克鉀 ｜ 94 毫克鈉 ｜ 0.02 微克 B_{12} ｜ 0.01 公克亮胺酸 ｜ 72 毫克維生素 C ｜ 207 卡路里

提示和祕密

你可以在冷藏農產品區找到現成的甜菜，或者自己準備，從農產品部門購買生甜菜，去頭去尾（根部）去皮。將甜菜切成 1½ 英吋的塊狀。將切好的甜菜放在烤盤上，加入橄欖油、鹽和胡椒粉，烘烤 35 至 40 分鐘，過程中翻動一次或兩次，直到甜菜變軟。

如果你想要讓這道菜更有創意，你可以把山羊起司捲成小球，然後沾上碎開心果。

你可以使用自己喜歡的任何類型柑橘。如果你不喜歡葡萄柚，你可以試試紅肉橙、臍橙和血橙等一系列柑橘品種。

趣聞

不留痕跡：如果甜菜汁沾到你的手，試著在洗手前抹上檸檬和鹽。

大蒜青蔥菠菜配起司薯片

(無麩質 / 素食)

　　這是一道清淡讓人飽足的配菜，可搭配牛排和烤馬鈴薯，感覺彷彿正在享受一頓美味而健康的牛排晚餐。如果你不喜歡牛排？這道蔬菜伴餚可以搭配任何蛋白質和澱粉。

4 人份

4 湯匙磨碎的佩克里諾羊奶起司（或近似的帕爾森起司）

2 湯匙特級初榨橄欖油

2 顆紅蔥頭切成薄片（約 1 杯）

4 瓣大蒜

18 盎司新鮮菠菜

鹽和胡椒粉適量

步驟

1. 烤箱預熱至 190℃。

2. 在烤盤上抹油，將 1/2 湯匙起司鋪成小圓（如煎餅）製成起司片，大約可製成 8 個起司片。

3. 將起司片烤 3 到 5 分鐘（特別留意，它們熟得很快）。當起司變成褐色時，從烤箱中取出靜置使其變脆。

4. 在一個淺鍋中，用中火加熱橄欖油。將紅蔥頭拌炒呈半透明，之後放入大蒜再炒約 1 分鐘。

5. 慢慢加入菠菜拌炒，變軟後即可關火。

6. 將炒過的菠菜與紅蔥頭和大蒜一起裝盤，在上面放上起司片，加入鹽和胡椒粉調味後即可食用。

每份營養指數：8 公克蛋白質 | 10 公克脂肪 | 9 公克碳水化合物 | 4 公克纖維 | 283 毫克鈣 | 789 毫克鉀 | 274 毫克鈉 | 0 微克 B$_{12}$ | 0.04 公克亮胺酸 | 39 毫克維生素 C | 164 卡路里

提示和祕密

羊奶起司很鹹，烤過後會變得更鹹，所以你在吃的時候可能不需要再加鹽。

你可以多做一些羊奶起司片，將它們作為零食或搭配沙拉以增添一些酥脆感和風味。

鄉村沙拉佐烤大蒜醬

（無麩質／無乳製品／素食）

　　這道色彩豐富帶有嚼勁和風味的沙拉，你可以充分利用當地農場當季時令的蔬果。這份沙拉熱量低、清淡，很適合搭配烤羊排和棕色印度香米或任何蛋白質和穀物。

4 人份

1 條中型櫛瓜，縱向對切後再切成半月形（約 2 杯）

1 顆中型黃色南瓜，對半切開後再切成半月形（約 2 杯）

1 顆大紅洋蔥，切成圈狀（1¼ 杯）

1 顆中型紅甜椒，切成厚片

12 根蘆筍，末端去除，切成兩半

1 杯小蕃茄

2 湯匙特級初榨橄欖油

鹽和胡椒粉適量

1 顆蘿美生菜，切碎

醬汁

8 瓣帶皮大蒜，頂部切除

1½ 湯匙特級初榨橄欖油，分開備用

1 湯匙第戎芥末

1 湯匙蜂蜜

3 湯匙香醋

¼ 茶匙乾燥百里香

½ 茶匙乾燥奧勒岡

鹽和胡椒粉適量

1. 烤箱預熱至 190℃。

2. 除了蘿美生菜外，將所有切碎的蔬菜和橄欖油放入大碗中攪拌，用鹽和胡椒調味。將攪拌均勻的蔬菜放在烤盤上，烘烤 30 到 35 分鐘，或直到所有蔬菜熟透、略呈褐色帶有嚼勁。

3. 醬汁：將大蒜與 ½ 湯匙橄欖油、鹽和胡椒粉放在鋁箔紙中，折疊成一個小包，烘烤 30 到 40 分鐘，直到所有大蒜變軟呈棕色。靜置冷卻後，將烤大蒜去皮。

4. 將烤大蒜、剩餘的 1 湯匙橄欖油、芥末、蜂蜜、香醋、百里香和奧勒岡用食品加工機以高速攪拌，直到醬料呈光滑狀。如果醬料太濃稠，可加入 1 湯匙水稀釋。之後用鹽和胡椒調味靜置備用。

5. 蔬菜煮熟後，從烤箱中取出靜置稍微冷卻一下。將蘿美生菜放入碗中，在上面放上烤蔬菜，之後淋上醬料攪拌均勻。

每份營養指數：6 公克蛋白質 ｜ 11 公克脂肪 ｜ 30 公克碳水化合物 ｜ 8 公克纖維 ｜ 120 毫克鈣 ｜ 1,105 毫克鉀 ｜ 69 毫克鈉 ｜ 0 微克 B_{12} ｜ 0.18 公克亮胺酸 ｜ 95 毫克維生素 C ｜ 228 卡路里

提示和祕密

你可以在超市農產品區購買預約好的生烤蔬菜（洋蔥、甜椒、櫛瓜、蘑菇、蘆筍），這有助於縮短料理這份餐點的時間。

酪梨蕃茄莎莎醬

（無麩質／無乳製品／素食）

　　用這份莎莎醬作為新鮮豆薯、胡蘿蔔或黃瓜棒的沾醬；搭配塔士塔達玉米圓餅或拌入蔬菜沙拉、炸玉米片、墨西哥粽或魚類也很美味。

8 人份

2 大顆新鮮蕃茄去皮去籽切碎（見以下說明）

½ 根塞拉諾或波布拉諾（較不辣）辣椒或 ¼ 茶匙胡椒粉

2 顆酪梨，1 顆搗碎，1 顆切成 ¼ 英吋塊狀

2 顆墨西哥蕃茄酸漿，切碎（或以綠蕃茄或青椒代替）

1 茶匙大蒜，切碎

¼ 顆小紅洋蔥，切碎

1 湯匙萊姆汁

¼ 杯新鮮草莓，切碎

鹽

黑胡椒粉

⅓ 杯香菜，切碎

步驟

1. 準備蕃茄：在每個蕃茄底部畫一個 X 痕。將蕃茄放入一大鍋沸水中煮 30 秒後立即取出，隨後放入裝有冰水的中等碗。不久，果皮會脫落，種籽也可以很容易去除。蕃茄在去皮、去籽後，稍微粗切一下。

2. 戴上手套，切掉塞拉諾辣椒的梗後切開辣椒，用鋒利小刀去籽後把辣椒切碎。

3. 在一個中等大小的碗裡，將塞拉諾辣椒、蕃茄、酪梨、蕃茄汁、

大蒜、洋蔥和酸橙汁放入中碗中混合。另一顆塊狀酪梨不用壓碎或切碎，只要與所有食材攪拌均勻即可。

4. 加入草莓輕輕攪拌。

5. 上桌前，加入鹽、胡椒和香菜調味

每份營養指數：2公克蛋白質 ｜ 8公克脂肪 ｜ 7公克碳水化合物 ｜ 4公克纖維 ｜ 13毫克鈣 ｜ 391毫克鉀 ｜ 6毫克鈉 ｜ 0微克B_{12} ｜ 0.09公克亮胺酸 ｜ 16毫克維生素C ｜ 96卡路里

豆薯莎莎醬

（無麩質 / 無乳製品 / 素食）

　　這份莎莎醬可作爲蔬菜沙拉的醬汁、玉米片或炸玉米餅的沾醬，或淋在烤魚或烤火腿上。

4 人份

1 小顆紅洋蔥，切細丁

2 顆墨西哥萊姆汁（或一般萊姆或 ¼ 杯市售瓶裝萊姆汁）

3 片柳橙切丁；使用柳橙罐頭，預留約 2 湯匙果汁

2 杯豆薯去皮，切成四分之一，用冷水沖洗切丁

1 根黃瓜，縱向對半切，挖出種子切成半月形

1 根塞拉諾或波布拉諾（較不辣）辣椒或 ¼ 茶匙胡椒粉

步驟

1. 將洋蔥和萊姆汁倒入小碗混合；將柳橙丁、柳橙汁、豆薯和黃瓜倒入中碗混合。

2. 戴上手套，切掉辣椒的梗後切開辣椒，用鋒利小刀去籽後把辣椒切碎。之後放入柳橙混合物的碗中，或者使用辣椒粉代替。

3. 將洋蔥和萊姆汁倒入柳橙混合物中攪拌均勻。

4. 蓋上蓋子，上桌前先靜置室溫至少 1 個小時使其入味。

　　每份營養指數：1.4 公克蛋白質 | 0.24 公克脂肪 | 18 公克碳水化合物 | 7 克纖維 | 28 毫克鈣 | 288 毫克鉀 | 6 毫克鈉 | 0 微克 B_{12} | 0.04 克亮胺酸，43 毫克維生素 C，75 卡路里

鷹嘴豆泥
（無麩質／無乳製品／素食）

鷹嘴豆泥可配搭五顏六色的胡蘿蔔、切片黃瓜、各種生菜沙拉或富含高蛋白豆粉的印度薄餅一起食用。

8 人份

1 罐（15 盎司）低鈉鷹嘴豆罐頭，洗淨瀝乾

1 茶匙芝麻醬或特級初榨橄欖油

1 顆煮熟甜菜，切丁（自己煮或買即食甜菜）

1 湯匙新鮮現磨生薑

3 瓣大蒜，切碎（大約 1 湯匙）

2 湯匙檸檬汁

鹽適量

甜菜粉（自選）

步驟

1. 將所有食材放入食品加工機中攪拌，直到呈光滑狀。

2. 你可以加入甜菜粉以增添粉紅色彩。

每份營養指數：3 公克蛋白質｜1 公克脂肪｜8 公克碳水化合物｜2 公克纖維｜22 毫克鈣｜96 毫克鉀｜84 毫克鈉｜0 微克 B_{12}｜0.19 公克亮胺酸｜1 毫克維生素 C｜54 卡路里

提示和祕密

你可以保留鷹嘴豆水（aquafaba）作為純素雞蛋替代品。三湯匙鷹嘴豆水等於一顆雞蛋。

調味料和醬料

一旦你掌握烹調的竅門，你可能會受到啓發嘗試新口味，讓你的沙拉、蔬菜、穀物和蛋白質料理更有趣和誘人。

遺憾的是，大多數瓶裝醬汁甚至沙拉醬都含有糖。（檢查一下你最喜歡的瓶裝沙拉醬；你可能會很沮喪發現到前三大成分就有「水」和「糖」。）所以，如果你已經邁向健康烹飪之路，爲什麼不進一步自己做醬料呢？

蓋里甘的島之醬料和醃醬

（無麩質／無乳製品／素食）

當你與《蓋里甘的島（Gilligan's Island）》片中女主角金格被放逐在熱帶島上時，這款醬料正好可以派上用場。這份醬料結合辛辣的薑和柑橘水果，可為綠色沙拉、水果沙拉和義大利冷麵增添美味；同時也可以作為雞肉或魚的醃醬。

8 人份（每份略多於 2 茶匙）

3 湯匙柳橙汁

½ 茶匙薑粉

¼ 茶匙柳橙皮

1 茶匙肉桂粉

¼ 茶匙肉豆蔻粉

3 湯匙核桃油、芥花油或植物油

步驟

將柳橙汁、薑粉、柳橙皮、肉桂和肉豆蔻放入中碗，用手動攪拌機混合均勻。

倒入油攪拌混合均勻即可。

每份營養指數：0.07 公克蛋白質 ｜ 5 公克脂肪 ｜ 1 公克碳水化合物 ｜ 0.22 克纖維 ｜ 4 毫克鈣 ｜ 15 毫克鉀 ｜ 0.13 毫克鈉 ｜ 0 微克 B_{12} ｜ 0 克亮氨酸 ｜ 3 毫克維生素 C ｜ 49 卡路里

松露風味醬料
（無麩質／無乳製品／素食）

　　松露的泥土味讓優質橄欖油的風味更柔順。這份醬料很適合淋在沙拉、義大利麵、馬鈴薯或燴飯上；或者用來炒蘑菇或其他蔬菜；或者在肉類菜餚上桌前淋在肉上增添風味。

10 人份

2 湯匙蔥，細切

1 湯匙白醋

1 湯匙新鮮檸檬汁

1 茶匙芥末粉

¼ 杯特級初榨橄欖油

2 湯匙松露橄欖油

鹽和白胡椒調味

步驟

1. 將蔥、醋、檸檬汁和芥末粉倒入玻璃碗混合均勻。

2. 將兩款油倒入中碗混合，然後慢慢加入醋不斷攪拌。

3. 最後加入鹽和白胡椒調味。

　　每份營養指數：0.03 公克蛋白質｜8 公克脂肪｜0.18 克碳水化合物｜0.04 克纖維 1｜5 毫克鉀｜0.57 毫克鈉｜0 微克 B_{12}｜0 公克亮胺酸｜0.46 毫克維生素 C｜73 卡路里

櫻桃醋汁

（無麩質 / 無乳製品 / 素食）

可作為沙拉醬或烹調鮭魚等魚類時使用，只要在烘烤前淋上幾湯匙即可。

10 人份

5 顆新鮮或冷凍去核甜櫻桃

1 顆紅蔥頭，切碎（½ 杯）

1 湯匙紅酒

1 湯匙香醋

8 湯匙特級初榨橄欖油

鹽和胡椒粉適量

步驟

1. 使用食品加工機、研缽和研杵或馬鈴薯搗碎機，將櫻桃磨成泥。

2. 將紅蔥頭、紅酒和醋倒入碗中混合，之後加入櫻桃混合物攪拌均勻。

3. 慢慢加入橄欖油，過程中要不斷攪拌直至完全混合。

4. 最後加入鹽和白胡椒調味。

每份營養指數：0.23 公克蛋白質 ｜ 11 公克 ｜ 脂肪 ｜ 2 人碳水化合物 ｜ 0.28 克纖維 ｜ 4 毫克鈣 ｜ 39 毫克鉀 ｜ 1 克鈉 ｜ 0 微克 B_{12} ｜ 0.01 克亮胺酸 ｜ 0.85 維生素 C ｜ 107 卡路里

百里香醬汁

（無麩質／無乳製品／素食）

你可以做一批備用，因為這份醬汁可以保存長達一週，用途很廣，可作為肉類、雞肉或烤蔬菜的沙拉醬、沾醬或醃醬。

14 人份

¾ 杯特級初榨橄欖油

2 湯匙紅酒醋

¼ 杯白葡萄酒醋

1 湯匙檸檬汁

2 茶匙新鮮或瓶裝大蒜，切碎

¼ 茶匙紅辣椒片壓碎

¼ 茶匙乾燥百里香

¼ 茶匙乾燥奧勒岡

海鹽和黑胡椒適量

步驟

將所有配料放入玻璃碗內攪拌均勻，最後用鹽和胡椒調味。

每份營養指數：0.01 公克蛋白質 ｜ 12 公克脂肪 ｜ 0.54 公克碳水化合物 ｜ 0.03 公克纖維 ｜ 1 毫克鈣 ｜ 6 毫克鉀 ｜ 0.72 毫克鈉 ｜ 0 微克 B_{12} ｜ 0 公克亮胺酸 ｜ 0.25 毫克維生素 C ｜ 107 卡路里

趣聞

老實說，我寧願帶子彈上場：在中世紀時，傳統上，人們會提供代表勇氣和無懼的百里香小枝讓士兵帶上戰場作戰。

阿根廷青醬

(無麩質 / 無乳製品 / 素食)

　　阿根廷青醬在拉丁美洲國家通常用於燒烤肉類和肉類蔬菜串，但也可以作為調味料；雞肉、豬肉或蔬菜醃醬；烤馬鈴薯醬或或作為烤麵包的抹醬，如義式烤麵包。另一種新的用途：作為馬鈴薯或義大利麵沙拉的辛辣基底。

　　這份醬汁可在冰箱保存三到四天。

8 人份

¾ 杯特級初榨橄欖油

2 至 4 湯匙紅酒醋（適量）

6 大瓣大蒜，切碎，或 2 茶匙瓶裝蒜蓉或煙燻大蒜

¼ 杯新鮮歐芹，切碎

¼ 杯新鮮香菜，切碎（自選）

2 湯匙新鮮或乾燥奧勒岡

1 茶匙煙燻辣椒粉

適量紅辣椒片捍碎

鹽適量

步驟

1. 將所有食材放入食品加工機中研磨至所需的質地。

2. 加入調味料和大蒜調味。

　　每份營養指數：0.32 公克蛋白質 ｜ 20 公克脂肪 ｜ 2 公克碳水化合物 ｜ 1 公克纖維 ｜ 20 毫克鈣 ｜ 40 毫克鉀 ｜ 3 毫克鈉 ｜ 0 微克 B12 ｜ 0.02 公克亮胺酸 ｜ 3 毫克維生素 C ｜ 187 卡路里

麻辣花生醬
（無麩質／無乳製品）

在海地，麻辣花生醬經常用於蔬菜沙拉、烤肉、豆腐菜餚，甚至冷春捲。為了讓醬汁更濃稠，你可以用淡椰奶取代一半的水。

10 人份

½ 杯花生醬

2 瓣大蒜

2 湯匙萊姆汁

1 湯匙蜂蜜

1 塞拉諾辣椒（或使用較溫和的辣椒，如墨西哥辣椒）

½ 杯溫水

鹽適量

步驟

1. 將所有食材放入攪拌機中攪拌，直至呈滑順狀。

2. 放入冰箱冷藏備用。

每份營養指數：3 公克蛋白質 ｜ 7 公克脂肪 ｜ 5 公克碳水化合物 ｜ 1 公克纖維 ｜ 8 毫克鈣 ｜ 80 毫克鉀 ｜ 55 毫克鈉 ｜ 0 微克 B_{12} ｜ 0 公克亮胺酸 ｜ 1 毫克維生素 C ｜ 85 卡路里

甜椒醬泥

這份簡單原料製成的紅甜椒醬可為看似普通的菜餚增添美麗的色彩和風味。你可以使用橙色或紅色甜椒（青椒或黃色甜椒較不甜），取決於整道菜餚的顏色。你可以試著將醬料放入糖霜袋或擠壓瓶中，以之字型圖案擠在湯內、魚或任何你想要醬汁的食物上。當然，你也可以用勺子直接舀出來。

6 人份

3 大顆紅甜椒

2 湯匙特級初榨橄欖油

1 顆紅蔥頭，切成薄片（½ 杯）

1 湯匙醋

鹽和白胡椒適量

步驟

1. 烤箱預熱至 175℃。

2. 將甜椒放入烤盤上每面烤 20 分鐘，直到變成褐色。

3. 取出種籽，將辣椒切成 ¼ 英吋小塊狀。

4. 用食品加工機，將辣椒與橄欖油、蔥和醋混合。

5. 將混合物過篩放入碗中。

6. 依個人口味加入鹽和白胡椒調味。

每份營養指數：1 公克蛋白質 ｜ 5 公克脂肪 ｜ 7 公克碳水化合物 ｜ 2 公克纖維 ｜ 11 毫克鈣 ｜ 219 毫克鉀 ｜ 5 毫克鈉 ｜ 0 微克 B_{12} ｜ 0.05 公克亮胺酸 ｜ 106 毫克維生素 C ｜ 75 卡路里

趣聞

油醋混合的祕訣：油和醋混不來，除非加入第三種成分，如芥末或蛋黃。

西班牙蕃茄醬

（無麩質／無乳製品／素食）

這份醬汁在拉丁美洲和加勒比海島嶼上非常普遍，是燉菜和湯，以及許多菜餚的基底，包括雞肉、豬肉、米飯或豆類。置於冰箱可保存三到四天。

6 人份

2 湯匙特級初榨橄欖油

1 杯白洋蔥，切碎

1 杯混合紅、黃、橙甜椒，切碎

1½ 杯小蕃茄，切片

1 茶匙煙燻辣椒粉

鹽適量

5 瓣大蒜（或更多），切碎

1½ 杯新鮮香菜，切碎

步驟

1. 將橄欖油倒入大煎鍋以中火加熱。加入洋蔥、甜椒、蕃茄、辣椒粉和鹽。攪拌均勻，不蓋鍋蓋，用小火煮 15 分鐘。

2. 加入大蒜再煮 5 分鐘，不時攪拌。最後加入香菜攪拌，趁熱享用。

每份營養指數：1 公克蛋白質｜5 公克脂肪｜6 公克碳水化合物｜2 公克纖維｜15 毫克鈣｜209 毫克鉀｜6 毫克鈉｜0 微克 B_{12}｜0.03 克亮胺酸｜40 毫克維生素 C｜75 卡路里

提示和祕密

一次可多做一些，然後放入冰塊盤中冷凍備用；隨時需要時即可取出加熱。

🥪 點心

　　吃到營養富含蛋白質和纖維的零食有助於你在下一頓飯前不會有飢餓感。與其無意識地吃，不如有目的地吃，你可以計劃以美味且營養的食物作爲點心，目標是在一天中添加更多的蛋白質和纖維；以下這些選擇每份至少能提供 2 公克纖維，且熱量不超過 300 卡路里。

　　大多數人不會特別「製作」點心，但這些食譜眞的是太好太健康了，讓人忍不住想動手自己做。你可以在第三章「適合大忙人的簡單點心」中找到零食選項列表。你可以根據自己的需要、飢餓感和活動量調整零食的分量。

巧克力堅果能量球

（不含乳製品／素食）

這份食譜製作容易，而且易於保存，連吃也很方便。這些不是低熱量，恰好相反的是，它們是熱量密集高的食物，所以，一定要留意自己吃了多少。或許搭配一杯牛奶或拿鐵咖啡，你可以利用它們幫助你做好下班後的鍛鍊準備——或者從鍛鍊中恢復！

12 份

1 杯花生醬　　　　　　　　5 湯匙楓糖漿
⅓ 杯通用麵粉　　　　　　　⅓ 杯無糖可可粉

步驟

1. 在烤盤上鋪一層烘焙紙。
2. 將所有食材放入小碗中混合，根據需要加入麵粉，直到混合物可形成球狀。
3. 用 2 湯匙大的餅乾勺舀出麵糰，將麵糰放到烘焙紙上。然後放入冰箱冷藏 30 分鐘，直到變硬。
4. 從冰箱中取出，滾成球狀，然後上桌。

每份營養指數：6 公克蛋白質 ｜ 11 公克脂肪 ｜ 14 公克碳水化合物 ｜ 2 公克纖維 ｜ 22 毫克鈣 ｜ 173 毫克鉀 ｜ 92 毫克鈉 ｜ 0 微克 B_{12} ｜ 0.03 公克亮胺酸 ｜ 0 毫克維生素 C ｜ 167 卡路里

提示和技巧

為避免儲存時粘連，將巧克力堅果球放入不加糖的可可粉中滾動。（至於上面的營養分析，每 1 茶匙可可粉會增加 4 卡路里和 1 公克碳水化合物。）做好的成品要放在冰箱冷藏以固定形狀。

杯子雞蛋餅

一種美味且富含蛋白質的零食，可搭配水果以增加纖維攝取量。你也可以將這份蛋餅作為早餐或開胃菜。

12 份

芥花油烹飪噴霧

通用麵粉，灑粉用

1 杯洋蔥，切丁

¼ 杯黃甜椒，切丁

¼ 杯甜椒，切丁

¼杯橙甜椒，切丁

¼ 杯青椒，切丁

2 茶匙新鮮蒜蓉，或瓶裝蒜蓉，或煙燻大蒜

2 杯新鮮菠菜，切碎成 ⅛ 英吋長

2 顆雞蛋

1 杯蛋白或 8 顆蛋白

¼ 杯切碎低脂馬札瑞拉起司

步驟

1. 烤箱預熱至 160℃。

2. 將杯子蛋糕紙杯放入 12 格杯子蛋糕烤盤中。噴上烹飪噴霧，撒上麵粉。

3. 在炒鍋內噴上烹飪噴霧油加熱。將洋蔥和甜椒炒至略軟但不軟爛，大約 2 到 5 分鐘，過程中用木勺不斷攪拌。之後加入大蒜再煮 30 秒。隨後加入菠菜煮至菠菜變軟。

4. 將蔬菜混合物放入中等大小的碗中，靜置冷卻。

5. 將雞蛋和蛋白混合，加入起司並與蔬菜混合均勻。

6. 將混合物平均倒入杯子蛋糕紙杯中。

7. 烘烤 20 到 25 分鐘，直到頂部略微變硬並呈褐色。

8. 烤好後從烤箱中取出並趁熱食用，或放入冰箱冷藏可長達三到四天。

每份杯子蛋糕營養指數：4 公克蛋白質 ｜ 1 公克脂肪 ｜ 3 公克碳水化合物 ｜ 1 公克纖維 ｜ 31 毫克鈣 ｜ 121 毫克鉀 ｜ 66 毫克鈉 ｜ 0.13 微克 B_{12} ｜ 0.2 公克亮胺酸 ｜ 20 毫克維生素 C ｜ 42 卡路里

酵母爆米花

(無麩質 / 無乳製品 / 素食)

2 份

⅓ 杯爆米花仁

1 湯匙特級初榨橄欖油

¼ 茶匙鹽

1 湯匙營養酵母（或依你的口味調味）

步驟

1. 用爆米花機製作爆米花。

2. 淋上橄欖油。

3. 撒上鹽和營養酵母。

4. 拌勻後，嘗試一下味道，如果需要可再加入更多的營養酵母。

　　每份營養指數：9 公克蛋白質｜9 公克脂肪｜37 公克碳水化合物｜11 公克纖維｜0 毫克鈣｜120 毫克鉀｜293 毫克鈉｜9 微克 B_{12}｜0 克亮氨酸｜0 毫克維生素 C｜229 卡路里

食譜變化版

　　你可以考慮加入其他香料：一點點卡宴辣椒粉、辣椒粉和孜然、「everything bagel」調味料、奧勒岡和羅勒、黑胡椒和薑黃。

蜜烤鷹嘴豆

（無麩質 / 無乳製品 / 素食）

想要吃一些酥脆又甜的點心？你不妨試試這份自製的蜜烤鷹嘴豆。如果你偏好鹹味？你可以用大蒜、鹽、辣椒粉和醬油調味以取代肉桂和蜂蜜（可用芝麻油代替橄欖油）。你有各種選擇，而且簡單又富含蛋白質。

將調味料保持在一茶匙內以避免搶了鷹嘴豆的風味。你還可以嘗試在鷹嘴豆剛出爐時，將選擇的調味料灑在鷹嘴豆上。

2 份

1 罐（15 盎司）鷹嘴豆（洗淨瀝乾）或以浸泡和瀝乾豌豆後料理

1 茶匙特級初榨橄欖油

1 茶匙肉桂粉

1 湯匙蜂蜜

步驟

1. 烤箱預熱至 150℃。

2. 將鷹嘴豆、橄欖油和肉桂放入小碗中混合，然後平鋪在鋪有烘焙紙的烤盤上。

3. 烘烤大約 1 小時，過程中偶爾攪拌一下。烤好的鷹嘴豆應該很酥脆，中間不是軟的。

4. 鷹嘴豆烤好後放涼，然後淋上蜂蜜。

每份營養指數：9 公克蛋白質｜5 公克脂肪｜39 公克碳水化合物｜9 公克纖維｜68 毫克鈣｜150 毫克鉀｜270 毫克鈉｜0 微克 B_{12}｜0.64 公克亮胺酸｜0.23 毫克維生素 C｜230 卡路里

茅屋起司聖代

（無麩質／素食）

　　你可能會認為茅屋起司是早餐的一部分，但實際上，它也是一種富含蛋白質的點心。你可以根據需要購買方便攜帶的尺寸或大包裝。利用這個簡單的食譜讓食物有更多的變化。

1 人份

　　½ 杯低脂茅屋起司

　　1 杯新鮮草莓，切片

　　¼ 杯混合堅果

步驟

　　將起司舀入杯子或碗中，然後在上面放上草莓和堅果。

　　每份營養指數：16 公克蛋白質 ｜ 13 公克脂肪 ｜ 20 公克碳水化合物 ｜ 4 克纖維 ｜ 169 毫克鈣 ｜ 474 毫克鉀 ｜ 398 毫克鈉 ｜ 0.53 微克 B_{12} ｜ 1.1 公克亮胺酸 ｜ 85 毫克維生素 C ｜ 245 卡路里

附錄 1

全身重置飲食搭配營養指數表

確切的營養素可能略有不同,請參閱食品標籤。以下資訊來自美國農業部農業研究食品數據中心。

 蛋白質

目標是每餐 25 至 30 公克蛋白質(一般女性為 25 公克,男性 30 公克),每份點心 7 公克。每天選擇兩到三份乳製品,每週選擇兩到三份富含 omega-3 的食物(鮭魚、鮪魚、鯖魚、沙丁魚、核桃、豆腐)。

乳製品	分量	蛋白質(公克)
起司	1 盎司	4-7
茅屋起司	1 杯	22-25
羊奶	8 盎司	8
克菲爾優格飲品	1 杯	10
牛奶(脫脂、低脂、全脂)	1 杯	8
瑞可塔起司	¼ 杯	5
調味優格	1 杯	8
調味希臘優格	1 杯	19
原味希臘優格	1 杯	22
原味優格	1 杯	9

植物性蛋白質	分量	蛋白質（公克）
杏仁奶	1 杯	1
黑豆（熟食或罐頭）	½ 杯	8
斑豆（熟食或罐頭）	½ 杯	7
黑眼豆（熟食或罐頭）	½ 杯	6
鷹嘴豆（熟食或罐頭）	½ 杯	7
毛豆（去殼）	½ 杯	8.
大麻籽	2 湯匙	7
小扁豆（熟食或罐頭）	½ 杯	8
堅果醬（杏仁、花生）	2 湯匙	6-8
堅果	1 盎司	4-7
燕麥奶	1 杯	2
蛋白質豆奶	1 杯	8
南瓜籽	1 盎司	8
烤麩	4 盎司	28
豆漿	1 杯	6
天貝	3 盎司	16
硬豆腐	6 盎司（¾ 杯）	10
嫩豆腐	6 盎司（¾ 杯）	15
素食漢堡	1 份肉餅	10-15

海鮮	分量	蛋白質（公克）
鯷魚	2 盎司	13
鯰魚	4 盎司	15
蛤蜊	3 盎司	16
蟹肉	3 盎司	15
煙燻魚類（鯡魚、鮭魚）	2 盎司	10
鯖魚	3 盎司	20
貽貝類	3 盎司	20
章魚	3 盎司	13
牡蠣	6 個	5
鮭魚（罐頭）	3 盎司	17
鮭魚（熟食）	3 盎司	23
沙丁魚	1 罐（3¾ 盎司）	26
扇貝	3 盎司	20
蝦類	3 盎司	12
鮪魚（水漬）	3 盎司	14
白鮭	3 盎司	14

肉類	分量	蛋白質（公克）
培根（豬肉）	2 片	3
培根（火雞）	2 片	5
牛絞肉（85% 瘦肉）	4 盎司	21
牛肉乾	1 盎司	11
野牛肉（絞肉或牛排）	4 盎司	24
雞胸肉	3 盎司	24
鴨肉	3 盎司	17
雞蛋	1 顆	6
蛋白	2 顆	7
火腿（熟食切片）	3 盎司	17
火腿（切片）	3 盎司	12
熱狗（牛肉）	1 份	7
小羊排	4 盎司	23
豬排	3 盎司	21
香腸	3 盎司	16
牛排（菲力、丁骨、沙朗、牛腩）	4 盎司	25
火雞胸肉	3 盎司	18
火雞漢堡肉	1 份肉餅、3 盎司	16
火雞熟食切片	3 片	7
小牛肋排	3 盎司	30
鹿肉	3 盎司	31

高蛋白質穀物（煮熟）	分量	蛋白質
蕎麥粥	1 杯	6
鷹嘴豆泥義大利麵	1 杯	14
扁豆義大利麵	1 杯	11
小麥義大利麵	1 杯	8
藜麥	1 杯	4
蕎麥麵	1 杯	6
冰湖野米	1 杯	6

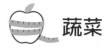 蔬菜

目標是每天 1½ 至 2½ 杯纖維和蛋白質，你可以選擇各種顏色的蔬菜以攝取不同的營養素。

蔬菜	分量	蛋白質（公克）	纖維（公克）
綠色			
芝麻葉	1 杯（生）	1	0
青江菜	1 杯（生）	1	1
綠花椰菜	1 杯（生）	3	2
孢子甘藍	1 杯（生）	3	3
捲心菜	1 杯（生）	1	2
甘藍葉菜	1 杯（生）	1	1
四季豆	1 杯（熟）	1	3
甘藍	1 杯（生）	1	1
萵苣類	1 杯（生）	0	1
芥末和蘿蔔葉菜	1 杯（生）	2	2
菠菜	1 杯（生）	1	1
瑞士甜菜	1 杯（生）	1	1
紅色和橙色			
甜菜	½ 杯（熟）	1	1
胡蘿蔔	1 根中型或 7 根櫻桃胡蘿蔔	1	2
紅、橙、黃甜椒	1 杯（生）	1	3
蕃茄	1 杯（生）	2	2
其他			
朝鮮薊	1 顆	3	7

蔬菜	分量	蛋白質（公克）	纖維（公克）
蘆筍	5 根中型	2	2
竹筍	1 杯（生）	4	3
豆芽	1 杯（生）	3	2
白花椰菜	1 杯（生）	2	2
芹菜	3 根／1 杯（生）	1	2
辣椒	3 根	0	0
玉米（也是澱粉類）	½ 杯玉米粒	3	2
小黃瓜	1 杯（生）	1	1
茄子	1 杯（熟）	1	3
茴香	½ 顆	2	4
豆薯	1 杯（生）		6
韭菜	1 杯（生）	1	2
蘑菇	1 杯（生）	2	1
秋葵	1 杯（熟）	3	5
洋蔥	半顆	1	1
防風草（也是澱粉類）	1 杯（生）	2	7
豌豆（也是澱粉類）	½ 杯（熟）	4	4
蘿蔔	½ 杯	0	1
甜脆豆	½ 杯（生）	2	2
荷蘭豆	½ 杯（生）	2	2
菊芋	1 杯（生）	3	2
黏果酸漿	1 顆中型	0	1
蕪菁	1 根	1	2
荸薺（罐頭）	½ 杯切片	1	2
南瓜類（也是澱粉類）	1 杯（生）	1	3
櫛瓜	1 顆中型	2	2

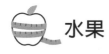 水果

目標是每天兩到四份

水果	分量	纖維（公克）
蘋果	1 顆中型	5
杏桃	3	2
水梨	1	10
香蕉	1 根中型	3
黑莓	1 杯	4
藍莓	1 杯	4
佛手瓜	½ 杯	1
櫻桃	12 顆	2
椰仁果乾	¼ 杯	3
蔓越莓乾	22 顆	1
黑醋栗乾	2 湯匙	1
椰棗	3 小顆或 1 大顆	2
無花果	2 顆	3
葡萄柚	½ 顆	3
葡萄	17 顆	1
芭樂	1 顆	3
菠蘿蜜	½ 杯	2
奇異果	2 顆	4
檸檬	1 顆	2
萊姆	1 顆	2
荔枝	10	1
芒果	½ 顆	2
甜瓜類	1 杯	1

水果	分量	纖維（公克）
油桃	1 顆	2
柳橙	1 顆	4
木瓜	1 杯	3
百香果	1 顆	2
桃子	1 顆	2
西洋梨	1 顆	6
柿子	1 顆	6
鳳梨	½ 杯	1
芭蕉	1 根	3
李子	2 顆	2
石榴籽	½ 杯	3
加州梅乾	3 顆	2
葡萄乾	1 小盒（1½ 盎司）	2
蔓越莓	1 杯	10
楊桃	1 小顆	2
草莓	1 杯	3
羅望子	1 盎司	1
橘子	2 顆	4
西瓜	1¼ 杯	1

高纖維澱粉類

目標是每天四到八份

富含纖維澱粉	分量	纖維（公克）	蛋白質（公克）
大麥（熟食）	⅓ 杯	2	1
黑豆（罐頭）	½ 杯	9	8
糙米（熟食）	⅓ 杯		2
布格麥（熟食）	½ 杯	3	2
木薯	½ 杯（生）	2	2
早餐穀物麥片（視品牌而定）	1 杯	參考包裝	參考包裝
印度麥餅	1 片	5	4
鷹嘴豆＆扁豆義大利麵	1 盎司乾麵／½ 杯熟麵條	4	7
玉米	½ 杯玉米粒	2	2
墨西哥玉米餅	1 片	1	2-3
綜合穀物餅乾（視品牌而定）		參考包裝	參考包裝
去皮毛豆	½ 杯	4	8
全麥英式鬆餅	1 片	3	5
粗玉米粉（熟食）	½ 杯	1	2
玉米粥（罐頭）	¾ 杯	3	2
鷹嘴豆泥	⅓ 杯	5	5
皇帝豆	½ 杯	6	7
全麥印度　餅（麵包）	⅓ 條		0
燕麥片（熟食）	½ 杯	2	2
防風草	1 杯（生）	2	7
豌豆	½ 杯	4	4
全麥中東口袋麵包	小型 1 個	2	3

富含纖維澱粉	分量	纖維（公克）	蛋白質（公克）
義式玉米糕（熟食）	½ 杯	1	1
爆米花	2½ 杯氣爆爆米花	3	3
馬鈴薯或番薯	½ 顆	2-3	1-2
南瓜（罐頭）	1 杯	7	3
藜麥	½ 杯（熟）	2	4
紅扁豆義大利麵	1 盎司乾麵／ ½ 杯熟麵條	3-5	4-6
全麥麵包	1 片	2-3	4-5
全麥義大利麵	1 盎司乾麵／ ½ 杯熟麵條	2	4
墨西哥薄餅	中型 1 片	4	3
南瓜類	1 杯（生）	3	1

附錄 2

全身重置十日計畫

早餐

比利時鬆餅配茅屋起司、水果和種籽

- 1份全穀物冷凍比利時鬆餅、¾杯低脂茅屋起司、1杯覆盆子、1湯匙南瓜籽、10顆杏仁

  26公克蛋白質 | 10公克纖維 | 398卡路里

仿紐約煙燻鮭魚貝果（食譜第231頁）

  27公克蛋白質 | 10公克纖維 | 427卡路里

優格百匯果凍

- 1杯原味脫脂希臘優格、1¼杯冷凍混合漿果（解凍後的果汁才能與優格混合）、¼杯核桃、2湯匙麥片

  30公克蛋白質 | 9公克纖維 | 442卡路里

炒蛋配馬鈴薯和水果

- 2顆大雞蛋，搭配1盎司低脂馬札瑞拉起司、1杯烤馬鈴薯、¼杯切碎的青椒和1湯匙洋蔥、2茶匙橄欖油，和1杯水果（如芒果）。

  25公克蛋白質 | 5公克纖維 | 535卡路里

酪梨吐司配優格和藍莓

- 1片全麥吐司配⅓杯酪梨泥，上面放上自選的香料混合物（如 everything bagel調味料、1杯原味脫脂希臘優格和1杯藍莓

  29公克蛋白質｜10公克纖維｜434卡路里

星巴克：**豐盛藍莓燕麥片 + 菠菜、山羊起司和自由放牧蛋白早餐捲**

  25公克蛋白質｜8公克纖維｜510卡路里

洋蔥水煮蛋香飯（食譜第 250 頁）

  25公克蛋白質｜7公克纖維｜483卡路里

鮮蔬炒豆腐（食譜第 247 頁）

- 再加1顆奇異果

  31公克蛋白質｜18公克纖維｜552卡路里

羽衣甘藍綜合果昔（食譜第 237 頁）

  25公克蛋白質｜7公克纖維｜374卡路里

高蛋白穀物和堅果

- ¾杯麥片，如Kay's Naturals、Kashi Go Rise或特殊K蛋白，搭配以 4顆核桃和½杯低脂牛奶，配4盎司香草希臘優格和1顆柳橙

  27公克蛋白質｜17公克纖維（近似值；因穀物品牌而異）｜437卡路里

點心

2 份杯子雞蛋餅（食譜第 322 頁）

- 再加2顆百香果

  9公克蛋白質｜6公克纖維｜119卡路里

- 豆類製成的薯片（如Biena Chickpea Puffs、The Good Bean Crunchy Chickpeas或Bada Bean Bada Boom Crunchy Broad Beans）加1杯水果

  營養指數因品牌而異

- 蛋白能量棒（如Kind Protein Bar、Almond Butter Dark Chocolate、88 Acres Banana Bread Protein Bar或Go Macro Oatmeal Chocolate Chip）

  營養指數因品牌而異

茅屋起司搭配漿果和堅果

- ½杯低脂茅屋起司、1杯草莓、¼杯混合堅果

  20公克蛋白質｜5公克纖維｜353卡路里

Trail Mix

- 2茶匙南瓜籽、2湯匙酸櫻桃乾、13顆杏仁、¼杯全麥六角穀物麥片、4片半顆杏桃乾

  7公克蛋白質｜6公克纖維｜282卡路里

優格和堅果

- 1杯香草希臘優格和2湯匙杏仁

  25公克蛋白質｜3公克纖維｜294卡路里

杏仁醬三明治

- 1湯匙杏仁醬、1片全麥吐司

- 配8盎司無糖拿鐵

  14公克蛋白質｜5公克纖維｜288卡路里

鷹嘴豆泥（食譜第310頁）

- 搭配1杯切片生蔬菜（如胡蘿蔔、黃瓜、紅甜椒）

  7公克蛋白質｜8公克纖維｜158卡路里

藍莓克菲爾（1 杯）

● 外加1顆蘋果

11公克蛋白質｜4公克纖維｜235卡路里

酵母爆米花（食譜第 324 頁）

9公克蛋白質｜11公克纖維｜229卡路里

午餐

一杯扁豆湯（罐裝或自製）配希臘沙拉

● 1½杯蘿美萵苣、¼杯小黃瓜、¼杯切片洋蔥、⅛杯青椒、2盎司山羊起司、1湯匙橄欖油加醋醬汁

25公克蛋白質｜15公克纖維｜474卡路里

壽司、生魚片、毛豆和海藻沙拉

● 1份鮪魚壽司、1份鮭魚生魚片、1杯毛豆、1份海藻沙拉

38公克蛋白質｜7公克纖維｜371卡路里

《Panera Bread》：綠色女神科布沙拉配雞肉

41公克蛋白質｜8公克纖維｜530卡路里

起司三明治配沙拉和西洋梨

● 三明治：2片全麥麵包、2片瑞士起司、1茶匙芥末、1片番茄
● 沙拉：1杯混合蔬菜、½杯小黃瓜、1½茶匙巴 米醋
● 再加1顆西洋梨

25公克蛋白質｜14公克纖維｜552卡路里

火雞三明治配胡蘿蔔棒和蘋果

- 三明治：2片全麥麵包、3盎司火雞肉、1茶匙蛋黃醬
- 再加胡蘿蔔條和1顆蘋果

  26公克蛋白質｜13公克纖維｜419卡路里

《Panda Express》：蔬菜春捲（開胃菜）＋蜂蜜核桃蝦＋超級蔬菜盤

  22公克蛋白質｜9公克纖維｜640卡路里

藜麥沙拉配山羊起司、鷹嘴豆和蔬菜

- 3/4杯藜麥、½杯鷹嘴豆、1盎司南瓜籽、1盎司山羊起司、½杯黃瓜、½杯紅甜椒、¼杯切碎的洋蔥、2茶匙檸檬汁、2茶匙橄欖油

  25公克蛋白質｜12公克纖維｜622卡路里

《Subway》：火雞肉加培根酪梨醬三明治

  49公克蛋白質｜9公克纖維｜511卡路里

火烤雞肉沙拉

- 4盎司雞肉、2杯芝麻菜、¼杯茴香末、½杯蒸綠花椰菜、3湯匙石榴籽、½杯黑豆、1湯匙橄欖油和1茶匙檸檬汁，鹽和胡椒粉調味

  31公克蛋白質｜13公克纖維｜559卡路里

《Taco Bell》：超級雞肉總匯（Power Menu Bowl with Chicken）

  26公克蛋白質｜7公克纖維｜470卡路里

晚餐

雞肉蔬菜總匯（食譜第 285 頁）

- 再加½杯鳳梨

  32公克蛋白質｜18公克纖維｜483卡路里

蒜香蝦仁鮮蔬義大利麵

- 在鍋中倒入1湯匙橄欖油加熱後，放入少許切碎大蒜拌炒，然後加入3盎司熟蝦與1杯煮熟的義大利管麵、¼杯蒸綠花椰菜、½杯煮熟的菠菜、¼杯蒸胡蘿蔔絲和2湯匙帕馬森起司混合均勻。

  25公克蛋白質 | 8公克纖維 | 436卡路里

牛排配烤番薯和烤綠花椰菜

- 6盎司裡脊肉，根據喜好料理。
- 1根小番薯和1杯綠花椰菜加2湯匙橄欖油火烤

  49公克蛋白質 | 5公克纖維 | 656卡路里

清炒蔬菜加水果

- 1杯青江菜、½杯紅甜椒、½杯豌豆和1杯毛豆，加2茶匙花生油拌炒。最後淋上少許芝麻油和1茶匙芝麻籽調味。可搭配½杯糙米和水果（如油桃）一起裝盤上桌。

  27公克蛋白質 | 17公克纖維 | 586卡路里

健肌香蒜義大麵配羅勒雞肉丸（食譜第 258-260 頁）

  28公克蛋白質 | 8公克纖維 | 512卡路里

《Cracker Barrel Old Country Store》：檸檬烤虹鱒魚 + 蕪菁綠沙拉

  67公克蛋白質 | 8公克纖維 | 580卡路里

德國牛排和馬鈴薯沙拉（食譜第 273 頁）

  42公克蛋白質 | 8公克纖維 | 512卡路里

《Chik-fil-A》：辛辣西南沙拉

  33公克蛋白質 | 8公克纖維 | 450卡路里

火烤鮭魚和鄉村沙拉佐烤大蒜醬

● 鄉村沙拉（食譜第305頁）

　　5盎司鮭魚：31公克蛋白質｜0公克纖維｜292卡路里
　　總計：37公克蛋白質｜8公克纖維｜520卡路里

大力水手餐：鯰魚菲力（2片）+紅豆米飯

　　29公克蛋白質｜7公克纖維｜707卡路里

參考文獻

　　下面的註釋是本書所依據的科學論文和其他參考文獻的部分列表，如果您想更了解關於本書計劃背後的一些科學知識，您可能會發現這些參考文獻對您有所幫助。而之所以只有部分，是因為如果我們列舉每篇被引用的論文或來源，那麼列表將包含數千個條目，但這至少是一個開始。

第一章　蛋白質最佳攝取時機的抗老魔力

1. Mohammad Siahpush, Melissa Tibbits, Raees A. Shaikh, Gopal K. Singh, et al., "Dieting Increases the Likelihood of Subsequent Obesity and BMI Gain: Results from a Prospective Study of an Australian National Sample," International Journal of Behavioral Medicine 22, no. 5 (October 2015): 662–71. https://pubmed.ncbi.nlm.nih.gov/25608460/.

2. Jamie I. Baum, Il-Young Kim, Robert R. Wolfe, "Protein Consumption and the Elderly: What Is the Optimal Level of Intake?" Nutrients 8, no. 6 (2016): 359, https://www.ncbi.nlm.nih.gov/pmc/articles/PMC4924200/; Rachel R. Deer and Elena Volpi, "Protein Intake and Muscle Function in Older Adults," Cur- rent Opinion in Clinical Nutrition and Metabolic Care 18, no. 3 (2015): 248–53. https://www.ncbi.nlm.nih.gov/pmc/articles/PMC4394186/; Julia Bollwein, Re- becca Diekmann, Matthias J. Kaiser, Jürgen M. Bauer, et al., "Distribution But Not Amount of Protein Intake Is Associated with Frailty: A Cross-Sectional Investigation in the Region of Nürnberg," Nutrition Journal 12 (August 5,

2013):

109. https://www.ncbi.nlm.nih.gov/pmc/articles/PMC3750269/.

3. Jinhee Kim, Yunhwan Lee, Seunghee Kye, Yoon-Sok Chung, et al., "Association of Vegetables and Fruits Consumption with Sarcopenia in Older Adults, the Fourth Korea National Health and Nutrition Examination Survey," Age and Ageing 44, no. 1 (January 2015). https://academic.oup.com/ageing/article/44/1/96/21279.

4. Paul J. Arciero, Rohan C. Edmonds, Kanokwan Bunsawat, Christopher L. Gentile, et al., "Protein-Pacing from Food or Supplementation Improves Physical Performance in Overweight Men and Women: The PRISE 2 Study," Nutrients 8, no. 5 (2016): 288. https://www.ncbi.nlm.nih.gov/pmc/articles/PMC4882701/.

5. T. B. Symons, M. Sheffield-Moore, M. M. Mamerow, R. R. Wolfe, et al., "The Anabolic Response to Resistance Exercise and a Protein-Rich Meal Is Not Di- minished by Age," Journal of Nutrition, Health, and Aging 15, no. 5 (May 2011): 376–81. https://pubmed.ncbi.nlm.nih.gov/21528164/.

6. Jürgen Bauer, Gianni Biolo, Tommy Cederholm, Matteo Cesari, et al., "Evidence- Based Recommendations for Optimal Dietary Protein Intake in Older People: A Position Paper from the PROT-AGE Study Group," Journal of the American Medical Directors Association, 14, no. 8 (August 2013): 542–49. https://www.sciencedirect.com/science/article/pii/S1525861013003265.

7. Interview with Jamie Baum, PhD, director of the Center for Human Nutrition at the University of Arkansas, Fayetteville.

8. Douglas Paddon-Jones and Blake B. Rasmussen, "Dietary Protein Recommendations and the Prevention of Sarcopenia," Current Opinion in Clinical Nutrition and Metabolic Care 12, no. 1 (January 2019): 86–90. https://pubmed.ncbi.nlm.nih.gov/19057193/.

9. Rosalba Putti, Raffaella Sica, Vincenzo Migliaccio, Lillà Lionetti, "Diet Impact

on Mitochondrial Bioenergetics and Dynamics," Frontiers in Physiology 6 (April 8, 2015): 109. https://www.frontiersin.org/articles/10.3389/fphys.2015.00109/full.

第二章　身體改變，需求也會改變

1. A. M. Milan, R. F. D'Souza, S. Pundir, C. A. Pileggi, et al., "Older Adults Have Delayed Amino Acid Absorption after a High Protein Mixed Breakfast Meal," Journal of Nutrition, Health, and Aging 19, no. 8 (October 2015): 839–45. https://pubmed.ncbi.nlm.nih.gov/26412288/.

2. T. Brock Symons, Scott E. Schutzler, Tara L. Cocke, David L. Chinkes, et al. "Aging Does Not Impair the Anabolic Response to a Protein-Rich Meal," American Journal of Clinical Nutrition 86, no. 2 (August 2007): 451–56. https://doi.org/10.1093/ajcn/86.2.451.

3. Ian Janssen, "Influence of Sarcopenia on the Development of Physical Disability: The Cardiovascular Health Study," Journal of the American Geriatrics Society 54, no. 1 (January 2006): 56–62. https://pubmed.ncbi.nlm.nih.gov/16420198/.

4. W. Kyle Mitchell, John Williams, Philip Atherton, Mike Larvin, et al., "Sarcopenia, Dynapenia, and the Impact of Advancing Age on Human Skeletal Muscle Size and Strength; A Quantitative Review," Frontiers in Physiology 3 (2012): 260. https://www.ncbi.nlm.nih.gov/pmc/articles/PMC3429036/.

5. Matthew J. Delmonico, Tamara B. Harris, Marjolein Visser, Seok Won Park, et al., for the Health, Aging, and Body Composition Study, "Longitudinal Study of Muscle Strength, Quality, and Adipose Tissue Infiltration," American Journal of Clinical Nutrition 90, no. 6 (2009): 1579–85. https://www.ncbi.nlm.nih.gov/pmc/articles/PMC2777469/.

6. Stefanos Tyrovolas, Demosthenes Panagiotakos, Ekavi Georgousopoulou,

Chris- tina Chrysohoou, et al., "Skeletal Muscle Mass in Relation to 10 Year Cardio- vascular Disease Incidence Among Middle Aged and Older Adults: The AT- TICA Study," Journal of Epidemiology and Community Health 74, no. 1 (January 2020): 26–31. https://pubmed.ncbi.nlm.nih.gov/31712252/.

7. Ke-Vin Chang, Tsai-Hsuan Hsu, Wei-Ting Wu, Kuo-Chin Huang, et al., "Association Between Sarcopenia and Cognitive Impairment: A Systematic Review and Meta-Analysis," Journal of the American Medical Directors Association 17, no. 12 (December 1, 2016): 1164.e7–1164.e15. https://doi.org/10.1016/j.jamda.2016.09.013.

8. Ran Li, Jin Xia, X. I. Zhang, Wambui G. Gathirua-Mwangi, et al., "Associations of Muscle Mass and Strength with All-Cause Mortality Among US Older Adults," Medicine and Science in Sports and Exercise 50, no. 3 (March 2018): 458–67. https://www.ncbi.nlm.nih.gov/pmc/articles/PMC5820209/.

第三章　一天全身重置計劃！

1. Eliana Zeballos and Jessica E. Todd, "The Effects of Skipping a Meal on Daily Energy Intake and Diet Quality," Public Health Nutrition 23, no. 18 (December 2020): 3346–55. https://pubmed.ncbi.nlm.nih.gov/32398192/.

2. Juliane Richter, Nina Herzog, Simon Janka, Thalke Baumann, et al., "Twice as High Diet-Induced Thermogenesis After Breakfast vs. Dinner on High-Calorie as Well as Low-Calorie Meals," Journal of Clinical Endocrinology & Metabolism 105, no. 3 (March 2020): dgz311. https://academic.oup.com/jcem/article/105/3/e211/5740411.

3. Daniela Jakubowicz, Maayan Barnea, Julio Wainstein, Oren Froy, "High Caloric Intake at Breakfast vs. Dinner Differentially Influences Weight Loss of Overweight and Obese Women," Obesity 21, no. 12 (December 2013): 2504–12. https://onlinelibrary.wiley.com/doi/full/10.1002/oby.20460.

第四章　改善健康六大祕訣

1. David S. Weigle, Patricia A. Breen, Colleen C. Matthys, Holly S. Callahan, et al., "A High-Protein Diet Induces Sustained Reductions in Appetite, Ad Li- bitum Caloric Intake, and Body Weight Despite Compensatory Changes in Diurnal Plasma Leptin and Ghrelin Concentrations," American Journal of Clinical Nutrition 82, no. 1 (July 2005): 41–48. https://academic.oup.com/ajcn/article/82/1/41/4863422; J. W. Apolzan, N. S. Carnell, R. D. Mattes, W. W. Campbell, "Inadequate Dietary Protein Increases Hunger and Desire to Eat in Younger and Older Men," Journal of Nutrition 137, no. 6 (2007): 1478–82. https://www.ncbi.nlm.nih.gov/pmc/articles/PMC2259459/.

2. Douglas Paddon-Jones, Eric Westman, Richard D. Mattes, Robert R. Wolfe, et al., "Protein, Weight Management, and Satiety," American Journal of Clinical Nutrition 87, no. 5 (May 2008): 1558S–61S. https://academic.oup.com/ajcn/article/87/5/1558S/4650426.

3. S. Fujita and E. Volpi, "Amino Acids and Muscle Loss with Aging," Journal of Nutrition 136, no. 1 suppl. (2006): 277S–80S. https://www.ncbi.nlm.nih.gov/ pmc/articles/PMC3183816/#R9; Douglas Paddon-Jones, Eric Westman, Rich- ard D. Mattes, Robert R. Wolfe, et al., "Protein, Weight Management, and Sa- tiety," American Journal of Clinical Nutrition 87, no. 5 (May 2008): 1558S–61S. https://doi.org/10.1093/ajcn/87.5.1558S.

4. T. B. Symons, M. Sheffield-Moore, R. R. Wolfe, D. Paddon-Jones, "A Moderate Serving of High-Quality Protein Maximally Stimulates Skeletal Muscle Protein Synthesis in Young and Elderly Subjects," Journal American Diet Association 109, no. 9 (September 2009): 1582–86. https://pubmed.ncbi.nlm.nih.gov/19699838/.

5. F. M. Martínez-Arnau, R. Fonfría-Vivas, O. Cauli, "Beneficial Effects of Leucine Supplementation on Criteria for Sarcopenia: A Systematic Review," Nutri-

ents 11, no. 10 (2019): 2504. https://www.ncbi.nlm.nih.gov/pmc/articles/PMC 6835605/.

6. Michaela C. Devries, Chris McGlory, Douglas R. Bolster, Alison Kamil, et al., "Leucine, Not Total Protein, Content of a Supplement Is the Primary Determinant of Muscle Protein Anabolic Responses in Healthy Older Women," Journal of Nutrition 148, no. 7 (July 2018): 1088–95. https://www.sciencedirect. com/science/article/pii/S1525861013003265, https://academic.oup.com/jn/ article/148/7/1088/5036735.

7. A. J. Tessier and S. Chevalier, "An Update on Protein, Leucine, Omega-3 Fatty Acids, and Vitamin D in the Prevention and Treatment of Sarcopenia and Functional Decline," Nutrients 10, no. 8 (2018): 1099. https://www.ncbi.nlm. nih.gov/pmc/articles/PMC6116139/.

8. V. R. Young and P. L. Pellett, "Plant Proteins in Relation to Human Protein and Amino Acid Nutrition," American Journal of Clinical Nutrition 59, no. 5 suppl. (May 1994): 1203S–12S. https://academic.oup.com/ajcn/article-abstract/59/5/1203S/4732587?.

9. Meghan Meehan and Sue Penckofer, "The Role of Vitamin D in the Aging Adult," Journal of Aging & Gerontology 2, no. 2 (December 2014): 60–71. https:// www.ncbi.nlm.nih.gov/pmc/articles/PMC4399494/.

10. Simone Radavelli-Bagatini, Kun Zhu, Joshua R Lewis, Satvinder S. Dhaliwal, et al., "Association of Dairy Intake with Body Composition and Physical Function in Older Community-Dwelling Women," Journal of the Academy of Nutrition and Dietetics 113, no. 12 (December 2013): 1669–74. https://www. ncbi.nlm.nih.gov/pubmed/23911336.

11. Mi-Hyun Kim, So Young Bu, Mi Kyeong Choi, "Daily Calcium Intake and Its Relation to Blood Pressure, Blood Lipids, and Oxidative Stress Biomarkers in Hypertensive and Normotensive Subjects," Nutrition Research and

Practice 6, no. 5 (2012): 421–28. https://www.ncbi.nlm.nih.gov/pmc/articles/PMC3506873/.

12. Kevin Li, Xia-Fang Wang, Ding-YouLi, Yuan-Cheng Chen, et al., "The Good, the Bad, and the Ugly of Calcium Supplementation: A Review of Calcium Intake on Human Health," Clinical Interventions in Aging 13 (2018): 2443–52. https://www.ncbi.nlm.nih.gov/pmc/articles/PMC6276611/.

13. S. M. Robinson, J. Y. Reginster, R. Rizzoli, S. C. Shaw, et al., "Does Nutrition Play a Role in the Prevention and Management of Sarcopenia?" Clinical Nutrition 37, no. 4 (2018): 1121–32. https://www.ncbi.nlm.nih.gov/pmc/articles/PMC5796643/; Marjolein Visser, Dorly J. H. Deeg, and Paul Lips, "Longitudinal Aging Study Amsterdam. Low Vitamin D and High Parathyroid Hormone Levels as Determinants of Loss of Muscle Strength and Muscle Mass (Sarcopenia): the Longitudinal Aging Study Amsterdam," Journal of Clinical Endocrinology and Metabolism 88, no. 12 (December 2003): 5766–72. https://www.ncbi.nlm.nih.gov/pubmed/14671166.

14. E. H. Reynolds, "Folic Acid, Ageing, Depression, and Dementia," BMJ 324, no. 7352 (June 22, 2002): 1512–15. https://www.ncbi.nlm.nih.gov/pmc/articles/PMC1123448/.

15. Yu Jiang, Sheng-Hui Wu, Xiao-Ou Shu, Yong-Bing Xiang, et al., "Cruciferous Vegetable Intake Is Inversely Correlated with Circulating Levels of Proinflammatory Markers in Women," Journal of the Academy of Nutrition and Dietetics 114, no. 5 (May 2014): 700–8.e2. https://www.ncbi.nlm.nih.gov/pmc/articles/PMC4063312/.

16. Fengmui Zhu, Bin Du, and Baojun Xu, "Anti-Inflammatory Effects of Phytochemicals from Fruits, Vegetables, and Food Legumes: A Review," Critical Reviews in Food Science and Nutrition 58, no. 8 (May 24, 2018): 1260–70. https://pubmed.ncbi.nlm.nih.gov/28605204/.

17. Sebastiaan Dalle, Lenka Rossmeislova, and Katrien Koppo, "The Role of Inflammation in Age-Related Sarcopenia," Frontiers in Physiology 8 (December 12, 2017): 1045. https://www.ncbi.nlm.nih.gov/pmc/articles/PMC5733049/.

18. Charlotte E. Neville, Ian S. Young, Sarah E. C. M. Gilchrist, Michelle C. McKin- ley, et al., "Effect of Increased Fruit and Vegetable Consumption on Physical Function and Muscle Strength in Older Adults," Age (Dordr) 35, no. 6 (2013): 2409–22. https://www.ncbi.nlm.nih.gov/pmc/articles/PMC3825010/.

19. Larry A. Tucker and Kathryn S. Thomas, "Increasing Total Fiber Intake Reduces Risk of Weight and Fat Gains in Women," Journal of Nutrition 139, no. 3 (March 2009): 576–81. https://academic.oup.com/jn/article/139/3/576/4670386.

20. Kristen G. Hairston, Mara Z. Vitolins, Jill M. Norris, Andrea M. Anderson, et al., "Lifestyle Factors and 5-Year Abdominal Fat Accumulation in a Minority Cohort: The IRAS Family Study," Obesity 20, no. 2 (February 2012): 421–27. https://onlinelibrary.wiley.com/doi/full/10.1038/oby.2011.171.

21. Chris McGlory, Philip C. Calder, and Everson A. Nunes, "The Influence of Omega-3 Fatty Acids on Skeletal Muscle Protein Turnover in Health, Disuse, and Disease," Frontiers in Nutrition 6, no. 144 (September 6, 2019): 144. https://www.ncbi.nlm.nih.gov/pmc/articles/PMC6742725/; Shichun Du, Jie Jin, Wenjun Fang, and Qing Su, "Does Fish Oil Have an Anti-Obesity Effect in Overweight/Obese Adults? A Meta-Analysis of Randomized Controlled Trials," PLoS One 10, no. 11 (2015):e0142652. https://www.ncbi.nlm.nih.gov/pmc/articles/PMC4646500/.

22. Azin Mohebi-Nejad and Behnood Bikdeli, "Omega-3 Supplements and Cardiovascular Diseases," Tanaffos 13, no. 1 (2014): 6–14. https://www.ncbi.nlm.nih.gov/pmc/articles/PMC4153275/.

23. Giacomo Monzio Compagnoni, Alessio Di Fonzo, Stefania Corti, Giacomo P. Comi, et al., "The Role of Mitochondria in Neurodegenerative Diseases:

The Les- son from Alzheimer's Disease and Parkinson's Disease," Molecular Neurobiology 57, no. 7 (July 2020): 2959–80. https://pubmed.ncbi.nlm.nih. gov/32445085/.

24. Simon N. Thornton, "Increased Hydration Can Be Associated with Weight Loss," Frontiers in Nutrition 3, no. 18 (June 10, 2016). https://www.ncbi.nlm. nih.gov/pmc/articles/PMC4901052/.

25. Marcus D. Goncalves, Changyuan Lu, Jordan Tutnauer, Travis E. Hartman, et al., "High-Fructose Corn Syrup Enhances Intestinal Tumor Growth in Mice," Science 22, no. 363 (March 22, 2019): 1345–49. https://science.sciencemag.org/ content/363/6433/1345.

26. Francisco Javier Ruiz-Ojeda, Julio Plaza-Díaz, Maria Jose Sáez-Lara, and Angel Gil, "Effects of Sweeteners on the Gut Microbiota: A Review of Experimen- tal Studies and Clinical Trials," Advances in Nutrition 10, suppl.1 (January 1, 2019): S31–S48. [Published correction appears in Advances in Nutrition 11, no. 2 (March 1, 2020): 468.]

27. Elizabeth Dennis, Ana Laura Dengo, Dana L. Comber, Kyle D. Flack, et al., "Water Consumption Increases Weight Loss During a Hypocaloric Diet Inter- vention in Middle-Aged and Older Adults," Obesity (Silver Spring) 18, no. 2 (February 2010): 300–7. https://pubmed.ncbi.nlm.nih.gov/19661958/.

第五章　腸道內幕

1. Sebastiaan Dalle, Lenka Rossmeislova, and Katrien Koppo, "The Role of In- flammation in Age-Related Sarcopenia," Frontiers in Physiology 8 (December 12, 2017): 1045. https://www.ncbi.nlm.nih.gov/pmc/articles/PMC5733049/.

2. Priya Londhe and Denis C. Guttridge, "Inflammation Induced Loss of Skeletal Muscle," Bone 80 (2015): 131–42. https://www.ncbi.nlm.nih.gov/pmc/articles/ PMC4600538/.

3. R. A. Whitmer, D. R. Gustafson, E. Barrett-Connor, M. N. Haan, et al., "Central Obesity and Increased Risk of Dementia More Than Three Decades Later," Neurology 71, no. 14 (September 30, 2008): 1057–64. https://pubmed.ncbi.nlm.nih.gov/18367704/.

4. Kira Leishear, Robert M. Boudreau, Stephanie A. Studenski, Luigi Ferrucci, et al., "The Relationship of Vitamin B12 and Sensory and Motor Peripheral Nerve Function in Older Adults," Journal of the American Geriatrics Society 60, no. 6 (2012): 1057–63. https://www.ncbi.nlm.nih.gov/pmc/articles/PMC3376015/.

5. Ravinder Nagpal, Rabina Mainali, Shokouh Ahmadi, Shaohua Wang, et al., "Gut Microbiome and Aging: Physiological and Mechanistic Insights," Nutri- tion and Healthy Aging 4, no. 4 (June 15, 2018): 267–85. https://www.ncbi.nlm.nih.gov/pmc/articles/PMC6004897/.

6. R. T. Liu, "The Microbiome as a Novel Paradigm in Studying Stress and Mental Health," American Psychologist 72, no. 7 (2017): 655–67. https://www.ncbi.nlm.nih.gov/pmc/articles/PMC5637404/.

7. Sara C. Di Rienzi and Robert A. Britton, "Adaptation of the Gut Microbiota to Modern Dietary Sugars and Sweeteners," Advances in Nutrition 11, no. 3 (May 2020): 616–29. https://academic.oup.com/advances/article/11/3/616/5614218.

8. Rosa Krajmalnik-Brown, Zehra-Esra Ilhan, Dae-Wook Kang, and John K. DiBaise, "Effects of Gut Microbes on Nutrient Absorption and Energy Regulation," Nutrition in Clinical Practice 27, no. 2 (2012): 201–14. https://www.ncbi.nlm.nih.gov/pmc/articles/PMC3601187/.

9. S. Boyd Eaton, "The Ancestral Human Diet: What Was It and Should It Be a Paradigm for Contemporary Nutrition?" Proceedings of the Nutrition Society 65, no. 1 (February 2006): 1–6. https://pubmed.ncbi.nlm.nih.gov/16441938/.

第六章　全身重置如何協助你對抗疾病和挽救生命（一次又一次）

1. Global BMI Mortality Collaboration, Emanuele Di Angelantonio, Shilpa Bhu-pathiraju, David Wormser, et al., "Body-Mass Index and All-Cause Mortality: Individual-Participant-Data Meta-Analysis of 239 Prospective Studies in Four Continents," Lancet 388, no. 10046 (August 20, 2016): 776–86. https://pubmed.ncbi.nlm.nih.gov/27423262/.

2. Hanfei Xu, L. Adrienne Cupples, Andrew Stokes, and Ching-Ti Liu, "Association of Obesity with Mortality Over 24 Years of Weight History: Findings from the Framingham Heart Study," JAMA Network Open 1, no. 7 (2018): e184587.

3. Sina Naghshi, Omid Sadeghi, Walter C. Willett, and Ahmad Esmaillzadeh, "Dietary Intake of Total, Animal, and Plant Proteins and Risk of All Cause, Cardiovascular, and Cancer Mortality: Systematic Review and Dose-Response Meta-Analysis of Prospective Cohort Studies," BMJ 370 (July 22, 2020): m2412. https://www.bmj.com/content/370/bmj.m2412.

4. Philip C. Calder, Nabil Bosco, Raphaëlle Bourdet-Sicard, Lucile Capuron, et al., "Health Relevance of the Modification of Low Grade Inflammation in Ageing (Inflammageing) and the Role of Nutrition," Ageing Research Reviews 40 (November 2017): 95–119. https://www.sciencedirect.com/science/article/pii/S156816371730003X.

5. A. E. Buyken, V. Flood, M. Empson, E. Rochtchina, et al., "Carbohydrate Nutrition and Inflammatory Disease Mortality in Older Adults," American Journal of Clinical Nutrition 92, no. 3 (September 2010): 634–43. https://pubmed.ncbi.nlm.nih.gov/20573797/.

6. John A. Batsis, Todd A. Mackenzie, Jonathan D. Jones, Francisco Lopez-Jimenze, et al., "Sarcopenia, Sarcopenic Obesity and Inflammation: Results from the 1999– 2004 National Health and Nutrition Examination Survey," Clinical Nutrition 35, no. 6 (December 2016): 1472–83. https://pubmed.ncbi.

nlm.nih.gov/27091774/.

7. Niharika A. Duggal, Grace Niemiro, Stephen D. Richard Harridge et al., "Can Physical Activity Ameliorate Immunosenescence and Thereby Reduce Age-Related Multi-Morbidity?" Nature Reviews Immunology 19 (2019): 563–72. https://www.nature.com/articles/s41577-019-0177-9.

8. Hansongyi Lee, In Seok Lee, and Ryowon Choue, "Obesity, Inflammation and Diet," Pediatric Gastroenterology, Hepatology & Nutrition 16, no. 3 (2013): 143–52. https://www.ncbi.nlm.nih.gov/pmc/articles/PMC3819692/; A. Shuster, M. Patlas, J. H. Pinthus, and M. Mourtzakis, "The Clinical Importance of Visceral Adiposity: A Critical Review of Methods for Visceral Adipose Tissue Analy- sis," British Journal of Radiology 85, no. 1009 (January 2012): 1–10. https://www.ncbi.nlm.nih.gov/pmc/articles/PMC3473928/.

9. Hannah D. Holscher, "Dietary Fiber and Prebiotics and the Gastrointestinal Microbiota, Gut Microbes 8, no. 2 (2017): 172–84. https://www.ncbi.nlm.nih.gov/pmc/articles/PMC5390821/; D. Zheng, T. Liwinski, and E. Elinav, "Inter-action Between Microbiota and Immunity in Health and Disease," Cell Research 30 (2020): 492–506. https://www.nature.com/articles/s41422-020-0332-7.

10. Alex Buoite Stella, Gianluca Gortan Cappellari, Rocco Barazzoni, and Michela Zanetti, "Update on the Impact of Omega-3 Fatty Acids on Inflammation, In-sulin Resistance and Sarcopenia: A Review," International Journal of Molecular Sciences 19, no. 1 (January 11, 2018): 218. https://www.ncbi.nlm.nih.gov/pmc/articles/PMC5796167/.

11. Karin Ried, Thomas Sullivan, Peter Fakler, Oliver R. Frank, et al., "Does Choc-olate Reduce Blood Pressure? A Meta-Analysis," BMC Medicine 8, 39 (2010). https://bmcmedicine.biomedcentral.com/articles/10.1186/1741-7015-8-39.

12. G. C. Chen, D. B. Lv, Z. Pang, J-Y Dong, et al., "Dietary Fiber Intake and

Stroke Risk: A Meta-Analysis of Prospective Cohort Studies," European Journal of Clinical Nutrition 67 (2013): 96–100. https://www.nature.com/articles/ejcn2012158.

13. Enrique G. Artero, Duck-chul Lee, Carl J. Lavie, Vanesa España-Romero, et al., "Effects of Muscular Strength on Cardiovascular Risk Factors and Progno- sis," Journal of Cardiopulmonary Rehabilitation and Prevention 32, no. 6 (2012): 351–58. https://www.ncbi.nlm.nih.gov/pmc/articles/PMC3496010/#R27.

14. A. L. Maslow, X. Sui, N. Colabianchi, J. Hussey, et al., "Muscular Strength and Incident Hypertension in Normotensive and Prehypertensive Men," Medicine & Science in Sports & Exercise 42, no. 2 (February 2010): 288–95. https:// pubmed.ncbi.nlm.nih.gov/19927030/.

15. Aurélie Ballon, Manuela Neuenschwander, and Sabrina Schlesinger, "Breakfast Skipping Is Associated with Increased Risk of Type 2 Diabetes among Adults: A Systematic Review and Meta-Analysis of Prospective Cohort Studies," Journal of Nutrition 149, no. 1 (January 2019): 106–13. https://academic.oup.com/jn/article/149/1/106/5167902.

16. Young-Min Park, Timothy D. Heden, Ying Liu, Lauryn M. Nyhoff, et al., "A High-Protein Breakfast Induces Greater Insulin and Glucose-Dependent Insulinotropic Peptide Responses to a Subsequent Lunch Meal in Individuals with Type 2 Diabetes," Journal of Nutrition 145, no. 3 (March 2015): 452–58. https:// pubmed.ncbi.nlm.nih.gov/25733459/.

17. Preethi Srikanthan and Arun S. Karlamangla, "Relative Muscle Mass Is Inversely Associated with Insulin Resistance and Prediabetes. Findings from the Third National Health and Nutrition Examination Survey," Journal of Clinical Endocrinology & Metabolism 96, no. 9 (September 1, 2011): 2898–2903. https:// academic.oup.com/jcem/article/96/9/2898/2834715.

18. Sotirios Tsalamandris, Alexios S. Antonopoulos, Evangelos Oikonomou,

George-Aggelos Papamikroulis, et al., "The Role of Inflammation in Diabetes: Current Concepts and Future Perspectives," European Cardiology Review 14, no. 1 (2019): 50–59. https://www.ncbi.nlm.nih.gov/pmc/articles/PMC6523054/.

第七章　全身重置你的頭腦保持敏銳

1. Matthew P. Pase, Jayandra J. Himali, Paul F. Jacques, Charles DeCarli, et al., "Sugary Beverage Intake and Preclinical Alzheimer's Disease in the Community," Alzheimer's & Dementia 13, no. 9 (September 2017): 955–64. https://alz-journals.onlinelibrary.wiley.com/share/YKFGBB5IW6HTNQR5KR6W?target=10.1016/j.jalz.2017.01.024.

2. Rachel K. Johnson, Lawrence J. Appel, Michael Brands, Barbara V. Howard, et al., "Dietary Sugars Intake and Cardiovascular Health: A Scientific Statement from the American Heart Association," Circulation 120 (2009): 1011–20. https://www.ahajournals.org/doi/pdf/10.1161/circulationaha.109.192627.

3. Karen W. Della Corte, Ines Perrar, Katharina J. Penczynski, Lukas Schwingshackl, et al., "Effect of Dietary Sugar Intake on Biomarkers of Subclinical Inflammation: A Systematic Review and Meta-Analysis of Intervention Studies," Nutrients 10, no. 5 (May 12, 2018): 606. https://www.ncbi.nlm.nih.gov/pmc/articles/PMC5986486/.

4. J. Li, D. H. Lee, J. Hu, F. K. Tabung, et al., "Dietary Inflammatory Potential and Risk of Cardiovascular Disease Among Men and Women in the U.S.," Journal of the American College of Cardiology 76, no. 19 (November 2020): 2181–93. https://pubmed.ncbi.nlm.nih.gov/33153576/.

5. Patricia A. Boyle, Aron S. Buchman, Robert S. Wilson, Sue E. Leurgans, et al., "Association of Muscle Strength with the Risk of Alzheimer's Disease and the Rate of Cognitive Decline in Community-Dwelling Older Persons," Archives of Neurology 66, no. 11 (2009): 1339–44. https://www.ncbi.nlm.nih.gov/pmc/

articles/PMC2838435/.

6. Jahae Kim, Kang-Ho Choi, Sang-Geon Cho, Sae-Ryung Kang, et al., "Association of Muscle and Visceral Adipose Tissues with the Probability of Alzheimer's Disease in Healthy Subjects," Scientific Reports 9, no. 1 (January 30, 2019): 949. https://www.ncbi.nlm.nih.gov/pmc/articles/PMC6353958/.

第八章　神奇超市標籤解碼器

1. Mahshid Dehghan, Andrew Mente, Sumathy Rangarajan, Patrick Sheridan, et al., "Association of Dairy Intake With Cardiovascular Disease and Mortality in 21 Countries from Five Continents (PURE): A Prospective Cohort Study," Lancet 392, no. 1016 (November 24, 2018): 2288–97. https://www.thelancet.com/journals/lancet/article/PIIS0140-6736(18)31812-9/fulltext.

第十章　扔掉你的過時飲食書籍

1. Larry A. Tucker, "Dietary Fiber and Telomere Length in 5674 U.S. Adults: An NHANES Study of Biological Aging," Nutrients 10, no. 4 (April 2018): 400. https://www.ncbi.nlm.nih.gov/pmc/articles/PMC5946185/; Huda Adwan Shekhidem, Lital Sharvit, Eva Leman, Irena Manov, et al., "Telomeres and Longevity: A Cause or an Effect?", International Journal of Molecular Sciences 20, no. 13 (July 1, 2019): 3233. https://www.ncbi.nlm.nih.gov/pmc/articles/PMC 6651551/.

2. Iolanda Cioffi, Andrea Evangelista, Valentina Ponzo, Giovannino Ciccone, et al., "Intermittent Versus Continuous Energy Restriction on Weight Loss and Cardiometabolic Outcomes: A Systematic Review and Meta-Analysis of Randomized Controlled Trials," Journal of Translational Medicine 16, no. 1 (December 24, 2018): 371. https://pubmed.ncbi.nlm.nih.gov/30583725/.

3. John F. Trepanowski, Cynthia M. Kroeger, Adrienne Barnosky, Monica

C. Klempel, et al., "Effect of Alternate-Day Fasting on Weight Loss, Weight Main- tenance, and Cardioprotection Among Metabolically Healthy Obese Adults: A Randomized Clinical Trial," JAMA Internal Medicine 177, no. 7 (2017): 930–38. https://jamanetwork.com/journals/jamainternalmedicine/fullarticle/2623528?utm_campaign=articlePDF&utm_medium=articlePDFlink&utm_source=articlePDF&utm_content=jamainternmed.2017.0936.

4. Dylan A. Lowe, Nancy Wu, Linnea Rohdin-Bibby, A. Holliston Moore, et al., "Effects of Time-Restricted Eating on Weight Loss and Other Metabolic Parameters in Women and Men With Overweight and Obesity: The TREAT Randomized Clinical Trial," JAMA Internal Medicine 180, no. 11 (November 1, 2020):1491–99. https://pubmed.ncbi.nlm.nih.gov/32986097/.

5. Pamela M. Peeke, Frank L. Greenway, Sonja K. Billes, Dachuan Zhang, et al., "Effect of Time Restricted Eating on Body Weight and Fasting Glucose in Participants with Obesity: Results of a Randomized, Controlled, Virtual Clinical Trial," Nutrition and Diabetes 11, no. 1 (January 15, 2021): 6. https://www.ncbi.nlm.nih.gov/pmc/articles/PMC7809455/.

6. Kevin D. Hall and Scott Kahan, "Maintenance of Lost Weight and Long-Term Management of Obesity," Medical Clinics of North America 102, no. 1 (2018): 183–97. https://www.ncbi.nlm.nih.gov/pmc/articles/PMC5764193/.

第十一章　新陳代謝的迷思

1. Paddy C. Dempsey, Robyn N. Larsen, David W. Dunstan, Neville Owen, et al., "Sitting Less and Moving More: Implications for Hypertension," Hypertension 72, no. 5 (November 2018): 1037–46. https://www.ahajournals.org/doi/10.1161/HYPERTENSIONAHA.118.11190, https://www.researchgate.net/publication/328734018_Sitting_Less_and_Moving_

More_Implications_for_Hypertension.

2. Martin Lövdén, Weili Xu, and Hui-Xin Wang, "Lifestyle Change and the Prevention of Cognitive Decline and Dementia: What Is the Evidence?" Current Opinion in Psychiatry 26, no. 3 (May 2013): 239–43. https://pubmed.ncbi.nlm.nih.gov/23493129/.

3. Vincenzo Monda, Ines Villano, Antonietta Messina, Anna Valenzano, et al., "Exercise Modifies the Gut Microbiota with Positive Health Effects," Oxidative Medicine and Cellular Longevity (2017): 3831972. https://www.ncbi.nlm.nih.gov/pmc/articles/PMC5357536/.

第十二章　你的全身健身計劃

1. Seol-Jung Kang, Eon-ho Kim, and Kwang-Jun Ko, "Effects of Aerobic Exercise on the Resting Heart Rate, Physical Fitness, and Arterial Stiffness of Female Patients with Metabolic Syndrome," Journal of Physical Therapy Science 28, no. 6 (2016): 1764–68. https://www.ncbi.nlm.nih.gov/pmc/articles/PMC4932052/.

2. Jonathan Myers, "Exercise and Cardiovascular Health," Circulation 107, no. 1 (January 7, 2003): e2–e5. https://www.ahajournals.org/doi/pdf/10.1161/01.CIR.0000048890.59383.8D.

3. Mark T. Windsor, Tom G. Bailey, Maria Perissiou, Lara Meital, et al., "Cytokine Responses to Acute Exercise in Healthy Older Adults: The Effect of Cardiorespiratory Fitness," Frontiers in Physiology 9 (March 15, 2018): 203. https://www.frontiersin.org/articles/10.3389/fphys.2018.00203/full.

4. Liza Stathokostas, Matthew W. McDonald, Robert M. D. Little, and Donald H. Paterson, "Flexibility of Older Adults Aged 55–86 Years and the Influence of Physical Activity," Journal of Aging Research (2013): 743843. https://www.ncbi.nlm.nih.gov/pmc/articles/PMC3703899/.

第十三章　全身重置排除疑難雜症

1. Kevin D. Hall, Alexis Ayuketah, Robert Brychta, Hongyi Cai, et al., "Ultra-Processed Diets Cause Excess Calorie Intake and Weight Gain: An Inpatient Randomized Controlled Trial of Ad Libitum Food Intake," Cell Metabolism 30, no. 1 (July 2, 2019): 67–77. https://pubmed.ncbi.nlm.nih.gov/31105044/.

第十四章　超級全身重置食譜

1. Amy Banaszek, Jeremy R. Townsend, David Bender, William C. Vantrease, et al., "The Effects of Whey vs. Pea Protein on Physical Adaptations Following 8 Weeks of High-Intensity Functional Training (HIFT): A Pilot Study," Sports (Basel) 7, no. 1 (2019): 12. https://www.ncbi.nlm.nih.gov/pmc/articles/PMC6358922/.

2. Alec Coppen and Christina Bolander-Gouaille, "Treatment of Depression: Time to Consider Folic Acid and Vitamin B12," Journal of Psychopharmacology 19, no. 1 (January 2005): 59–65. https://pubmed.ncbi.nlm.nih.gov/15671130/.

關於作者和美國退休人員協會

　　史蒂芬·佩林（Stephen Perrine）是美國退休人員協會《AARP》雜誌和《AARP Bulletin》的執行編輯，負責監督健康、營養和健身方面的報導。身為作家、編輯或出版商，他為《紐約時報》審核過二十多本飲食和營養方面的暢銷書。他也是《Eat This, Not That!》系列的共同創辦者、編輯和出版商，並出版《Wheat Belly》、《Zero Belly Diet》和《The Everygirl's Guide to Diet and Fitness》等書。他是《The New American Diet》、《The Men's Health Diet》 和《The Women's Health Diet》的作者，他與大衛·津琴科（David Zinczenko）合著《Zero Sugar Diet》與丹尼卡·派翠克（Danica Patrick）合著《Pretty Intense》。佩林是《Better Man》的共同創作者和共同執行製片人，這是一個全國性男性健康和保健電視節目。身為《Best Life》的前主編和《Men's Health》的編輯創意總監，他曾以營養和減肥專家出現在各大節目中，其中包括《Dr. Oz》、《Today》、《Good Morning America》、《The Early Show》 和《700 Club》。 他目前住在康乃狄克州的韋斯特波特鎮。你可以在 Twitter 上關注他的帳號 @EatWellNYC。

　　海蒂·斯科尼克（Heidi Skolnik）是一位營養學家和運動科學家，她的職業生涯涵蓋臨床營養、公共教育和與專業運動員及百老匯明

星合作的身體機能營養學。她是國家電視台的常客,包括今日秀《Today Show》、《Live! With Kelly and Michael》、《Good Morning America》、《The Early Show》、《Dr. Oz》和《the Food Network》。她在茱莉亞音樂學院和美國芭蕾舞學院監督身體機能營養學,並在特殊外科醫院的女性運動醫學中心問診。斯科尼克曾經擔任紐約巨人隊、紐約尼克斯隊和紐約大都會隊的團隊營養師。她是國家更年期基金會顧問委員會成員,並擔任國家骨質疏鬆症基金會董事會成員長達十年。她是《Grill Yourself Skinny》一書的作者,也是運動專業人士培訓手冊《The Athlete Triad Playbooks》的作者,同時她也是《Nutrient Timing for Peak Performance》和《The Reverse Diet》的共同作者,目前居住在紐澤西州。

美國退休人員協會(AARP)是美國最大的非營利、無黨派組織,該協會致力於讓五十歲及以上的人能夠選擇他們隨著年齡增長而生活的方式。透過在全國發展的業務,AARP 深入社群並倡導對家庭而言最重要的事情:健康安全、財務穩定和個人成就感。AARP 還製作美國發行量最大的出版刊物《AARP The Magazine》和《AARP Bulletin》,這些出版刊物覆蓋了 AARP 的 3800 萬名會員。

國家圖書館出版品預行編目資料

全身重置：逆齡計畫/史蒂芬・佩林 (Stephen Perrine)，
海蒂・斯科爾尼克 (Heidi Skolnik) 合著；郭珍琪譯. --
初版. -- 臺中市：晨星出版有限公司，2022.09
　面；　公分. --（健康與飲食：145）

譯自：The whole body reset : your weight-loss plan for a flat
belly, optimum health & a body you'll love at midlife and beyond

ISBN 978-626-320-228-3（平裝）

1.CST: 健康飲食 2.CST: 減重

411.3　　　　　　　　　　　　　　　　　111012172

健康與飲食 145

全身重置：逆齡計畫

作者	史蒂芬・佩林 (Stephen Perrine)、海蒂・斯科爾尼克 (Heidi Skolnik)
翻譯	郭珍琪
主編	莊雅琦
執行編輯	林孟侃
校對	林孟侃
美術排版	曾麗香
封面設計	古鴻杰

可至線上填回函！

創辦人	陳銘民
發行所	晨星出版有限公司
	407台中市西屯區工業30路1號1樓
	TEL：（04）23595820
	FAX：（04）23550581
	health119 @morningstar.com.tw
	行政院新聞局局版台業字第2500號
法律顧問	陳思成律師
初版	西元2022年9月15日

讀者服務專線	TEL：（02）23672044 /（04）23595819#212
讀者傳真專線	FAX：（02）23635741 /（04）23595493
讀者專用信箱	service @morningstar.com.tw
網路書店	http://www.morningstar.com.tw
郵政劃撥	15060393（知己圖書股份有限公司）
印刷	上好印刷股份有限公司

定價499元
ISBN 978-626-320-228-3